U0305793

中国健康政策与新医改研究丛书
编委会

总主编

方鹏骞　华中科技大学

编　委　（按姓氏拼音排序）

陈迎春　华中科技大学

耿　力　华中科技大学

胡　明　四川大学

乐　虹　华中科技大学

李习平　湖北中医药大学

毛　靖　华中科技大学

沈　晓　武汉大学

孙　菊　武汉大学

唐昌敏　湖北中医药大学

吴清明　武汉科技大学

夏　冕　武汉大学

张新平　华中科技大学

编写秘书

陈　婷　武汉科技大学

湖北省学术著作出版专项资金资助项目
国家社会科学基金重大项目

中国健康政策与新医改研究丛书

丛书总主编◎方鹏骞

中国中医药政策与发展研究

Study on Policy and Development of Traditional Chinese Medicine in China

主　编　李习平　唐昌敏

副主编　帅李娜　王碧艳　陈曼莉　潘小毅

编　者　（以姓氏笔画为序）

王　慧　湖北中医药大学

王碧艳　广西中医药大学

帅李娜　湖北中医药大学

刘薇薇　湖北中医药大学

孙　宇　广东省中医院

李　娜　湖北中医药大学

李习平　湖北中医药大学

杨　希　湖北中医药大学

张　娟　湖北中医药大学

张晓香　湖北中医药大学

陈　莉　湖北中医药大学

陈曼莉　湖北中医药大学

唐昌敏　湖北中医药大学

景　浩　辽宁中医药大学

程　潇　湖北中医药大学

潘小毅　湖北中医药大学

华中科技大学出版社
http://www.hustp.com
中国·武汉

图书在版编目(CIP)数据

中国中医药政策与发展研究/李习平,唐昌敏主编. —武汉:华中科技大学出版社,
2020.1

(中国健康政策与新医改研究丛书)

ISBN 978-7-5680-6102-5

Ⅰ.①中… Ⅱ.①李… ②唐… Ⅲ.①中国医药学-医药卫生管理-方针政策-研究-
中国 Ⅳ.①R2-012

中国版本图书馆 CIP 数据核字(2020)第 097585 号

中国中医药政策与发展研究
Zhongguo Zhongyiyao Zhengce yu Fazhan Yanjiu

李习平　唐昌敏　主编

策划编辑:车　巍
责任编辑:张　琴
封面设计:原色设计
责任校对:李　琴
责任监印:周治超
出版发行:华中科技大学出版社(中国·武汉)　　电话:(027)81321913
　　　　　武汉市东湖新技术开发区华工科技园　　邮编:430223
录　　排:华中科技大学惠友文印中心
印　　刷:湖北新华印务有限公司
开　　本:710mm×1000mm　1/16
印　　张:21.5　插页:2
字　　数:267 千字
版　　次:2020 年 1 月第 1 版第 1 次印刷
定　　价:148.00 元

本书若有印装质量问题,请向出版社营销中心调换
全国免费服务热线:400-6679-118　竭诚为您服务
版权所有　侵权必究

内容提要

Summary ————

　　本书是"中国健康政策与新医改研究丛书"之一。

　　本书包括中医药服务（上篇）和中药产业（下篇）两大部分，共十一章。内容包括中医药起源与发展、中医类医院中医药服务的提供与利用、基层中医药服务提供与利用、中医药人力资源建设与发展、中药产业发展现状与趋势、中药产业发展的资源与动力、中药产业发展的政策与规划、"一带一路"与我国中药产业国际化等。

　　本书可供各级各类中医医疗机构管理人员和中医药高等院校相关专业的专家、学者和研究生等学习与参考，也可供中医药政策研究人员及管理人员阅读参考。

总序

Introduction

　　健康是人民最具普遍意义的美好生活需要。作为从事健康政策研究的专业人员，我们的主要工作目标是完善国民健康政策，将健康融入经济社会政策制定的全过程，为人民群众提供全方位、全生命周期的健康服务。

　　人民健康是民族昌盛和国家富强的重要标志。习近平总书记在党的十九大报告提出要"实施健康中国战略"。推进健康中国建设，是全面建成小康社会、基本实现社会主义现代化的重要基础，是全面提升中华民族健康素质、实现人民健康与经济社会协调发展的国家战略。将健康中国升级成为国家战略，是国家治理理念与国家发展目标的升华。

　　当前，人民健康正面临着经济发展、社会环境、自然环境、行为方式等因素带来的多重挑战，重大传染病防控形势依旧严峻，新发传染病频发且防控难度加大，对国家卫生健康服务体系治理现代化与危机应对能力提出了更高的要求。健康政策在卫生事务管理中发挥着分配健康资源、规范健康行为、解决健康问题、促进健康事业发展的重要作用。近年来，国家陆续出台多项健康领域的法律法规及政策，落实预防为主的方针，统筹解决当前人民健康的突出问题，持续推进健康中国建设工作。

　　深化医药卫生体制改革（简称新医改），全面建立中国特色基本医疗卫生制度是实施健康中国战略的重要组成部分。新医改笃行致远，攸关民生，主要聚焦如下四个方面：一是建立分级诊疗制度，推进多种形式医联体建设,构建优质、高效的医疗卫生服务体系;二是健全现代医院管理制度,提高医院经营管理水平,加快建立符合行业特点的人事薪酬制度;三是建立符合国情的全民医保制度,深化支付方式改革;四是健全药品供应保障制度,提高药品的质量和可及性,减轻群众用药费用负担。新医改的最终目标是以人民健康为中心,坚持保基本、强基层、建机制,落实预防为主,推进医疗、医保、医药联动改革,推动医改落地见效、惠及人民群众。

"中国健康政策与新医改研究丛书"基于推进健康中国战略,对国家健康政策与新医改的重大理论与实践问题进行了思考与探索,并为我国医药卫生体制改革提出了一系列的政策转化与咨询建议。本套丛书涵盖七个健康领域,包括《中国健康政策改革趋势与评价》《从医疗保险迈向健康保险》《家庭医生签约药学服务清单研究》《公立医院绩效管理与薪酬设计》《中国健康老龄化的趋势与策略》《中国卫生法发展研究》《中国中医药政策与发展研究》。

中国健康政策与新医改的理论与应用是新时代面向医药卫生体制改革、医疗卫生服务体系建设、健康环境与产业,聚焦当前人民群众面临的主要健康问题和影响因素,以人民群众健康需求与结局为导向的重要研究领域。开展此领域的研究对于加速健康政策转化、促进全民健康覆盖、推进全面建成小康社会具有重要的理论创新和现实意义;同时,也是加强重大疾病防控,完善对重大传染病的监测、预警、应急响应,充分践行人民健康优先发展的战略思想,顺应国际趋势,履行国际承诺的要求。

本套丛书是在来自华中科技大学、武汉大学、北京大学、四川大学、中国政法大学、东南大学、中南财经政法大学、湖北大学、武汉科技大学、南方医科大学、温州医科大学、昆明医科大学、湖北中医药大学、广西中医药大学、安徽中医药大学等多所高校及相关研究机构的专家和学者的共同努力下完成的，并得到了湖北省预防医学会的支持。团队成员长期从事我国健康政策与管理的各领域研究与探索工作，承担了多项健康政策与管理领域的国家重大、重点研究项目，众多研究学术成果在国内居于领先水平，同时为我国医药卫生事业改革提供了具有社会影响力的政策建议。本套丛书正是基于团队成员前期丰硕的研究成果和坚实的研究基础，以健康中国战略为导向，系统地阐述了我国健康政策与管理、医药卫生体制改革的重大理论与实践问题，并提出了切实、可行的对策建议，对深化医药卫生体制改革、推动健康中国建设将起到积极的影响。

本套丛书内容系统，兼具时代性、创新性、实践性，适合所有对国家健康政策、医药卫生体制改革感兴趣的读者阅读，可作为各级卫生行政管理部门、医疗机构、医保管理机构、公共卫生机构等部门管理者的参考用书，也可作为高等院校、研究机构有关研究领域的教师、研究人员及研究生教学与学习的参考书。

前言
Preface

　　我国的中医药起源和发展源远流长，从有文字记载的医学文献算起，到现在已有数千年之久。中医药是中华民族在数千年里与疾病进行斗争的过程中逐步积累起来的宝贵财富，在长期的实践中，它以独特的视角帮助人类认识生命和疾病现象，进而抵御疾病、维护健康；它还是目前世界上保存最完整、影响力最大的传统医疗体系。从全球健康需求的发展趋势来看，中医药产业可能成为具有绿色生态价值、维护全球自然资源可持续发展的战略性产业。

　　中医药是我国传统文化的瑰宝，千百年来为我国人民防病治病做出了巨大贡献，中医药事业是我国医药卫生事业的重要组成部分。新中国成立后，特别是改革开放以来，党中央、国务院高度重视中医药事业的发展，尤其是基层中医药服务工作，制定了一系列推动中医药事业发展的法规和政策，逐步加大财政投入力度，已取得了显著成就。目前，中医药服务总体规模不断扩大，发展水平和服务能力明显提升，在维护人民群众健康和深化医药卫生体制改革中发挥出更大的作用，逐步形成了医疗、保健、科研、教育、产业、文化整体发展新格局，对经济社会发展贡献度正在明显提升。中医药强调整体把握健康状态，注重个体化，突出治未病，临床疗效确切，养生保健作用突出，是我国独具特色的医疗卫生资源。充分发挥中医药特色优势，加快发展中医药健康服务，是全面发展中医药事业的必然要求，是促进我国健康服务业发展的重要任务。同时，近几十年来，具有数千年历史的中医药越来越受到国际社会的关注。2016年12月发布的《中国的中医药》白皮书显示，中医药已传播到183个国家和地区。103个世界卫生组织会员国认可使用针灸，其中29个国家和地区设立了传统医学的法律法规，18个国家和地区将针灸纳入医疗保险体系。有30多个国家和地区开办了数百所中医药院校，培养本土化中医药人才。

本书包括中医药服务（上篇）和中药产业（下篇）两大部分，中医药服务篇为第一章至第七章，中药产业篇为第八章至第十一章。第一章中医药起源与发展，主要探讨了我国中医药的起源以及新中国中医药的持续发展状况；第二章中医类医院中医药服务的提供与利用，内容包括中医药服务相关政策分析、中医类医院中医药服务提供能力分析、中医类医院中医药服务利用情况分析及中医类医院服务改善策略分析；第三章基层中医药服务提供与利用，内容包括基层中医药服务提供与利用的发展概况、基层中医药服务提供与利用现状分析及基层中医药服务提供与利用能力评价及建议；第四章中医药人力资源建设与发展，内容包括中医药人力资源建设现状、中医药人才的教育与培养、中医药人力资源建设存在的问题思考及新时期中医药人力资源建设的发展建议；第五章中医药适宜技术，内容包括中医药适宜技术概述、推广中医药适宜技术的政策及推广中医药适宜技术的障碍和建议；第六章中医药现代化，内容包括中医药现代化概述、中医药现代化的发展与探索及实现中医药现代化的有效途径；第七章中医药服务国际化，内容包括中医药服务国际化概况及中医药服务国际化的展望与建议；第八章中药产业发展现状与趋势，内容包括中药产业的发展现状、中药产业发展中的问题及中药产业未来发展趋势；第九章中药产业发展的资源与动力，内容包括中药产业发展的资源分析、中药产业发展的动力分析及中药产业发展的战略选择;第十章中药产业发展的政策与规划,内容包括中药产业政策相关的经济学理论、中药产业政策与规划的现状及完善中药产业政策的对策;第十一章"一带一路"与我国中药产业国际化,内容包括我国中药产业国际化进程中的影响因素、我国中药产业国际竞争力的测算与评估及"一带一路"背景下我国中药产业国际化发展。

　　本书在国家自然科学基金项目(项目编号 71473075 和 71603077)、湖北省高等学校优秀中青年科技创新团队计划项目的支持下完成,感谢各项目的支持! 由于本书撰写者水平有限,书中难免存在不足之处,望广大学者与专家多提宝贵的意见,以期新时期我国中医药事业得到更好的发展。

目录
Contents ───────

下篇　中药产业

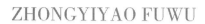

ZHONGYIYAO FUWU

上篇
中医药服务

第一章

中医药起源与发展

我国的中医药起源和发展源远流长,从有文字记载的医学文献算起,到现在已有数千年之久。从"伏羲制九针""神农尝百草"等古代传说来看,我国在原始社会早已有针灸和药物的应用,到奴隶社会,在甲骨文的记载中,不仅提及了人体内、外、妇、儿、五官科疾病和流行病等病种,而且还描述了马的疾病。因此,中医药是中华民族在数千年里与疾病进行斗争过程中逐步积累起来的宝贵财富,在长期的实践中,它以独特的视角帮助人类认识生命和疾病现象,进而抵御疾病、维护健康;它还是目前世界上保存最完整、影响力最大、使用人口最多的传统医疗体系。从全球健康需求的发展趋势来看,中医药产业也有可能成为具有绿色生态价值、维护全球自然资源可持续发展的战略性产业。因此,我们必须充分利用全球科技资源,解决中医药现代化中的关键科技问题,推进中医药现代化和国际化进程,使之在服务于人类健康的伟大事业中发挥出日益重要的作用。

第 一 节
中 医 药 的 起 源

一、理论奠基时期

（一）原始社会—春秋时期

原始社会至春秋时期，是中医学起源时期。人类在长期求生存的生活和生产实践中摸索、探讨、总结了与疾病做斗争的经验，并积累了较为丰富的中医药知识，为中医学的形成奠定了基础。人类为了生存和生活的需要，同自然界和疾病做斗争。人类由于居住、用火、饮食、婚姻、语言等需要，有了初步的卫生保健能力，逐渐认识了可以治病的药物，掌握了一些原始的治疗方法，制作了一些医疗工具，从而积累了医药卫生知识。

1. 神农氏社会时代　传说黄帝的部落善于打仗，炎帝的部落善于农耕，后人称炎帝为神农氏，神农亦是农神之意。神农氏为了寻觅食物而尝百草，其间，或为尝草所害，或为尝草所益，遂逐渐发现了某些草对某些疾病有着治疗功能，于是，"神农尝百草"便成了带有医药色彩的传说，这是人们在觅食过程中发现药物的生动反映。此后，众多的人经过长期体验并代代相传，逐步积累了一定的经验，便开始带着解除某种疾病的痛苦和强壮身体的目的，去采集所需要的植物，由此而形成了"药"的概念，但这一时期"药"的概念还非常模糊。

2. 奴隶社会时代　夏朝以后奴隶主阶级极端崇尚鬼神、迷信与占卜，并以巫术和宗教作为精神支柱。因此这一时期的医药活动被穿上了一层迷信的外衣，医药成果成为法术灵验的"代言"，巫医的活动阻碍了医药活动的正常发展。

随着社会生产和科学文化的发展，自然哲学从巫术的羁绊中脱离出来，从"神道观"向"天道观"转变，尤其是先秦哲学建立的"道-气学说"，逐渐被中医学所吸收，"气"被作为中医理论中的一个重要内容，这可从医和的"六气致病说"中明确看到。同时中医学开始从生态环境的变化、饮食不调、情欲不节制等因素来观察和认识疾病，并采用食疗、药物、针灸等方法来治疗疾病，摆脱巫术的束缚，这是自鬼神致病以来最伟大的转折。

西周的医药知识经过长期的积累，已经产生了很大的飞跃。当时出现了中国历史上最早的对民间开放的官办王室医疗保健机构，这是中国医学史和药业史上的划时代进步，是医学科学战胜巫术迷信的重大胜利。西周的医师已开始分工为食医、疾医、疡医和兽医4种，并逐步形成了集医、药、政一体的机构，有药库、药房和配制药剂的专门工厂，同时还发药给病人治病。

春秋时期"无神论"等唯物主义思想的兴起、阴阳五行学说的形成，使人们开始用崭新的、唯物的科学观念来认识并解释世界自然事物的各种属性。中医学受其影响，以阴阳五行作为基础理论的构架已初步具备，从《周易》《左传》《尚书》等著作中可以看出阴阳五行已被当时的医学家用于解释人体和中医理论。

周代医事制度的建立、专职医师的出现，对总结临床经验、考察治疗效果、促进诊疗技术的提高、建立完善的医政管理制度起到了重要的作用。

（二）战国、秦汉、三国时期

战国、秦汉、三国时期是中医学基础理论与临床医学奠基阶段，在积累大量实践经验的基础上，中医理论和临床诊治取得了重大突破，在中医学术发展史上占有极为重要的地位。

1. 战国时期 秦灭六国后，结束了诸侯割据的分裂局面，战国历时 254 年，在这一时期，由于铸铁冶炼技术的发明，社会生产有了巨大的变化，它促进了当时的社会变革及文化学术的发展，这一时期"医"与"药"逐渐分成两个概念。可以从以下方面体现。

（1）中医理论初步建立。该时期出现了中国第一部医学理论的经典著作《黄帝内经》，亦称《内经》。该书的作者及其生卒年月、成书时间均无从考证。该书遵循战国朴素的唯物辩证法，运用阴阳五行学说解释人与自然以及人体内部脏腑的相互关系，并用整体观念论述有关病理、诊断、预防、治疗的基本理论。该书是对战国及其以前医学知识的总结，分为《素问》和《灵枢》两部分。《素问》主要是总结中医学的生理、病因、病理、诊断及治疗原则，而《灵枢》专论用针灸治疗疾病的原理和方法。《黄帝内经》奠定了中医药理论体系的基础，促进了中医学和中药学沿着这一体系迅速发展。同时还出现了一本医方书，叫《五十二病方》，全书记载了治疗 52 种病证的 283 个医方，用药 247 种。

（2）职业医生的出现。西周以后，开始出现职业医生。其中，最为杰出的医学家之一就是扁鹊，他是战国时期人。他是中国传统医学的鼻祖，是我国中医药事业的奠基人。战国著名的民间流动医生，除扁鹊外，还有俞氏、矫氏、卢氏等。此间，魏文侯相李悝还主持制定了一部专门调解医疗事故的法律《法经》。

2. 秦汉时期 秦汉时期的国民经济有了很大发展，临床医学和药物学体系初步建立。到了汉代，中医学的临床医学体系和药物学体系初步建立，医学、药学有了划时代的进步。由东汉著名医学家张仲景撰写的《伤寒杂病论》问世，标志着古代中医临床医学体系的初步建立。

（1）张仲景，汉末著名医学家，名机，南阳郡人，学医于同郡张伯祖，相传曾任长沙太守。当时伤寒流行，病死者很多，他钻研了《黄帝内经》《难经》《胎胪药录》等古代医书，并广泛收集有效方剂，著《伤寒杂病论》。书成于三世纪初叶，其书分论外感热病与内科杂病，倡六经分证和辨证论治原则，具体阐述寒热、虚实、表里、阴阳的辨证，以及汗、吐、下、温、清、和等治疗法则，总结了汉代以前的医疗经验，对我国医学的发展有重大贡献。原书辗转流散，经后人多次收集整理成《伤寒论》与《金匮要略》两书，才使这部重要的古代医学文献得以广泛流传。

《伤寒论》一书，着重探讨伤寒病的病机变化，分析疾病的阴阳、表里、寒热、虚实等不同证候，制定汗、吐、下、温、清、和等治疗方法，共22篇，113方。该书叙述外感热病的发生和发展的变化过程，创立六经辨证和治疗原则、方剂的配伍等，开创了祖国医学以六经分证为纲领的辨证施治的治疗体系。历代医学家整理、诠述、注释，多至数百家，是现存中医学中最早系统论述外感热病的重要文献，对后世医学发展起着巨大作用。

《金匮要略》一书，三卷，为《伤寒杂病论》的杂病部分。其主要论述内科杂病，兼述外、妇科疾病等内伤杂病，形成了以脏腑辨证为纲领的辨证论治治疗体系。书中记40余种疾病，据病辨证，阐述各病的病因、诊断、治疗和方药，载方262首。本书总结了汉代以前民间治疗杂病的经验，对后世内科学的发展有深远的影响，为现存最早记载治疗杂病的重要文献。

（2）《神农本草经》问世，标志着药物学体系的初步建立。《神农本草经》成书于东汉末，为秦汉时人托名"神农"所作，故作者生平、生卒年日无从考证。该书是中国第一部药物学专著，原书已佚，其内容由于历代本草书籍的转引，得以保存。现传《神农本草经》，有明人卢复和清人孙冯翼、孙星衍、顾观光以及日本森立之等的辑本，共记载药物365种，该书在总结汉代以前药学经验的基础上，详述性味、功用和主治，疗效大多确实，为我国现存较早的药物学重要文献。本书把药分为三品，认为无毒的称上品，为君；毒性小的称中品，为臣；毒性剧烈的称下品，为佐使。其所创立的药物性味，有毒无毒，功能、主治、配伍、采制、加工等理论，特别是书中指出的"君臣佐使"组方原则和药材采收加工、炮制原则对后世中药业的生产起到了重要的指导作用。

（3）临床医学体系的初步建立，使医生认识了不少的病种，新的有效药物大量增加。根据《伤寒杂病论》《神农本草经》和《治百病方》的用药情况，结合《范子计然》和战国用药实际，汉代常用药材已达到203种，其中，植物药148种、动物药24种、矿物药20种、加工类药11种，从而奠定了后世常用药材的基本内容。这里需要补充说明的是，《范子计然》的出现，首开药材商品学的先河，因而在中国药业史上有着十分重要的地位。

3. 三国时期　三国分裂混战局面，致使经济萧条，瘟疫流行，疾病增加。同时，名医辈出，医药著作也空前增多。这一时期的临床医学，在内科、外科、儿科、传染病、针灸、急救等方面，都有较高的成就。

二、中医药实践经验积累和理论完善时期

（一）晋南北朝时期

晋南北朝时期是中医学理论全面继承和临床方治的变革和发展时期，开始对医经进行整理与研究，病因、病机学专著问世，临床医学迅速发展，各科临证经验进一步充实。诊断学和针灸学的基础理论和实践规范化，在总结整理前代成就的基础上有重大发展。诊断水平明显提

高,治疗方法丰富多彩。特别是对一些病的认识达到较高水平,对外感热病以及急性病的研究日渐深入;并重视养生、炼丹。本草学取得的巨大成就与大量方书的问世则为后世本草学和方剂学发展奠定了坚实的基础。晋南北朝时期中医学的发展特点:临床医学是中医学发展的主流,并且日渐专科化,服石之风由盛而衰,开始兴办国家中医教育。

(1)晋代兴起了成药业。在河南许昌市,有名医范东阳业医营药,凡有疾者,无论贵贱之人,皆为治疗,赞誉很广。由于历经三国长期的战乱与疾病流行,人们迫切需要得到药品和及时治疗,于是人们对成药商品的重要性有了深刻的认识,出现了"成剂药"这一专用名称。首先记载"成剂药"的是著名的医药家葛洪,著有《肘后备急方》一书,受其影响,之后成剂药正式成为中药里的一类独立商品。在长江下游的江南地区,当时已有大量碎成粗粒或粗粉的煮散剂,并在药铺大量出售。

王叔和总结脉学成就,编撰《脉经》,确立"寸口诊脉法",首次对秦汉以来混乱的脉学进行了整理,归纳了24种脉象,强调论脉与临床病证相结合,奠定了脉理与方法系统化、规范化的基础,对魏晋以后中医诊脉的发展影响巨大,标志着中医脉学的成熟。

(2)南北朝创办官药局及药材批零市场。北朝的北齐虽是一个短暂的政权,但在北齐建立之初,官府创办了"惠民药局",并向贫病者施药,是一个地方性的医药救济慈善机构。南朝时的长江下游地区,药业发展特别迅速,市场上出现了同种药材的多种规格。首次记录在《本草经集注》的商品有730多种药材,此后,仅记录的中药饮片就达到200余种。南北朝时期出现了由药商独立经营的药铺,医业和药业开始有了明显的分工。同时,《雷公炮炙论》问世,系统阐述了中药的炮制方法,奠定了药物炮制学发展的基础,是我国现存最早的炮制学专著,建立了中药的炮制规范。

（二）隋唐五代时期

（1）隋唐五代，朝廷对医药重视程度提高。政府组织编撰了几部重大的医药专著，推动了医药业的发展。隋朝时，太医博士巢元方于隋大业六年（公元 610 年）主持编撰了《诸病源候论》，其中列述病证很多，是我国第一部病因、证候学专著，是研究古代医学的重要资料。《诸病源候论》属官纂医书，共 50 卷，分各科疾病为 67 门，列证候 1739 论；专论各种疾病的病源、病机、症状，附有导引法，但不载方药，此书为历代医学家所重视。

（2）孙思邈及其贡献。孙思邈是京兆华原（今陕西）人，少时因病学医，对医学有较深研究，并博涉经史百家学术，兼通佛典。他总结了唐以前的临床经验和医学理论，收集方药、针灸等内容，著《千金要方》与《千金翼方》，其书首列妇女、幼儿疾病，并倡立脏病、腑病分类，具有新的系统性，在医学上有较大贡献。《千金要方》又称《备急千金要方》，共 30 卷，广辑前代各家方书及民间验方，叙述妇、儿、内、外各科疾病的诊断、预防与主治方药、食物营养、针灸等。该书以脏腑、寒热、虚实分类，总计 233 门，合方论 5300 余首。《千金翼方》共 30 卷，为《千金要方》的续编，故称"翼方"。卷首为"药录"，辑录药物 800 余种，详论其性味、主治等，其中有些是唐以前未收录的新药和外来药物。书中对内、外各科病证的诊治在《千金要方》基础上均有增补，并收载了当时医家所秘藏的张仲景《伤寒论》的内容；选录《千金要方》所未载的古代方剂 2000 余首，从而使很多方药依赖本书得以保存，是一部内容较丰富的重要医药著作。

（3）中医基础理论继续完善与发展。一方面，继承整理《黄帝内经》《伤寒杂病论》等前人医学著作，阐发其理论，如杨上善、王冰对《黄帝内经》的注释和发挥,孙思邈对《伤寒杂病论》的整理和研究;另一方面,重视总结临床用药经验,探索疾病现象与本质的关系,并使之上升为理论,用以指导临床。

巢元方、王冰、孙思邈、王焘等对病因病机的研究,促进了临床医学的发展。

(4)本草学的突出进步。唐朝颁布国家药典《新修本草》。唐初经济文化兴盛,对药物学成就进行进一步总结为客观需要。加之《本草疏注》流传一百多年,其中内容需要补充,错误需要纠正。657年,医药学家苏敬向唐政府建议重修本草。唐政府组织太医署20余人集体编写了我国第一部国家药典《新修本草》,659年完成,这是我国第一部由国家颁布的药典,是世界上最早的药典。《新修本草》包括药图、图经、本草三部分,收藏中药844种,中药著作中收载中药图谱自此开始,内容丰富,具有较高的学术水平和科学价值。

(5)临床医学发展较快。对内科疾病的认识已达到很高的水平,外科治疗方法多样化,急救专著《经效产宝》《颅囟经》等问世。

但是由于两晋南北朝及五代十国战争不断,在一定程度上阻碍了中医学的交流和发展。佛教的"灵魂不死""因果报应""三世轮回"以及反对杀生等,道教炼丹服石与求仙之风,对中医学发展产生了消极影响,尤其对养生学影响最深。

(三)宋金元时期

宋金元时期是"新学肇兴"与中医理论深入探索的重要阶段,晋唐以来长期的知识积累结出丰硕的果实。伤寒学开始形成,辨证论治崛起,著名医学家刘完素、张元素、张从正、李杲、王好古、朱震亨相继提出火热论、脏腑辨证说、攻邪说、脾胃内伤学说、阴证论、阳有余阴不足及相火论等观点,促进了中医基础理论的发展,开创了中医学的崭新时代。

1. 两宋时期 北宋朝廷十分重视医学,专门建立健全了医书局,组织医药官员收集、整理、校正、编撰医药书籍。刊行的医学书籍有《素问》《伤寒论》《金匮要略》《脉经》《针灸甲乙经》《诸病源候论》《千金要方》《千金翼方》和《外台秘要》等。编修的本草书籍有《开宝重定本草》(载药984种)、《本草图经》等20余部著作,其中,《证类本草》载药1558种,载方3000余首,有论有药图,有效用有炮制,保存了不少亡佚的古代医药文献,是承前启后的综合性本草巨著,也是遍布于民间的医学家的心得力作。

宋朝的医学临床各科表现亦很突出,北宋儿科医家钱乙(约1032—1113),字仲阳,东平郓州(今山东)人,曾任太医丞,世传《小儿药证直诀》一书,为其学生阎孝忠收集整理钱氏的医学论述而辑。本书共三卷,专论儿科疾病。根据《黄帝内经》理论,以五脏辨证为纲要,制定五脏补泻诸方,总结了宋以前儿科学经验,对后世医学的发展有一定影响。钱乙所创导赤散,治小儿心热烦躁;所创异功散,治脾胃虚弱、气机阻滞;所创六味地黄丸,治肾阴不足、发育迟缓,这些中成药至今仍广泛使用。另有《伤寒发微论》,已佚。

2. 金元时期 出现了四位杰出的医家,他们都能因时、因地、因人的不同来治病,对用药也各有独到的见解,故而形成了四大医家学术争鸣的局面,反映了不同环境的医疗实践。

(1)刘完素:他根据《素问·病机》十九条,阐明了"六气""过甚皆能化火"的理论,主张一切疾病后期都从火而化,都会发热。于是,他将大部分病因归咎于火,提出"降心火、滋肾水"的治法,开处方时多用寒凉药来治病。同时,他还创制了不少治疗伤寒热病的方剂,对后世温病学说有所启发。著有《素问玄机原病式》《宣明论方》等，后世称他为"寒凉派"。

（2）张从正：他继承刘完素的学说，又有新的见解，强调病因无论内外皆为邪气，治病主张攻下药，并以祛邪为主，认为"先论攻其邪，邪去而元气自复"，他善用"汗、吐、下"三法攻邪，并谓之"三法能兼众法"，切责医者滥用补药与平稳药贻误病人之非，后世称他为"攻下派"。

（3）李杲：他认为饮食不节、劳役所伤和情绪失常，易致脾胃受伤、正气衰弱而引起多种病变；又提出发热的疾病，亦应分辨"外感"或"内伤"，治法上重视调理脾胃和培补元气以及扶正祛邪，所以他主张人以脾胃为本，把脾胃比作土地，土是万物之母，能滋养万物，脾胃正常了就能吸收食物中的营养，其他疾病也会随之而愈，因而治病以补脾胃为主，他的理论丰富了内伤脾胃方面的理论和经验。他著有《脾胃论》《内外伤辨惑论》《兰室秘藏》等。由于他主张内伤脾胃百病由生，治病以补脾胃为主，后世称他为"补土派"。

（4）朱震亨：他著有《格致余论》，创论多种疾病的病机，认为疾病是由"阳有余，阴不足"所致，治法主张"滋阴降火"。他认为当时《和剂局方》中的药偏于温燥，著《局方发挥》，加以批评；另著有《素问纠略》《本草衍义补遗》等。由于他治病时主要用滋阴药，后世称他为"滋阴派"。

刘完素、张从正、李杲、朱震亨四位医家，被后人称颂为"宋元四大家"，四大家的医学学术争鸣促进了中医学理论的发展与实践，推动了许多中成药的研制，同时也为历代民间医生辨证施治提供了许多成功的范例。

3．这一时期中医药的其他发展

（1）建立完善的中医药管理机构。宋金元时期建立了较为完善的中医药管理机构，以加强对全国中医药的有效管理。其为后世的中医药管理机构奠定了组织基础。宋朝设立翰林医官院、尚药局、太医局等，实行进口药专卖；并加强了医院管理，重视护理工作，实行隔离制度。金朝设立太医院，兼管教学。元代太医院成为独立的最高医事机构，掌管全国医事。1270 年设立的广惠司，可以称为中国第一所西医院。

（2）中药学方面的进步。总结整理了前代本草文献，对药性进行研究，注重药理研究，丰富并发展了中药学；绘制中药标本图谱 1000 余幅，为中药鉴别做出了贡献。中药栽培、采集、炮制技术提高，中药流通范围扩大，中药制剂技术进步，并出现了许多新型中药剂型。

（3）方剂学进一步发展，经方盛行，临床各科取得突出成就，尤其是骨伤科学繁荣发展，法医学进一步发展成熟。

（四）明清时期

明清时期处于封建社会的晚期，尽管社会局面错综复杂，但是中医学还是取得了较大的发展。中医学理论体系已臻于成熟，临床各科诊治水平显著提高，著作大量出现；尤其是戾气说、温病学说的形成，对传染病的治疗起到了积极作用。大力推行人痘接种以预防天花，是世界医学史上光辉灿烂的一页。

1．明代，民医民药兴旺发达

（1）明代医药学较以前有较大发展。明代杰出的医学家张景岳，绍兴府山阴（今浙江绍兴）人。学医于金英，钻研《黄帝内经》一书，颇有体会，历 30 年时间进行整理、注释，著成《类经》和《类经图翼》、《类经附翼》，又著有《景岳全书》《质疑录》等。在医学理论上颇有阐发。以明阴阳，辨六变，为分析人体生理活动和病机变化的纲要。倡"阳非有余，真阴不足"论，治疗着重于补益"元阳""真阴"。还自订不少新方，为后世医学家所重视。

（2）明代医学家王肯堂编著的《证治准绳》共44卷，内分"杂病""类方""伤寒""疡医""幼科"和"女科"六种，后世汇刻成《六科准绳》，内容丰富，对各种疾病的证候和治法叙述颇详；其论病着重于脉证互参，辨证用药，兼备各法。后世对本书有"博而不杂，详而有要"的评论。又编《古今医统正脉全书》，共收历代医学文献44种，收集整理、保存了不少历代医学文献。

（3）明太医院在宋代《证类本草》基础上编修完成《本草品汇精要》，载药1815种，并绘精美彩图，实为明代的大型国家本草。明代还出现了一位伟大的医学家、药学家——李时珍。他继承家学，更着重研究药物，重视临床实践，主张革新。他深入民间，大量收集民间单方，同时参考历代医药及有关书籍800余种，对药物加以鉴别考证，纠正了古代本草书籍中药名、品种、产地等错误，并系统地收集整理了宋、元以来民间发现的很多药物，用了近30年的时间，著成《本草纲目》。《本草纲目》共收载历代诸家本草所载药物1518种，新增药物374种，共计1892种。复刊甚多，并有多种外文译本在国外流传，为世界药物学者、植物学者所重视，并被誉称为"东方医学医典""中国植物志"。李时珍对我国后世和世界药物学的发展和传播都做出了重大的贡献。他还著有《濒湖脉学》《奇经八脉考》，流传于世。

明朝的药品种类空前增加，促进了药业的迅速发展，全国性的药材市场相继在河南禹州、河南百泉、河北祁州、江西樟树形成，并迅速发展到全国。

2. 清代的医学发展 清代社会在较短时间内恢复到基本稳定，经济得以复苏，人口快速增长，特别是江南地区，经济繁荣，社会各项事业都有一定的发展。医学方面，人才辈出，同时温病学得到完善与发展。另外，西学东渐也对后世中医学的发展产生了重大影响。晚清闭关自守，浓厚的尊经风气使中医学停滞于既有的"完美"，而不能真正全方位地有所突破。

（1）温病学说的形成。清代瘟疫的流行甚于明代，因此治疗疫病和控制瘟疫流行成为医学家研究的重点。喻昌的《医门法律》、周扬俊的《温热暑疫全书》、杨璿和陈良佐的《伤寒瘟疫条辨》、余师愚的《疫疹一得》、叶天士的《温热论》、薛雪的《湿热条辨》、吴又可的《广瘟疫论》、刘松峰的《松峰说疫》、吴瑭的《温病条辨》、王孟英的《温热经纬》、雷丰的《时病论》、柳宝诒的《温热逢源》、俞根初的《通俗伤寒论》等，都对温热病的病因病机、发病特点、传变途径、鉴别与诊断方法做了详细阐述。清代叶天士结合临床实践，创立了卫气营血与三焦辨证方法，总结创制有效处方和药物，使温热病诊治迈上新的台阶，外感热病自此正式脱离《伤寒论》框架而自成体系，从而标志着温病学说和学派的形成。由于温病学家对外感热病研究的重点不同，温病学说可分为瘟疫学说和温热学说，或新感温病和伏气温病等。

清代医学家总结防治瘟疫与温病的临床经验，提出许多新的学说和学术见解，研制出不少新方，形成和完善了温病学的理、法、方、药体系，显示出其与伤寒理论和辨证用药的不同，从而形成一门独立于伤寒学之外的全新学科，极大地丰富和发展了中医诊治外感热病的理论。

（2）本草学的成就。清代药物著作数量明显增多，既有综合性中药著作，也有专题性中药著作。主要有《本草备要》《本草从新》《神农本草经百种录》《本草纲目拾遗》《植物名实图考》《得配本草》《本草述》

《本草求真》《本草问答》等。

（3）方剂学的成就。清代方剂的发展，主要表现在方剂专著与普及性方剂歌诀著作明显增多，同时，大量本草著作也记载了许多方剂组成、配伍规律、功效、用法等。著作主要有《古今名医方论》《医方集解》《成方切用》《串雅》。另外，不少医学家将方剂药物组成、功效、主治、配伍与加减等内容编成易于背诵的歌诀，便于初学者记忆和临床应用。流传较广的有汪昂的《汤头歌诀》和陈修园的《长沙方歌括》《金匮方歌括》等。

（4）临证医学的发展。中医诊断学到了清代，在各科专著中均有新的见解，在舌诊、问诊、切诊等方面较前代有较大的发展。"辨证论治"作为一个词组由章楠在《医门棒喝》中提出。八纲辨证被广泛应用。医学家创立了卫气营血与三焦辨证方法。内科的病证论治经验得到不断总结，医著丰富；外科诊疗方法日益丰富。

（5）中西医汇通思潮。17世纪后，随着西方医学在中国的传播，不同思维体系指导下的中西医学产生了冲突和碰撞；同时，中外医药交流如中朝医药交流、中日医药交流、中国与欧洲国家的医药交流日益增多。

三、民国时期中医药挣扎发展

1911年，辛亥革命推翻清王朝；1912年，中华民国建立。在1912—1949年，中国社会经历了五四运动、抗日战争和国内革命战争等重大事件，人们的思想文化经受着传统和现代的碰撞和震荡。社会文化各个层面的剧变对传统医学的发展带来了深远的影响。

民国时期中西医学并存，西方医学传入我国后发展迅速，逐渐形成近代卫生行政检疫制度和管理模式，而中医药的发展则面临前所未有的挑战。政府当局数次企图废止中医药学，先有北洋政府教育系统"漏列中医案"，后有南京国民政府中央卫生委员会"废止旧医案"。有些名人政要对中医持批评或否定态度。在这种特定历史背景和异常艰难的情况下，中医药界空前团结，先后多次掀起抗争运动，捍卫中医合法的教育权和行医权。抗争活动促使政府采取措施，设立中央国医馆，颁布《中医条例》，组织中医师考试、检核。中医药界通过创办中医教育、建立附属医院、组织学术团体、出版医药期刊，革新图强，谋求发展，使中医药学术体系完整传承下来，为中华人民共和国中医药发展奠定基础，成为近代医学史的重要事件。

民国时期的医学虽然中西并存，但中医药在医疗卫生保健中仍然起着重要作用，在传染病防治、临床各科诊治、药物学与方剂学研究、经典著作研究和医籍刊行等方面取得重要进展。名医有张锡纯、何廉臣、丁甘仁、张寿颐、裘吉生等。成立了诸多中医、中药、针灸、中西医结合学术团体，出版中医药及中西医结合报刊，建立中医、中西医结合研究机构和医院。西方医学的大量传入，对继承中医、发扬中医或改良中医产生了巨大的影响。

中医基础理论方面，整理、考证、校订、注释、辑复《黄帝内经》《伤寒论》《金匮要略》《神农本草经》等古籍，编写大型中医工具书及中医教材，用传统与现代科学方法研究中药药效、药性、炮制及制剂、药理和药用植物学、生药学等。中医临床方面，对某些危害性较大疾病的研究日渐深入，出现大批名医；撰写大量临床专著，尤其是医案、医话，还有部分专病著作和吸取西医长处补充中医、力图汇通中西医学的著作。

第二节
新中国中医药持续发展

新中国成立 70 多年以来，我国的中医药事业持续发展，在中医政策、中医药医政制度、医疗机构和医学教育等方面取得巨大进步。

一、改革开放之前（1949—1978 年），中医药缓慢发展

（一）中华人民共和国成立初期卫生工作方针

1949 年，中华人民共和国成立。成立之初，受到社会、经济、自然因素的影响，全国面临疾病丛生、缺医少药的严重局面，各种急慢性疾病严重威胁人民的生命和健康。党和政府从实际出发，着手制定卫生工作的方针政策。

1949—1966 年，国家先后召开了关于防疫、妇幼卫生、工业卫生、医学教育等工作的全国会议，颁布了一系列的卫生法规和条例。

1950 年 8 月，卫生部与军委卫生部联合召开第一届全国卫生会议。毛泽东主席为这次会议题词："团结新老中西各部分医药卫生人员，组成巩固的统一战线，为开展伟大的人民卫生工作而奋斗。"会议确定"面向工农兵""预防为主""团结中西医"为指导新中国卫生工作的三大方针。1954 年，毛泽东主席指出："重视中医，学习中医，对中医加以研究整理，这将是我们祖国对人类贡献的伟大事业之一。"并特别强调："今后最重要的是首先要西医学习中医，而不是中医学西医。"1954年 6 月，毛泽东主席指示：即时成立中医研究机构，罗致好的中医进行研究，派好的西医学习中医，共同参加研究工作。1955 年 12 月中医研

究院正式成立,由其创办的第一届全国西医学习中医研究班同时开学。

在 20 世纪 50 年代贯彻党的中医政策并取得显著成绩的基础上,20 世纪 60 年代继承发扬祖国医学遗产工作获得进一步改进和完善。1962 年 10 月,中共中央同意卫生部党组《关于改进祖国医学遗产的研究和继承工作的意见》,其中提出祖国医学遗产的继承工作,办好中医学院,培养具有较高水平的中医,提倡中医带徒,加速继承老中医的学术经验。

(二)新时期卫生工作方针

1978 年,中共中央转发卫生部党组《关于认真贯彻党的中医政策,解决中医队伍后继乏人问题的报告》,邓小平在文件上批示:"这个问题应该重视,特别是要为中医创造良好的发展与提高的物质条件。"1980 年,卫生部召开的全国中医和中西医结合工作会议明确指出,中医、西医、中西医结合的三支力量都要大力发展,长期并存,发展具有我国特点的新医学,推动医学科学现代化。

1982 年,中华人民共和国第五届全国人民代表大会第五次会议通过的《中华人民共和国宪法》第二十一条规定:"国家发展医疗卫生事业,发展现代医药和我国传统医药,鼓励和支持农村集体经济组织、国家企业事业组织和街道组织举办各种医疗卫生设施,开展群众性的卫生活动,保护人民健康。"

二、中医药的全面复苏(1985—2005 年)

1985 年,中央书记处和国务院联合听取卫生部党组汇报,进一步提出:"要把中医和西医摆放在同等重要的地位。"1986 年 1 月,国务院第 94 次常务会议决定成立国家中医管理局,以加强对中医工作的管理。同月,国务院召开会议,会议对发展中医药事业提出四点意见:第一,要把中医摆在一个重要位置。中西医结合是正确的,但不能用西医改造中医,不能把中医只当作西医的从属。第二,对中医科研问题要重视,要从理论和实践上认真加以总结、研究,不能简单地以西医理论来解释中医。第三,对中医职称问题,要按照中医的标准来评定。第四,要认真搞好中药材的种植、收购和加工,除少数稀缺贵重药材外,开放一般药材的价格。《卫生部关于医药卫生科学技术体制改革的意见》的主要内容如下:我国医药卫生科学技术体制改革的指导思想;改革科研拨款制度,试行医药卫生科研基金制;改革科技成果管理,促进成果推广应用,开拓技术市场;扩大研究所的自主权,加强宏观管理;贯彻对外开放政策,积极开展对外经济合作与交流;创造人才辈出、人尽其才的良好环境。

1988 年 3 月,国家中医管理局扩大职能,更名为国家中医药管理局。1994 年,国家中医药管理局进一步明确"一条主线,三个加强"的总体思路,即解放思想、实事求是、深化改革;加强农村中医药工作,加强中医药机构和队伍的内涵建设,加强医德医风和社会主义精神文明建设。从 1991 年到 1995 年"八五"期间,中医药行业抓住机遇、深化改革、坚持中西医并重方针,实现中医、中药密切结合,不断加强中医药机构内涵建设,防治疾病,延长寿命和提高健康水平。

1996 年 12 月,党中央、国务院在北京召开第一次全国卫生工作会议,会议主要解决中国卫生事业改革与发展的几个重大方针问题:①指明了卫生事业在国民经济社会发展中的重要地位和作用;②明确了卫生事业的性质和卫生工作方针,卫生事业是政府实行一定福利政策的社会公益事业;③明确了从 1996 年底到 2010 年卫生工作奋斗目标;④明确了卫生改革的目的和指导思想;⑤明确进行城市职工医疗保障制度改革。

1997年1月，《中共中央、国务院关于卫生改革与发展的决定》重申，新时期卫生工作的方针是以农村为重点，预防为主，中西医并重，依靠科技与教育，动员全社会参与，为人民健康服务，为社会主义现代化建设服务。该文件对"中西医并重"方针做出明确阐述："中医药是中华民族优秀的传统文化，是我国卫生事业的重要组成部分，独具特色和优势。我国传统医药与现代医药互相补充，共同承担保护和增进人民健康的任务""正确处理继承与创新的关系，既要认真继承中医药的特色和优势，又要勇于创新，积极利用现代科学技术，促进中医药理论和实践的发展，实现中医药现代化。坚持'双百'方针，繁荣中医药学术。"

2001年9月，《中医药事业"十五"计划》颁布，该文件提出合理配置中医药资源，加强中医医疗机构建设，推进中医药科技进步，培养社会需要的各类中医药人才，发挥中医药在农村卫生保健中的作用，推动中药研究与中药产业的结合，大力促进中西医结合，加快民族医药发展，扩大中医药对外交流与合作共9项主要任务。2003年10月1日，《中华人民共和国中医药条例》正式实施，这是我国中医药发展史的一个里程碑，标志着中医药事业走上全面依法管理和发展的新阶段。《中华人民共和国中医药条例》作为我国第一部专门的中医药管理的行政法规，基本宗旨是扶持中医药事业的发展，同时加强对中医药的规范化管理，根本目的是满足人民群众日益增长的对中医药服务的需求，保护人民健康。它的实施为中医药事业发展提供了切实的法律保障，对于促进中医药健康、持续稳定地发展，更好地为人民健康服务；对于统一人们的思想，推动全社会都来支持中医药事业；对于弘扬祖国优秀传统科学文化，促进中医药更好更快地走向世界，都具有重要意义。2004年2月，在全国中医药工作会议上，国务院副总理兼卫生部部长吴仪发表题为《努力促进中医药事业发展》的讲话。回顾 2003 年抗击"非典"期间，按照党中央、国务院的决策部署，中医药界为抗击"非典"取得阶段性胜利做出了积极的贡献，并提出五点意见：充分认识中医药的地位、作用和前景；坚持继承创新，促进改革发展；进一步发挥中医药的作用；切实加大对中医药事业支持的力度；中医药体系要加强自身建设。吴仪副总理在讲话中强调，中医药是我国卫生事业的重要组成部分，要大力支持中医药发展，并提出实施"名院、名科、名医"战略。

三、中医药发展新进展

2007 年 1 月 11 日，政治局委员、国务院副总理吴仪在全国中医药工作会议上强调，要切实推进继承创新，充分发挥特色优势，坚定不移地发展中医药事业。2007 年 10 月，中国共产党第十七次全国代表大会在北京召开。胡锦涛在十七大报告中提出：要坚持"中西医并重""扶持中医和民族医药事业发展"。

2009 年，《国务院关于扶持和促进中医药事业发展的若干意见》发布，这是深化医药卫生体制改革和中医药事业发展中的一件大事。该文件提出充分认识扶持和促进中医药事业发展的重要性和紧迫性，发展中医药事业的指导思想和基本原则，发展中医医疗和预防保健服务，推进中医药继承与创新，加强中医药人才队伍建设，提升中药产业发展水平，加快民族医药发展，繁荣发展中医药文化，推动中医药走向世界，完善中医药事业发展保障措施。这对进一步扶持和促进中医药事业发展，实现深化医药卫生体制改革的总体目标意义重大。

2011 年，国家中医药管理局制定的《中医药事业发展"十二五"规划》发布，总体目标是：到 2015 年，建立起适应中医药事业发展的管理体制和运行机制，基本实现中医药医疗、保健、科研、教育、产业、文化全面协调发展,中医药对我国经济和社会发展的贡献率进一步提高。2011 年,国家"十二五"规划纲要颁布,首次将中医药单列一节。同年,国家中医药管理局出台《关于加强民间医药工作的意见》,国家食品药品监督管理局颁布《关于进一步做好中药材质量监管工作的通知》。

2012 年国家食品药品监督管理局正式启动历时半年的中药材专业市场专项整治。中国中医科学院中药资源中心成立。2013 年,中共十八届三中全会发布《中共中央关于全面深化改革若干重大问题的决定》,提出"完善中医药事业发展政策和机制"。

四、中医药发展新局面

2015 年 4 月,国务院办公厅发布了《中医药健康服务发展规划(2015—2020 年)》,推动了中医药应用于养生保健、健康、健康养老、文化与健康旅游等领域,拓展了中医药的服务范围。由工信部、国家中医药管理局等十二部门联合制定的《中药材保护和发展规划(2015—2020 年)》加强了中药材保护,促进了中药产业科学发展。

2016 年,国务院印发《中医药发展战略规划纲要(2016—2030年)》,明确了未来十五年我国中医药发展方向和工作重点,是新时期推进我国中医药事业发展的纲领性文件。同年,《中华人民共和国国民经济和社会发展第十三个五年规划纲要》发布。"十三五"规划纲要在第六十章"推进健康中国建设"中,将"促进中医药传承与发展"单列一节,要求"健全中医医疗保健服务体系,创新中医药服务模式,提升基层服务能力"。同年,《百年中医史》正式出版发行;《中医药发展"十三五"规划》发布,明确了今后五年中医药发展的指导思想、基本原则和发展目标;我国首次就中医药发展发布白皮书——《中国的中医药》,白皮书对中医药的历史发展脉络及其特点、中国发展中医药的国家政策和主要措施、中医药的传承与发展、中医药国际交流与合作等方面进行了系统梳理和概述。2016 年 12 月 25 日,《中华人民共和国中医药法》正式通过,于 2017 年 7 月 1 日正式实施。《中医药发展战略规划纲要(2016—2030 年)》与《中华人民共和国中医药法》颁布实施,标志着中医药发展成为国家战略,中医药进入全面发展新时代。

2016 年 10 月,中共中央、国务院印发了《"健康中国 2030"规划纲要》。该文件共八篇,二十九章,为中医药单设一章,要求充分发挥中医药独特优势,提高中医药服务能力,发展中医养生保健治未病服务,推进中医继承创新;要求遵循健康优先、改革创新、科学发展、公平公正原则。坚持预防为主、防治结合、中西医并重。推动中医药和西医药相互补充、协调发展、提升健康服务水平。明确"共建共享、全民健康"是建设健康中国的战略主题。核心是以人民健康为中心,坚持以基层为重点,以改革创新为动力,预防为主,中西医并重,把健康融入所有政策,实施人民共建共享的卫生与健康工作方针。

2017 年 10 月,十九大胜利召开,习近平在十九大报告中提出,实施健康中国战略,坚持中西医并重,传承发展中医药事业。中医药是中华民族的伟大创造,是弘扬与传播中华优秀文化的有效载体,是维护民众健康的不竭动力。中医学"天人相应"的生态观,源于自然,适应自然并维护自然;"形神统一"的动态生命观,注重形体、功能与精神、意识、思维于一体;"治未病"的早期干预思想,以人为本的个体化诊疗模式,整体调节的综合治疗理念与丰富多彩的治疗方法等在养生保健、防病治病中具有不可替代的作用。

"坚持中西医并重,传承发展中医药事业",发挥中医药在建成小康社会、建设健康中国中的作用,中医药人必须自信、自立、自强,立足在服务民众健康事业中发展中医药。通过防病治病实践,弘扬中华优秀文化,使"中医药是打开中华文明宝库的钥匙"的精神落到实处。推进中医药保护传承与利用,全面提高中医防病治病能力,为民众提供全方位全周期的健康服务。大力普及中医药知识,提高国民健康素养与水平。紧密结合"一带一路"建设,加强中医药国际交流合作基地与人才队伍建设,为人类健康做贡献。

第三节
中医药政策的演变

改革开放以来,我国中医药事业发展迅速,这得益于国家对中医药事业的高度重视,一系列科学、长远的中医药政策的制定,系统地恢复并构建了中医药医疗、教育、科研机构,使得中医药事业能够保持并发挥自己的特色,并形成了独特的、完整的理论体系。中医药政策的演变大致可以分为如下五个阶段。

一、新中国成立初期,百废待兴,探索尝试

新中国成立后,在社会大力发展和建设时期,采取的是继承和发扬祖国医学遗产政策。这一政策是 20 世纪 50 年代的主导政策,1954年,卫生部党组在《关于加强中医工作的请示报告》中提出:"目前存在的问题,首先是要发动新医学习研究,发掘祖国医学的宝藏,抽调若干有研究能力的新医人员学习研究发掘祖国医学的精华,以丰富新医学,并对世界医学有所贡献。"毛泽东主席在 1958 年批示:"中国医药学是一个伟大的宝库,应当努力发掘,加以提高。"

同时,加强中医药服务体系建设,制定了一系列中医教育和人才培养政策。1951 年,卫生部下发《关于组织中医进修学校及进修班的规

定》，1956 年，卫生部、国家高教部决定在北京、上海、广州、成都筹备成立四所中医学院。

这一时期，对民族医药采取积极扶持、大力发展的方针，加强民族医疗机构建设，继承发展民族医药理论，保持民族医药的特色和优势。1958 年，全国中医中药工作会议强调"对多民族（蒙医、藏医等）也应予以尊重和重视，做认真的发掘和发扬工作"。

二、改革开放之初，逐步明确发展思路，中医药事业恢复发展

新中国成立后，第一代中央领导集体从中国国情出发，正确对待中医药在新中国社会中的作用和地位，颁布了一系列促进中医药事业健康发展的方针、政策，中医药事业逐渐走向复兴。

但是，在"文化大革命"期间，我国中医药事业遭受严重摧残和破坏。在这种形势下，新中国初步建立起来的中医药医、教、研体系几乎不复存在，中医药队伍出现后继无人的严重局面，中医医院被拆散，中医学院被拆并，中医从业人数比新中国成立初期减少了三分之一，青壮年中医重西轻中、弃中学西的情况普遍存在。

在 1978 年上半年，医药卫生界又出现了一场讨论中医是否需要废除的争论。因此，需要及时在中医药界进行拨乱反正，重申党的中医药政策，恢复发展中医药事业。

（一）广泛调研，摸清现状

党中央及时转发中共卫生部党组《关于认真贯彻党的中医政策，解决中医队伍后继乏人问题的报告》，对中医药事业长远发展发挥了重要作用。这个报告经过转发后，引起了各级党政部门的高度关注。1979年 6 月，国务院批转卫生部《关于全国卫生局长会议的报告》时着重强

调,要认真落实中共中央〔1978〕56号文件,贯彻党的中医药政策,召开各省区市的中西医结合座谈会,总结经验,推广中西医结合的成果。这个文件中的重要政策、重大措施和重要提法,对中医药事业在改革开放中走向恢复发展之路发挥了重要的指导作用。

(二)一系列对中医定位的政策会议召开

1980年3月,卫生部召开了全国中医和中西医结合工作会议,总结了党的中医政策的基本要点:努力继承、发掘、整理、提高祖国医药学;团结和依靠中医,发展和提高中医,更好地发挥中医的作用;坚持中西医结合,组织西医学习和研究中药;中医中药要逐步实现现代化;适应经济建设的发展,有计划按比例地发展中医和中西医结合事业,并为其发展和提高创造良好的物资条件;保护和利用中药资源,发展中药事业。

1982年,全国中医医院和高等中医教育工作会议制定了《关于加强中医医院整顿和建设的意见》《努力提高教育质量,切实办好中医医院》等文件。1986年10月,针对当时全国大部分县市没有中医医院的情况,卫生部召开了全国县级中医医院工作会议,会议第一次提出了普及县级中医医院或者民族医院的目标。这是新中国成立以来,我国第一次也是唯一一次专门研究部署县级中医医院建设发展的重要会议,是中医由城市走向县乡的重要标志,对我国县级中医医院的发展产生了重要的推动作用。

在此期间,党和国家也通过法律、党的决定方式进一步明确了中医药工作在国家中的地位。1982年,我国首次在宪法中明确传统中医药的法律地位。1985年,《关于卫生工作的决定》中指出:根据宪法中发展现代医药和我国传统医药的规定,要把中医和西医摆在同等重要的地位，要坚持中西医结合的方针，中医和西医互相配合，取长补短，努力发挥各自的优势。

（三）进一步建立和健全了中医药行政管理机构

1986 年 7 月，国务院下达了《关于成立国家中医管理局的通知》，明确规定了国家中医管理局是国务院直属机构，由卫生部代管。1988年 5 月，国务院在此基础上成立了国家中医药管理局，把中药管理职能由国家医药管理局划归国家中医药管理局。

（四）巩固中医药队伍，建立和发展中医药医、教、研机构

1978 年，全国各地为一批中医药从业人员确定了技术职称。1985年，卫生部根据实际情况颁发了《关于对六十年代以前的中医药学徒出师人员实行专业技术职务聘任的办法》，并针对 1960 年以后的学徒出师人员制定和颁布了《关于对未取得学历的中医药人员聘任中医（药）师（士）职务进行统一考试的通知》。同时，中医药教学机构和科研机构也陆续得到恢复和发展。

三、强调"中西医并重"的基本方针，加快推进现代化建设

在 20 世纪 80 年代，我国中医药逐步发展，医、教、研体系初步建立。中医药服务能力也得到大幅度提升，但是中医药工作还存在很多不足。新一代的中央领导集体，延续了党的中医药政策，积极重视和促进中医药事业的发展。

（一）"中西医并重"是新时期国家卫生工作的基本方针

"中西医并重"作为我国卫生工作的一项基本方针，一直指导着中医和西医同等发展，保障了中医药事业的健康发展，促进了中西医优势互补、协调发展，维护了群众健康权益。1991 年，在《中华人民共和国

国民经济和社会发展十年规划和第八个五年计划纲要》中，"中西医并重"被列为我国卫生工作的基本方针之一。1996年，《中华人民共和国国民经济和社会发展"九五"计划和二〇一〇年远景目标纲要》明确指出：我国卫生工作要坚持以农村为重点、预防为主、中西医并重、依靠科技进步、为人民健康和经济建设服务的方针，积极发展卫生保健事业，实现人人享有初级卫生保健的目标。1997年1月，《中共中央、国务院关于卫生改革与发展的决定》发布，"中西医并重"再次被列为新时期卫生工作方针之一。

（二）正确处理中医药事业继承和创新的关系

中医药事业要更快更好地发展，就要科学辩证地处理好继承和创新之间的关系。1997年，《中共中央、国务院关于卫生改革与发展的决定》中指出，正确处理继承与创新的关系，既要认真继承中医药的特色和优势，又要勇于创新，积极利用现代科学技术，促进中医药理论和实践的发展，实现中医药现代化，坚持"双百"方针，繁荣中医药学术。

（三）加快推进中医药现代化建设

中医药现代化的实质是中药与现代化科技相结合，与现代学术思想相结合，与现代科学文化相结合。1996年7月，国家科委、国家中医药管理局组织开展了"中医药现代化发展战略"研究，从此开始了中医药现代化的实施。1997年《中共中央、国务院关于卫生改革与发展的决定》明确提出了"积极发展中药产业，推进中药生产现代化"的发展目标；1999年，国家科技部等部委确立了"中药现代化"的战略目标；选择"中药科技产业"作为切入点，全面推动我国中药产业的发展；2000年，上海成立了中药创新研究中心，并拟定把香港发展成为国际中医药中心；2002年，卫生部与国家中医药管理局提出了现代中药产业化专项的实施要点。

（四）积极发挥中医药在基层卫生服务中的优势和作用

在农村医疗活动中，中医药有着重要的作用，已形成"农村需要中医药，中医药需要农村"的双向需求。从1990年起，党和政府加强了农村中医药工作纳入中医体系建设，开始了对农村中医药发展与管理的探索，在全国范围内分期分批建立了"农村中医工作试点县"，到1995年，我国绝大多数县建立了中医医院。2002年10月19日颁布的《中共中央、国务院关于进一步加强农村卫生工作的决定》就如何加强农村中医药工作提出了明确要求：合理配置卫生资源，加强县级中医医院和乡（镇）卫生院中医科建设，加强乡村医生的中医药知识和技能培训，要筛选推广农村中医药适宜技术等。

四、提出中医药发展新思路，加快中医药法制建设，深化中医药体制改革

经过20多年的发展，到了21世纪初期，中医药已经成为我国卫生事业独具特色和优势的重要组成部分。党的十六大召开后，党中央从科学发展的角度出发，更加重视中医药事业的发展，确定了中医药医疗、保健、科研、教育、产业、文化"六位一体"全面协调发展的基本思路。2006年10月，党的十六届六中全会提出"大力扶持中医药和民族医药发展"。同年，又明确提出"制定扶持中医药和民族医药发展的政策措施"。党的十七大报告专门强调了"坚持中西医并重""扶持中医药和民族医药事业发展"的基本方针；2009年，国务院出台了《关于扶持和促进中医药事业发展的若干意见》，为中医药发展提供了有力的制度保障。国家有关部委还将中医药发展列入了国家"十一五""十二五"国民经济和社会发展规划。

（一）全面推进中医药法制建设

2003年,《中华人民共和国中医药条例》颁布,这是我国第一部专门的中医药行政法规,为中医药事业的发展提供了法规性依据。它的颁布、实施是我国中医药发展史上的一个里程碑,体现了党和政府对中医药事业的高度重视和支持,标志着中医药事业走上全面依法管理和发展的新阶段。2008年,十一届全国人大常委会将《中华人民共和国中医药法》列入了本届人大立法规划。2011年11月,卫生部相关会议审议通过了《中华人民共和国中医药法(草案送审稿)》,并于年底上报国务院法制办,列入2013年全国人大常委会立法计划一档。

（二）积极参与医疗体制改革,发挥中医药在医改中的作用

在2009年,中共中央、国务院颁布实施了《关于深化医药卫生体制改革的意见》。该文件中专门指出了中医药在医疗体制改革中的作用,这为中医药事业发展迎来了难得的战略机遇。

同年,国务院制定并发布了《关于扶持和促进中医药事业发展的若干意见》。该文件在发展中医药事业的指导思想、基本原则、主要任务和保障措施方面,集中总结了新中国成立以来我国发展中医药事业的有益经验,集中体现了针对社会发展的新需求和中医药发展的新趋势以及面临的新挑战的探索创新,是新时期推进我国中医药事业发展的纲领性文件,也是深化医药卫生体制改革的战略性决策。这是我国中医药事业发展的一件具有里程碑意义的重要事件。这也是深化医药卫生体制改革的重要配套文件之一,凸显了中医药在医改中的关键性作用。

（三）积极推进中医药的国际交流

2003 年 11 月，国家中医药管理局召开了全国中医药对外交流与合作工作会议。2004 年 2 月发布了《关于进一步落实〈中医药对外交流与合作十年规划〉的指导意见》。除此之外，我国还出台了《中医药对外交流与合作中长期规划纲要（2011—2020）》《商务部等十四部门关于促进中医药服务贸易发展的若干意见》等文件，明确了中医药对外交流与合作工作在国家经济和中医药事业发展中的重要作用，对推动中医药对外交流与合作发挥了积极作用。

五、十八大以来，中医药事业呈现持续健康发展的新局面

党的十八大以来，新一代党中央和领导人把中医药事业作为重要的事业发展。习近平关于中医药发展的讲话有两个要点，一是促进中西医结合，二是促进中医药在海外的发展。

2015 年 4 月，国务院办公厅发布了《中医药健康服务发展规划（2015—2020 年）》。2016 年，国务院印发《中医药发展战略规划纲要（2016—2030 年）》。2016 年 12 月 25 日，《中华人民共和国中医药法》正式通过，于 2017 年 7 月 1 日正式实施。《中医药发展战略规划纲要（2016—2030 年）》与《中华人民共和国中医药法》颁布实施，标志着中医药发展成为国家战略，中医药进入全面发展新时代。

通过对以上政策演变的梳理，不难总结，新中国成立以来，我国的中医药事业发展一直在前进，虽然过程曲折，但在党和国家方针、政策的有力保障下，中医药事业健康发展。在今后，只有正确地贯彻执行党的中医药政策，才能在继承中发展中医药事业，为建设中国特色社会主义卫生事业提供有力支持。

主要参考文献

[1] 张成博,程伟.中国医学史[M].北京:中国中医药出版社,2016.

[2] 梁永宣.中国医学史[M].2版.北京:人民卫生出版社,2016.

[3] 李成文.中医发展史[M].北京:人民军医出版社,2004.

[4] 徐江雁.中国医学史[M].2版.上海:上海科学技术出版社,2017.

[5] 秦芳.我国中医药的历史沿革与发展综述[J].中国民族民间医药, 2012(8):12-20.

[6] 程兆盛,方明金.中医药政策概述[J].中医药管理杂志,2013,21 (11):1139-1144.

[7] 佘靖.20世纪中医药发展的回顾与展望[J].世界科学技术—中医 药现代化,2000,2(3):1-6.

（王　慧）

第二章

中医类医院中医药服务的提供与利用

中医药是我国传统文化的瑰宝，千百年来为我国人民防病治病做出了巨大贡献，中医药事业是我国医药卫生事业的重要组成部分。中医类医院作为中医药服务提供的重要载体，如何在当前的政策环境中既满足人民群众不断增长的中医药服务需要，又能够实现自身发展和中医药事业的发展，同时改善卫生服务的公平性和可及性，是亟待解决的问题。基于此，本章将对中医类医院的服务现状进行探讨，包括中医药服务提供能力、服务利用情况分析以及相关政策、服务改善策略分析等。

第一节
中医药服务相关政策分析

新中国成立特别是改革开放以来，党中央、国务院高度重视中医药工作，颁布了一系列的政策文件，促进中医药事业的发展和中医药服务的改善。

2009年，《中共中央　国务院关于深化医药卫生体制改革的意见》（中发〔2009〕6号）提出，要坚持中西医并重的方针，充分发挥中医药作用。充分发挥中医药（民族医药）在疾病预防控制、应对突发公共卫生事件、医疗服务中的作用。加强中医临床研究基地和中医院建设，组织开展中医药防治疑难疾病的联合攻关。采取扶持中医药发展政策，促进中医药继承和创新。

《国务院关于印发医药卫生体制改革近期重点实施方案（2009—2011年）的通知》（国发〔2009〕12号）提出，充分发挥中医药作用，大力推广包括民族医药在内的中医药，积极推广和应用中医药预防保健方法和技术。对中医院（民族医院）、传染病医院、职业病防治院、精神病医院、妇产医院和儿童医院等在投入政策上予以倾斜。

2009年，国家发布《国务院关于扶持和促进中医药事业发展的若干意见》（国发〔2009〕22号），提出加强中医医疗服务体系建设，县级以上地方人民政府要在区域卫生规划中合理规划和配置中医医疗机构（包括中西医结合和民族医医疗机构）。加强中医医疗机构服务能力建设，研究制定中医诊疗常规、出入院标准、用药指南、临床诊疗路径、医疗服务质量评价标准等技术标准和规范，促进中医医疗机构因病施治、规范诊疗、合理用药，提高医疗服务质量。培育、培养一批名院、名科、名医。

2012 年,国家发布《国务院关于印发"十二五"期间深化医药卫生体制改革规划暨实施方案的通知》(国发〔2012〕11 号),提出每个县重点办好 1 至 2 所县级医院(含县中医院),充分发挥中医药在疾病预防控制和医疗服务中的作用,积极推广中医药适宜技术,加强中药资源保护、研究开发和合理利用。

2013 年,《国务院关于促进健康服务业发展的若干意见》(国发〔2013〕40 号)提出,全面发展中医药医疗保健服务,提升中医健康服务能力,充分发挥中医医疗预防保健特色优势,推动医疗机构开展中医医疗预防保健服务,鼓励零售药店提供中医坐堂诊疗服务,开发中医诊疗、中医药养生保健仪器设备。

2016 年,国家发布的《国务院关于印发中医药发展战略规划纲要(2016—2030 年)的通知》(国发〔2016〕15 号)提出"到 2020 年,实现人人基本享有中医药服务""到 2030 年,中医药治理体系和治理能力现代化水平显著提升,中医药服务领域实现全覆盖,中医药健康服务能力显著增强"的发展目标。将切实提高中医医疗服务能力作为重点任务之一,包括完善覆盖城乡的中医医疗服务网络、提高中医药防病治病能力、促进中西医结合、促进民族医药发展、放宽中医药服务准入、推动"互联网+"中医医疗等方面。

2016 年 8 月,国家中医药管理局发布《中医药发展"十三五"规划》,再次强调了到 2020 年实现人人基本享有中医药服务的目标。提出完善覆盖城乡的中医医疗服务体系,完善公立中医医疗机构为主导、非公立中医医疗机构共同发展、基层中医药服务能力突出的中医医疗服务体系。省(区、市)要建设好省级中医医院,每个地市级区域原则上至少设置 1 个市办中医医院,每个县级区域原则上设置 1 个县办中医医院。

2016年12月25日颁布的《中华人民共和国中医药法》是我国首部针对中医药事业制定的法律,旨在继承和弘扬中医药,保障和促进中医药事业发展,保护人民健康。本法提出国家加强中医药服务体系建设,合理规划和配置中医药服务资源,为公民获得中医药服务提供保障。县级以上人民政府应当将中医医疗机构建设纳入医疗机构设置规划,举办规模适宜的中医医疗机构,扶持有中医药特色和优势的医疗机构发展;国家支持社会力量举办中医医疗机构;中医医疗机构配备医务人员应当以中医药专业技术人员为主,主要提供中医药服务;在医疗活动中采用现代科学技术方法的,应当有利于保持和发挥中医药特色和优势。

十九大报告做出"坚持中西医并重,传承发展中医药事业"的重要部署,充分体现了以习近平同志为核心的党中央对中医药发展的高度重视,为我们在新时代推动中医药振兴发展提供了新的契机并指明了方向。

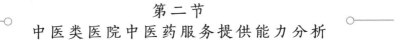

第二节
中医类医院中医药服务提供能力分析

一、中医类医院基本情况分析

2017年全国卫生机构共计986649个,其中中医机构54243个,占比5.50%;卫生部门卫生机构143159个,其中中医机构2586个,占比1.81%。

2017 年我国共有中医类医院 4566 个,较上年增加 7.74%,其中中医医院 3695 个,较上年增加 6.73%;中西医结合医院 587 个,较上年增加 15.10%;民族医医院 284 个,较上年增加 6.77%。将中医类医院根据等级进行分组,其中三级医院占 11.08%,二级医院占 45.64%,一级医院占 21.20%,具体情况如表 2-1 所示。

表 2-1 2017 年按等级分组的中医类医院数情况

单位:个

类别	合计	中医医院	中西医结合医院	民族医医院
总计	4566	3695	587	284
三级	506	422	64	20
三级甲等	378	314	53	11
三级乙等	104	90	5	9
三级丙等	0	0	0	0
未评等次	24	18	6	0
二级	2084	1818	127	139
二级甲等	1475	1342	50	83
二级乙等	298	241	20	37
二级丙等	18	14	1	3
未评等次	293	221	56	16
一级	968	724	186	58
一级甲等	95	64	20	11
一级乙等	32	18	9	5
一级丙等	77	65	10	2
未评等次	764	577	147	40
其他	1008	731	210	67

资料来源:《2017 年全国中医药统计摘编》。

根据床位数对中医类医院进行统计,50 张以下的占 27.77%,50~199 张的占 37.32%,200~499 张的占 23.50%,500~799 张的占 7.64%,800 张及以上的占 3.77%。按床位分组具体情况见表 2-2。

表 2-2　2017 年按床位数分组的中医类医院数情况

单位:张

类别	总计	0 ～49	50 ～99	100 ～199	200 ～299	300 ～399	400 ～499	500 ～799	800 及 以上
总计	4566	1268	886	818	509	319	245	349	172
中医医院	3695	973	636	668	444	290	217	320	147
中西医结合医院	587	194	178	91	38	17	22	24	23
民族医医院	284	101	72	59	27	12	6	5	2

资料来源:《2017 年全国中医药统计摘编》。

二、中医类医院床位情况分析

2017 年全国中医医疗机构共计 54198 个,实有床位数 951850 张,其中中医类医院 4566 个,实有床位数 951356 张;中医类门诊部 2418 个,实有床位数 494 张;中医类诊所 47214 个,实有床位数 0 张。具体如表 2-3 所示。

表 2-3　2017 年全国中医医疗机构的机构、床位、人员数

类别	机构数 /个	实用床位数 /张	在岗职工数 /人	卫生技术人员数
总计	54198	951850	1223615	1040035
中医类医院	4566	951356	1094773	921752

类别	机构数 /个	实用床位数 /张	在岗职工数 /人	卫生技术人员数
中医类门诊部	2418	494	32731	25704
中医类诊所	47214	0	96111	92579

资料来源：《2017年全国中医药统计摘编》。

与 2016 年相比，中医类医院实有床位数增加 74043 张，增幅 8.44％，其中，中医医院实有床位增加 56461 张，增幅 7.41％；中西医结合医院实有床位增加 10606 张，增幅 11.91％；民族医医院实有床位增加 6976 张，增幅 26.34％。与上年相比，中医类医院机构的床位数均有所增加。

将中医类医院根据市、县进行划分，2017 年市级中医类医院共计 2762 个，实有床位数占中医类医院实有床位总数的 63.81％，平均每所医院床位 219.80 张；县级中医类医院 1804 个，实有床位数占比 36.19％，平均每所医院床位 190.83 张。与上年相比，市、县中医类医院平均床位数的差距由 43.91 张减小至 28.97 张，可见县级中医类医院发展较为迅速，规模有所扩大。

对比 2016、2017 年各地区中医类医院的机构、床位情况发现，就总体情况而言，2017 年，机构数增幅最大的依次为山东省、重庆市和甘肃省，增幅分别达到 35.75％、22.77％和 15.09％，床位数增幅最大的依次为内蒙古自治区、西藏自治区和重庆市，增幅分别达到 18.91％、15.84％和 13.38％。各地区中医类医院平均床位数前三位的分别为上海市（360.54）、江苏省（342.92）和湖南省（318.24）。

就每万人口中医类医院床位数进行分析,2017 年度排名前三位的分别为北京市(11.40 张)、内蒙古自治区(10.29 张)和青海省(10.26张),而最后三位分别为上海市(4.17 张)、海南省(4.67 张)和广东省(4.75 张),各地区之间存在较大的差异,与上年相比,每万人口中医类医院床位数增幅最大的三个地区分别为内蒙古自治区(18.55%)、西藏自治区(13.80%)和重庆市(12.48%)。从表 2-4 可以看出,全国各地区中医类医院发展及中医资源分布还存在较大差距。

表 2-4　2017 年各地区中医类医院机构数、万人口中医类医院床位数

地区	人口 /万人	机构数 /个	床位数 /张	床位数/ (张/万人)	全国 位次
全国总计	139008	4566	951356	6.84	—
北京市	2171	205	24746	11.40	1
天津市	1557	54	9296	5.97	24
河北省	7520	258	46573	6.19	23
山西省	3702	239	19881	5.37	28
内蒙古自治区	2529	202	26013	10.29	2
辽宁省	4369	167	29739	6.81	15
吉林省	2717	99	17625	6.49	18
黑龙江省	3789	167	26306	6.94	13
上海市	2418	28	10095	4.17	31
江苏省	8029	153	52466	6.53	17
浙江省	5657	196	44448	7.86	10
安徽省	6255	131	34950	5.59	26
福建省	3911	91	21442	5.48	27
江西省	4622	115	29448	6.37	20

续表

地区	人口 /万人	机构数 /个	床位数 /张	床位数/ （张/万人）	全国 位次
山东省	10006	300	64803	6.48	19
河南省	9559	293	66015	6.91	14
湖北省	5902	144	45500	7.71	11
湖南省	6860	176	56010	8.16	7
广东省	11169	179	53009	4.75	29
广西壮族自治区	4885	117	30576	6.26	22
海南省	926	24	4323	4.67	30
重庆市	3075	124	27140	8.83	5
四川省	8302	283	66128	7.97	9
贵州省	3580	124	24331	6.80	16
云南省	4801	170	30062	6.26	21
西藏自治区	337	30	1916	5.69	25
陕西省	3835	170	30815	8.04	8
甘肃省	2626	122	25683	9.78	4
青海省	598	52	6137	10.26	3
宁夏回族自治区	682	29	5019	7.36	12
新疆维吾尔自治区	2445	124	20861	8.53	6

资料来源：《2017 年全国中医药统计摘编》。

2017 年全国中医医院床位数较上年均有所增加，中医综合医院实有床位增加 50957 张，增幅 7.13％，中医专科医院实有床位增加 5504张，增幅 11.76％，其中，骨伤医院和肛肠医院的床位数增幅最为突出，分别达到 12.69％和 12.31％。可以看出，中医医院的数量与规模均有所扩大(表 2-5)。

表 2-5　2017 年与 2016 年全国中医医院机构、床位数比较

类别	机构数 /个	编制床位 /张	实有床位 /张	特需服务 床位/张	负压病房 床位/张
2017 年全国中医医院机构、床位数					
总计	3695	799414	818216	5423	898
中医综合医院	3093	749150	765893	4988	742
中医专科医院	602	50264	52323	435	156
肛肠医院	88	6819	6677	56	0
骨伤医院	210	25573	28105	152	113
针灸医院	17	1763	2058	0	0
按摩医院	28	1629	1590	2	0
其他中医专科医院	259	14480	13893	225	43
2016 年全国中医医院机构、床位数					
总计	3462	755684	761755	5621	1459
中医综合医院	2911	710359	714936	5252	1408
中医专科医院	551	45325	46819	369	51
肛肠医院	77	5997	5945	44	0
骨伤医院	198	23478	24939	151	15
针灸医院	14	1748	1848	10	0
按摩医院	25	1592	1440	20	0
其他中医专科医院	237	12510	12647	144	36

注：实有床位包括特需服务床位、负压病房床位等。

资料来源：《2017 年全国中医药统计摘编》和《2016 年全国中医药统计摘编》。

三、中医类医院人力资源分析

2010 年至 2017 年，我国卫生技术人员增长 3112072 人，年平均增长率为 6.27％。就中医药人员而言，中医执业（助理）医师增长 232933 人，年平均增长率为 8.69％；见习中医师增长 3050 人，年平均增长率为 3.02％；中药师（士）增长 23202 人，年平均增长率为 3.11％。各年度具体情况如表 2-6 所示。

2017 年，全国卫生机构中医药人员总数为 663557 人，占全国卫生技术人员总数的 7.39％；卫生部门卫生机构中医药人员总数为 406782 人，占其卫生技术人员总数的 6.42％。全国卫生机构、中医机构人员情况具体如表 2-7 所示。

2017 年全国中医机构（含中医、中西医结合、民族医医院三类机构）中医药人员总数为 271581 人，占全国中医药人员总数的 40.93％；与上年相比，中医药人员数增长 10.08％，其中，中医执业医师、中医执业助理医师、见习中医师、中药师（士）的增长率分别为 11.08％、11.92％、6.24％和6.00％；卫生部门中医机构中医药人员总数为 176362 人，占卫生部门中医药人员总数的 43.36％。

2017 年全国中医类医院在岗职工为 1094773 人，与上年相比增加 7.76％，其中市级医院人数占比 67.40％，增长 8.40％；县级医院人数占比 32.60％，增长 6.46％。中医医院、中西医结合医院、民族医医院与上年相比在岗职工分别增加 6.68％、12.22％和 26.49％，中医类医院各类人员数具体如表 2-8 所示。

单位：人

表 2-6 2010—2017 年全国中医药人员情况表

类别	2010 年	2011 年	2012 年	2013 年	2014 年	2015 年	2016 年	2017 年
卫生技术人员	5866158	6192858	6668549	7200578	7579790	7797537	8444403	8978230
中医执业（助理）医师	294104	309272	356779	381682	418573	452190	481590	527037
见习中医师	13168	10941	12473	13992	14686	14412	14482	16218
中药师（士）	97100	100116	107630	110243	111991	113820	116622	120302

资料来源：2017 年全国中医药统计摘编。

表 2-7 2017 年全国卫生机构、中医机构的机构、人员情况

类别	机构数/个	职工总数/人	卫生技术人员/人	中医执业医师/人	中医执业助理医师/人	中药师（士）/人	见习中医师/人
全国卫生机构	986649	11738972	8978230	448716	78321	120302	16218
其中：中医机构	54243	1226170	1041239	204649	12990	46280	7662
中医机构/全国卫生机构/（%）	5.5	10.45	11.6	45.61	16.59	38.47	47.24
卫生部门卫生机构	143159	7678221	6335322	272384	39688	82564	12146
其中：中医机构	2586	945191	803105	133352	6205	30521	6284
中医机构/卫生部门卫生机构/（%）	1.81	12.31	12.68	48.96	15.63	36.97	51.74

注：职工包括卫生技术人员，卫生技术人员包括中医执业医师、中医执业助理医师、中药师（士）、见习中医师等。
资料来源：2017 年全国中医药统计摘编。

表 2-8　　2017 年全国中医类医院人员数

单位:人

类别	在岗职工数	卫生技术人员	其他技术人员	管理人员	工勤技能人员
总计	1094773	921752	45426	46924	80671
中医医院	943444	796704	38196	38977	69567
中西医结合医院	118230	97994	5055	6344	8837
民族医医院	33099	27054	2175	1603	2267

注:在岗职工包括卫生技术人员、其他技术人员、管理人员、工勤技能人员等。

资料来源:《2017 年全国中医药统计摘编》。

在中医类医院中,卫生技术人员、其他技术人员、管理人员和工勤技能人员所占比例分别为 84.20%、4.15%、4.29% 和 7.37%。就卫生技术人员而言,2017 年全国中医类医院卫生技术人员共计 921752 人,其中,中医药人员占比 21.97%。各类医院具体情况如表 2-9 所示。

表 2-9　　2017 年全国中医类医院中医类卫生技术人员比例

单位:%

类别	中医类别/执业医师	中医类别/执业助理医师	中药师(士)/药师(士)	中医类别/见习医师	中医药人员/卫生技术人员
总计	49.86	33.67	52.25	28.02	21.97
中医医院	51.49	32.71	52.97	29.13	22.56
中西医结合医院	34.87	27.19	37.88	17.99	15.13
民族医医院	58.41	57.30	69.08	21.67	29.10

资料来源:《2017 年全国中医药统计摘编》。

　　全国中医类医院中共有执业医师 304592 人，其中中医类别占比
49.86％；执业助理医师 25551 人，其中中医类别占比 33.67％；药师
（士）66695 人，其中中药师（士）占比 52.25％；见习医师 25533 人，其
中中医类别占比 28.02％。中医医院、中西医结合医院、民族医医院中
医药人员在卫生技术人员的占比分别为 22.56％、15.13％
和 29.10％。

　　将中医类医院分市、县进行分类统计，发现市级医院中医药人员占
卫生技术人员比例为 23.65％，而县级为 18.52％，且在各类中医药卫
生技术人员占比统计中，市级医院均高于县级。

　　2017 年全国中医医院在岗职工为 943444 人，与上年相比增加
6.68％，其中，卫生技术人员、其他技术人员、管理人员和工勤技能人
员占比分别为 84.45％、4.05％、4.13％ 和 7.37％。中医综合医院在
岗职工与上年相比增幅为 6.34％，占全国中医医院总在岗职工数的
94.60％，中医专科医院人员较上年增加 12.99％，占全国中医医院总
在岗职工数的 5.40％。2017 年全国中医医院人员数具体见表 2-10。

表 2-10　2017 年全国中医医院人员数

单位：人

类别	在岗职工数	卫生技术人员	其他技术人员	管理人员	工勤技能人员
总计	943444	796704	38196	38977	69567
中医综合医院	892497	756246	35952	35308	64991
中医专科医院	50947	40458	2244	3669	4576
肛肠医院	5866	4615	201	484	566
骨伤医院	26979	21866	1107	1702	2304

续表

类别	在岗职工数	卫生技术人员	其他技术人员	管理人员	工勤技能人员
针灸医院	2105	1781	134	85	105
按摩医院	1968	1437	161	173	197
其他中医专科医院	14029	10759	641	1225	1404

注:在岗职工包括卫生技术人员、其他技术人员、管理人员、工勤技能人员。

资料来源:《2017 年全国中医药统计摘编》。

中医专科医院中,骨伤医院的职工数最多,占比 52.96%,其次是肛肠医院,占比 11.51%。与上年相比,肛肠医院和骨伤医院的人员增幅最为突出,分别达到 20.35% 和 12.03%。

对中医医院卫生技术人员进行分析,2017 年全国中医医院卫生技术人员总数为 796704 人,其中中医药人员占比 22.56%。全国中医医院中共有执业医师 262348 人,其中中医类别占比 51.49%;执业助理医师 21630 人,其中中医类别占比 32.71%;药师(士)58577 人,其中中药师(士)占比 52.97%;见习医师 22642 人,其中中医类别占比 29.13%,具体如表 2-11 所示。

表 2-11　2017 年全国中医医院中医类卫生技术人员比例

单位:%

类别	中医类别/执业医师	中医类别/执业助理医师	中药师(士)/药师(士)	中医类别/见习医师	中医药人员/卫生技术人员
总计	51.49	32.71	52.97	29.13	22.56
中医综合医院	51.32	31.53	53.00	29.46	22.54

续表

类别	中医类别/ 执业医师	中医类别/ 执业助理医师	中药师（士）/ 药师（士）	中医类别/ 见习医师	中医药人员/ 卫生技术人员
中医专科医院	54.79	46.49	52.33	22.92	23.05
肛肠医院	41.99	41.12	50.34	11.57	17.29
骨伤医院	53.28	41.34	48.38	23.83	21.48
针灸医院	77.44	75.68	58.65	33.33	36.33
按摩医院	71.46	67.74	49.09	63.16	33.75
其他中医专科 医院	55.47	50.45	58.49	22.67	25.08

资料来源：《2017 年全国中医药统计摘编》。

根据统计，2017 年全国中医医院中医药人员共计 179772 人，占全国中医药人员的 27.09％，占中医类医院中医药人员的 88.79％。中医药人员在中医综合医院和中医专科医院卫生技术人员中的比例分别为 22.54％和 23.05％；在中医专科医院中，针灸医院和按摩医院中医药人员在卫生技术人员中的比例较高，分别为 36.33％和 33.75％。

对每万人口中医执业（助理）医师数进行分析，发现 2017 年排名前三位的分别为北京市（8.42）、四川省（5.94）和内蒙古自治区（5.77），最后三位分别为安徽省（2.20）、海南省（2.33）和云南省（2.57），具体如表 2-12 所示。

表 2-12　2017 年全国各地区万人口中医执业（助理）医师数

地区	人口 /万人	中医执业 （助理） 医师数/人	中医执业 （助理）医师数 /（人/万人）	全国位次
全国总计	139008	527037	3.79	—
北京市	2171	18289	8.42	1

续表

地区	人口/万人	中医执业（助理）医师数/人	中医执业（助理）医师数/（人/万人）	全国位次
天津市	1557	8394	5.39	4
河北省	7520	29926	3.98	11
山西省	3702	15639	4.22	10
内蒙古自治区	2529	14593	5.77	3
辽宁省	4369	14669	3.36	21
吉林省	2717	10320	3.8	12
黑龙江省	3789	11311	2.99	27
上海市	2418	8038	3.32	22
江苏省	8029	26099	3.25	23
浙江省	5657	27189	4.81	6
安徽省	6255	13743	2.20	31
福建省	3911	14739	3.77	13
江西省	4622	12201	2.64	28
山东省	10006	37701	3.77	14
河南省	9559	35220	3.68	15
湖北省	5902	17848	3.02	25
湖南省	6860	24546	3.58	18
广东省	11169	39557	3.54	19
广西壮族自治区	4885	15528	3.18	24
海南省	926	2159	2.33	30
重庆市	3075	14672	4.77	7
四川省	8302	49277	5.94	2
贵州省	3580	10777	3.01	26
云南省	4801	12325	2.57	29

续表 ·

地区	人口/万人	中医执业（助理）医师数/人	中医执业（助理）医师数/（人/万人）	全国位次
西藏自治区	337	1580	4.69	8
陕西省	3835	14016	3.65	17
甘肃省	2626	13149	5.01	5
青海省	598	2754	4.61	9
宁夏回族自治区	682	2496	3.66	16
新疆维吾尔自治区	2445	8282	3.39	20

资料来源：《2017年全国中医药统计摘编》。

与2016年相比，无论中医执业（助理）医师的绝对数或是每万人口数，各地区均有所增长。就中医执业（助理）医师的绝对数而言，增幅最大的三个地区分别为西藏自治区（21.73％）、山东省（17.07％）和贵州省（15.41％）；就每万人口中医执业（助理）医师而言，增幅最大的三个地区分别为西藏自治区（19.64％）、山东省（16.36％）和天津市（14.68％）。

四、其他医疗卫生机构中医类资源现状与分析

除中医类医院外，我国其他医疗卫生机构如综合医院、专科医院、社区卫生服务中心、乡镇卫生院等也拥有中医类医疗资源，在其他医疗卫生机构中，共有31910个设有中医类临床科室，共有床位183765张，中医执业（助理）医师共计280338人，中药师（士）共计74001人，为居民提供中医药卫生服务，表2-13可以看到我国2017年其他医疗卫生机构中医类医疗资源的数量及其在同类机构中所占的百分比，具

体如下。

表 2-13　2017 年其他医疗卫生机构中医类医疗资源及其在同类机构的占比

类别	设有中医类临床科室的机构		中医类临床科室床位		中医执业（助理）医师		中药师（士）	
	数量/个	占比/（%）	数量/张	占比/（%）	数量/人	占比/（%）	数量/人	占比/（%）
总计	31910	9.94	183765	2.59	280338	9.92	74001	20.00
综合医院	3932	83.55	95069	2.28	97945	7.10	30865	16.33
专科医院	225	22.66	16208	1.71	17805	8.10	5113	16.20
社区卫生服务中心	3391	53.09	9293	4.68	29128	19.30	7928	26.45
社区卫生服务站	2774	26.96	971	4.91	12435	26.50	1689	29.05
乡镇卫生院	12985	36.57	59571	4.61	74456	16.00	20044	26.13
专科疾病防治院（所、站）	28	2.65	242	0.59	994	6.40	410	15.57
妇幼保健院（所、站）	383	13.15	1083	0.49	6061	4.80	1902	13.11
其他机构	8192	—	1328	—	41514	—	6050	—

注：中医类临床科室包括中医科各专业、中西医结合科、民族医学科；综合医院、专科医院统计范围为二级以上公立医院；社区卫生服务中心、社区卫生服务站、乡镇卫生院机构数不含分支机构；其他机构不含村卫生室。

资料来源：《2017 年全国中医药统计摘编》。

与上年相比，其他医疗卫生机构中医类资源从数量上看有所增加，设有中医类临床科室的机构新增 1932 个，床位增加 27992 张，中医执业（助理）医师增加 20944 人，中药师（士）增加 1037 人。从中医类医疗资源在同类机构中的占比分析，2017 年设有中医类临床科室的机构占比比上年增加0.21个百分点,床位占比增加0.24个百分点,中医执业(助理)医师占比增加0.2个百分点,中药师(士)占比降低0.08个百分点,可见中医类临床科室、床位的增加与中医药人力资源的配置仍需进一步协调。

值得一提的是,我国2012年颁布《关于实施基层中医药服务能力提升工程的意见》,根据"保基本、强基层、建机制"的基本原则,各地区加大基层中医药工作的力度,截至2016年,97.5%的社区卫生服务中心、94.33%的乡镇卫生院和83.26%的社区卫生服务站配备中医执业(助理)医师,有中草药收入、中医处方,开展中医医疗技术和中医药健康管理等职能,基层中医药服务的公平性和可及性得到显著改善。

第三节
中医类医院中医药服务利用情况分析

2017年我国医疗卫生机构中医(含中医科、民族医学科、中西医结合科)床位共计1122674张,门急诊服务848964817人次,出院32652531人,占当年医疗卫生机构的构成比分别为14.14%、15.47%和13.43%。与上年相比,中医床位与门急诊人次、出院人数均有所增加,增幅分别达到9.79%、5.17%和11.55%。本节将分别从门诊、住院、中医特色服务等方面进行阐述。

一、中医类医院门诊服务现状分析

1. 门诊量分析 就中医类医院门诊服务来说,2017年门急诊人次数为588531480,占我国医疗机构中医门急诊服务总量的69.32%,中医类医院门诊服务情况具体如表2-14所示。

表 2-14　2017 年全国医院、中医类医院门诊服务情况

类别	机构数/个	总诊疗人次数	门急诊人次数					家庭卫生服务人次数	健康检查人次数
			合计	门诊人次数	急诊人次数				
					小计	死亡数			
医院	31056	3438920699	3363024294	3049563079	313461215	263589	4681701	17984846
中医类医院	4566	603797578	588531480	546143077	42388403	26615	977867	2261437
中医医院	3695	528492241	515569627	479201589	36368038	21964	524868	2224285
中西医结合医院	587	63629909	61877841	56388802	5489039	4011	405391	304957
民族医院	284	11675428	11084012	10552686	531326	640	47608	612195

注：总诊疗人次数包括门急诊人次数、家庭卫生服务人次数、健康检查人次数等。

资料来源：《2017 年全国中医药统计摘编》。

从表 2-14 可以看出,2017 年我国中医类医院总诊疗人次在全国医院总诊疗人次中占比 17.50％,其中,中医医院、中西医结合医院、民族医医院在中医类医院总诊疗人次中分别占比 87.53％、10.54％和 1.93％。市、县中医类医院分别占比 73.62％和 26.38％。与上年相比,中医类医院总诊疗人次数增加 4.70％,各类医院的增幅分别为 4.09％(中医医院)、7.35％(中西医结合医院)和 20.53％(民族医医院)。中医类医院预约诊疗人次占总诊疗人次的 9.20％,比上年增加 1.11 个百分点,其中 94.91％在市级医院,仅有 5.09％在县级医院。

对中医类医院门急诊人次进行分科统计,排名前三位的分别为内科(31.22％)、妇产科(8.73％)和骨伤科(7.35％)。

就家庭卫生服务而言,2017 年中医类医院家庭卫生服务人次数在全国医院家庭卫生服务人次中占比 20.89％,其中市、县中医类医院分别占比 85.61％和 14.39％,各类医院分别占比 53.67％(中医医院)、41.46％(中西医结合医院)和 4.87％(民族医医院)。对健康检查人次数进行分析,2017 年中医类医院健康检查人次数占全国医院的 14.60％,其中市、县中医类医院分别占比 71.55％和 28.45％,各类医院分别占比 84.70％(中医医院)、12.97％(中西医结合医院)和 2.33％(民族医医院)。与上年相比,中医类医院健康检查人次数增加 6.96％,略低于全国医院 7.04％的平均增幅。

2. 处方分析 2017 年全国中医类医院门诊处方共计 543955372 张,其中市、县中医类医院处方数量分别占比 76.82％和 23.18％,具体如表 2-15 所示。

表 2-15 2017 年全国医院、中医类医院处方使用情况

| 类别 | 门诊处方 | | | | |
| | 总计 | 使用抗菌药物处方 | | 中医处方 | |
		张数/张	比例/（%）	张数/张	比例/（%）
医院	—	—	15.64	—	18.62
中医类医院	543955372	55266292	10.16	270155200	49.66
中医医院	472638393	47521103	10.05	241347800	51.06
中西医结合医院	60996651	6862335	11.25	23655368	38.78
民族医医院	10320328	882854	8.55	5152032	49.92

资料来源：《2017 年全国中医药统计摘编》。

为了促进抗菌药物合理使用，有效控制细菌耐药，保证医疗质量和医疗安全，原国家卫生和计划生育委员会开展全国抗菌药物临床应用专项整治活动，各省区市也分别制订工作方案，各级医疗机构纷纷落实执行。2017 年，中医类医院使用抗菌药物处方比例低于全国医院 15.64% 的均值。且从最近三年的统计情况来看，该比例逐年降低，由 2015 年的 10.67%、2016 年的 10.39%，到 2017 年降至 10.16%，总体而言，中医类医院抗菌药物的使用和管理越来越合理化和规范化。

对市、县中医类医院分别进行统计，市级中医类医院使用抗菌药物的处方占比 8.92%，而县级为 14.28%。对于基层中医类医院，推进抗菌药物的合理使用仍需不断努力。这不仅需要对医务人员进行培训，使其谨慎、规范地使用抗菌药物，同时，医院管理部门和卫生行政部门也要完善管理职责，积极管控，营造合理使用抗菌药物的良好外部环境。

中医药特色优势是中医药生存和发展的根本，也是中医医院的立院之本，但是，中医临床治疗手段的"西化"成为近年来关注的问题之

一,如中医药处方比例偏低、中医药技术手段推广不充分等。从整体来看,2017年我国中医类医院门诊处方中中医处方占比49.66%,但在不同类型、不同级别的医院中该比例仍存在一定的差异,中医医院(51.06%)、民族医医院(49.92%)明显高于中西医结合医院(38.78%),市级中医类医院(52.32%)高于县级中医类医院(40.86%),究其原因,可能与不同级别和不同类型的中医类医院中医特色医疗资源的分布不均、地区文化和用药习惯等差异有关。

3. 门诊费用分析 对政府办中医类医院的门诊病人费用进行统计,2017年门诊病人次均诊疗费用为231.29元,其中挂号费、药费、检查费和治疗费分别占比0.82%、55.18%、14.33%和10.74%,各地区情况如表2-16所示。

表2-16 2017年政府办中医类医院按地区分门诊病人负担情况

地区	门诊病人次均诊疗费用/元	挂号费	药费	检查费	治疗费
全国总计	231.29	1.89	127.62	33.14	24.84
北京市	458.16	0.84	306.84	28.71	31.62
天津市	309.99	0.91	186.06	16.70	31.88
河北省	193.64	1.17	100.67	38.93	19.85
山西省	216.15	0.66	128.96	28.68	17.70
内蒙古自治区	189.42	1.42	93.69	34.42	20.74
辽宁省	261.53	1.36	163.99	36.81	27.25
吉林省	222.35	2.36	113.73	36.08	30.80
黑龙江省	255.01	2.24	136.91	43.01	29.36
上海市	316.97	18.56	200.09	21.51	26.46
江苏省	256.74	0.23	134.96	35.14	26.05
浙江省	223.15	1.16	129.57	23.03	18.37

续表

地区	门诊病人次均诊疗费用/元	挂号费	药费	检查费	治疗费
安徽省	195.82	0.80	101.14	39.18	20.65
福建省	211.69	0.03	94.11	41.27	24.71
江西省	207.89	2.34	111.44	37.38	20.06
山东省	239.28	1.14	126.30	45.78	24.19
河南省	165.00	0.67	90.12	31.67	18.71
湖北省	198.29	1.22	109.51	26.66	27.02
湖南省	237.78	3.04	117.75	48.43	26.45
广东省	235.42	1.04	126.91	33.51	32.68
广西壮族自治区	171.85	0.16	83.18	31.09	26.19
海南省	190.48	2.45	98.99	26.78	22.21
重庆市	256.07	1.05	137.53	37.87	32.42
四川省	185.53	2.18	85.80	35.71	23.95
贵州省	221.80	1.27	92.19	46.16	37.91
云南省	141.91	0.43	79.35	22.32	19.13
西藏自治区	154.33	6.44	112.31	9.13	7.12
陕西省	188.94	1.57	97.59	36.74	23.28
甘肃省	143.99	1.97	75.79	29.61	13.34
青海省	192.67	3.11	96.45	18.61	9.57
宁夏回族自治区	161.24	1.00	94.56	20.63	18.56
新疆维吾尔自治区	243.84	0.86	154.38	39.67	21.17

注:门诊病人次均诊疗费用包括挂号费、药费、检查费、治疗费等。

资料来源:《2017 年全国中医药统计摘编》。

对比 2016—2017 年度各地区政府办中医类医院的病人费用,就全国总体而言,门诊病人次均诊疗费用增幅为 5.18%,其中增幅最大的

三个地区分别为北京市（16.24％）、西藏自治区（16.07％）和青海省
（15.02％）。对各地区2017年政府办中医类医院门诊费用进行排序，
病人费用最高的三个地区分别为北京市（458.16元）、上海市（316.97
元）、天津市（309.99元），病人费用最低的三个地区分别为云南省
（141.91元）、甘肃省（143.99元）和西藏自治区（154.33元），病人费
用最高的北京市的费用是病人费用最低的云南省的3.23倍。

　　2017年我国居民人均可支配收入为25973.79元，中医类医院次
均门诊费用占比0.89％，对各地区进行统计分析，发现门诊费用在人
均可支配收入中占比最高的三个地区分别为贵州省（1.33％）、新疆维
吾尔自治区（1.22％）和黑龙江省（1.20％），而占比最低的三个地区为
浙江省（0.53％）、上海市（0.54％）和福建省（0.70％），由此可见，在
经济发达的地区，虽然次均门诊费用较高，但由于居民较强的支付能
力，疾病经济负担却低于其他地区。

　　2017年政府办中医综合医院门诊平均每一门诊诊疗人次医疗费
用为228.26元，其中部属医院为607.63元，省属医院为341.73元，
地级市属医院为243.75元，县级市属医院为196.75元，县属医院为
159.98元，各级别医院的费用呈现阶梯性，除部属医院外，其他级别的
中医综合医院门诊次均医疗费用均低于同级别卫生计生部门综合
医院。

二、中医类医院住院情况分析

　　1. 住院服务量分析　　2017年全国医院出院188226712人，中医
类医院出院人数占比14.96％，共计28160546人，其中中医医院、中西
医结合医院、民族医医医院分别占比88.13％、9.23％和2.64％，分
市、县进行统计，市级、县级中医类医院出院人数分别占比59.61％和

40.39％。对住院病人手术人次进行分析,2017 年全国医院住院病人手术人次数共计 52933496,中医类医院占比 11.14％,达到 5896701人次,其中中医医院、中西医结合医院、民族医医院分别占比 86.02％、12.58％和 1.40％,市级、县级中医类医院住院病人手术人次数分别占比 68.72％和 31.28％。表 2-17 对 2013—2017 年中医类医院住院服务情况进行了统计,具体如表 2-17 所示。

表 2-17　2013—2017 年全国中医类医院住院服务情况

| 年份 | 入院人数/人 | 出院人数 | | 转往基层医疗卫生机构/人 | 住院病人手术人次数/人次 | 每百门急诊的入院人数/人 | 死亡率/(%) | 医院向基层医疗卫生机构转诊率/(%) |
		总计/人	死亡人数/人					
2017	28290905	28160546	114895	215107	5896701	4.81	0.41	0.76
2016	25671455	25567342	108220	144499	5496209	4.57	0.42	0.57
2015	23613612	23493099	96791	94665	5036082	4.41	0.41	0.4
2014	22376806	22271102	86023	61188	4809437	4.34	0.38	0.27
2013	20229636	20100542	76381	40107	4423402	4.25	0.38	0.2

资料来源:《全国中医药统计摘编》。

从表 2-17 可以看出,在这五年期间,中医类医院的住院服务量逐年增加,2017 年出院人数是 2013 年的 1.40 倍,年平均增长率为8.79％,同期全国医院年增长率为 7.81％;中医类医院住院病人手术人次数 2017 年达到 5896701,是 2013 年的 1.33 倍,年均增长7.45％,同期全国医院年增长率为 9.12％;中医类医院 2017 年转往基层医疗卫生机构的人次数是 2013 年的 5.36 倍,年平均增长率为

52.18％,而同期全国医院年增长率为40.11％;中医类医院平均每百门急诊的入院人数由2013年的4.25人增加到2017年的4.81人,而同期全国医院由5.23人增至5.62人,历年均低于我国医院的均值,这说明尽管近几年我国中医类医院的住院服务量增长较快,但中医类医院的医疗技术水平和民众信任度不如综合医院。

2. 病床使用情况分析 2017年全国医院实有床位数6116033张,中医类医院占比15.56％,共计951356张,其中中医医院、中西医结合医院、民族医医院分别占比86.01％、10.48％和3.52％。中医类医院2017年病床周转次数为30.98次,病床使用率为83.97％,出院者平均住院日为9.67日。根据《中医医院管理评价指南》的要求,病床周转次数≥17次/年,病床使用率为85％～93％,平均住院日≤21日,除病床使用率略低于指南的要求,其他均已符合标准。全国中医类医院2013—2017年病床使用情况具体见表2-18。

表 2-18　2013—2017 年全国中医类医院病床使用情况

年份	实有床位数/张	实际开放总床日数/日	平均开放病床数/张	实际占用总床日数/日	病床周转次数/次	病床工作日/日	病床使用率/(％)	出院者平均住院日/日
2017	951356	331751502	908908	278585178	30.98	306.51	83.97	9.67
2016	877313	306870143	838443	258014850	30.49	307.73	84.08	9.87
2015	819412	286603912	785216	240869716	29.92	306.76	84.04	10
2014	755050	263899413	723012	228562450	30.8	316.1	86.61	10
2013	686582	239629383	654725	210651481	30.7	321.7	87.91	10.2

资料来源:《全国中医药统计摘编》。

从 2013 年至 2017 年，我国中医类医院床位数逐年增加，2017 年中医类医院实有床位数为 2013 年的 1.39 倍，年平均增长率为 8.50%，同期全国医院实有床位数的增长率为 7.53%。分市、县进行统计，市级中医类医院实有床位年平均增长率为 9.17%，县级为 7.36%，由此可见，中医类医院的实有床位数增长速度高于全国医院，其中市级中医类医院的实用床位数增长更为突出。

病床使用率是反映每天使用床位与实有床位间关系的指标，是评估医院病房工作效率的核心指标。就总体而言，中医类医院的病床使用率呈下降趋势，2017 年比 2013 年下降 3.94 个百分点，其中中医医院、中西医结合医院、民族医医院分别下降 3.59、5.11 和 3.85 个百分点，同期全国医院病床使用率下降 4.02 个百分点；分市、县进行统计，市级中医类医院病床使用率在五年间下降 5.15 个百分点，县级下降 2.09 个百分点，各级别各类型的医院病床使用率均在降低。

病床周转次数是指在一定时期内每张床位的病人出院人数，2017 年全国医院病床周转次数为 32.30 次，中医类医院为 30.98 次，其中中医医院、中西医结合医院、民族医医院分别为 31.63 次、27.84 次和 23.98 次；分市、县进行统计，市级中医类医院病床周转次数为 28.92 次，县级为 34.63 次。病床周转次数的多少和收容病人的病种、病情轻重有密切关系，收容重症病人、慢性病人多的病区病床周转较慢，同时，医疗技术水平、诊断治疗质量和医院管理水平也会影响到病床周转次数。目前各级各类中医医院的病床周转次数均已达到《中医医院管理评价指南》的要求。

平均住院日是指一定时期内每一出院者平均住院时间的长短，是反映医疗资源利用情况和医院总体医疗服务质量的综合指标，是集中体现医院管理、医院效率和效益的重要而敏感的指标。在确保医院服

务质量的前提下,有效缩短平均住院日,能使得医院在实现资源成本最
小化的同时,减少病人的直接和间接费用,达到医院综合效益的最大
化。中医类医院 2017 年出院者平均住院日为 9.67 日,比全国医院的
均值高出 0.37 日,其中中医医院、中西医结合医院、民族医医院分别为
9.60 日、10.25 日和 10.04 日;与 2013 年相比,中医类医院平均住院
日减少 0.53 日,中医医院、中西医结合医院、民族医医院分别减少
0.53 日、0.69 日和 0.89 日,各类型的医院均有不同程度的降低。分
市、县进行统计,2017 年市级中医类医院平均住院日 10.57 日,县级为
8.35 日,分别比 2013 年减少 0.92 日和 0.15 日,可见随着诊疗能力和
医院管理水平的提升,中医类医院的平均住院日呈现下降的趋势。

3. 住院费用分析　　对政府办中医类医院的住院费用进行统计,
2017 年住院病人人均住院费用 7463.34 元,其中床位费、药费、检查
费、治疗费、手术费分别占比 4.39％、32.44％、8.33％、18.18％和
5.66％。各地区具体情况见表 2-19。

表 2-19　2017 年政府办中医类医院按地区分住院病人负担情况

| 地区 | 住院病人 | | | | | | 出院者 |
	人均住院费用/元	床位费	药费	检查费	治疗费	手术费	日均住院费用/元
全国总计	7463.34	327.33	2420.83	621.42	1356.81	422.37	769.49
北京市	18094.58	708.62	5995.78	1395.69	2302.64	325.18	1317.14
天津市	13199.94	874.01	4163.93	678.31	2127.03	600.64	1198.73
河北省	6319.30	276.55	2419.88	606.38	1029.46	279.20	714.97
山西省	7147.65	258.38	2395.37	676.04	1643.81	289.24	636.45

续表

地区	住院病人人均住院费用/元	床位费	药费	检查费	治疗费	手术费	出院者日均住院费用/元
内蒙古自治区	5819.43	318.19	2126.22	513.14	1072.31	330.76	598.35
辽宁省	7515.93	371.93	2634.83	720.99	1250.96	291.01	663.57
吉林省	6613.10	377.89	2528.96	476.51	1186.53	291.00	606.63
黑龙江省	6358.33	340.84	2834.33	417.21	1028.64	186.09	597.87
上海市	12977.00	571.14	4889.31	812.56	1150.26	737.53	1407.44
江苏省	9764.01	459.82	3635.81	741.26	1086.47	518.62	1039.56
浙江省	10263.01	479.85	3580.97	618.86	1504.31	611.84	988.98
安徽省	5822.43	307.80	1833.71	496.59	1061.17	321.86	638.14
福建省	7863.35	357.83	1794.64	759.32	1315.72	670.90	853.48
江西省	6383.64	236.15	2370.60	402.62	966.81	467.64	681.61
山东省	8032.87	401.67	2608.11	616.84	1411.06	592.77	855.43
河南省	6377.77	231.55	2216.50	572.33	1241.37	375.80	601.47
湖北省	5950.12	252.58	1784.07	514.13	1275.39	408.73	600.70
湖南省	6492.31	282.28	2057.32	474.69	1214.18	423.69	703.09
广东省	11061.78	479.89	2839.93	977.92	2215.12	808.04	1197.44
广西壮族自治区	7296.53	224.24	2116.94	690.07	1647.61	339.11	813.23
海南省	8142.93	306.59	2607.54	605.43	1715.54	353.68	931.19
重庆市	7149.04	339.42	2384.52	644.87	1488.97	284.18	745.23
四川省	7330.34	284.44	2148.17	684.78	1487.74	383.49	702.43

地区	住院病人 人均住院 费用/元	床位费	药费	检查费	治疗费	手术费	出院者 日均住院 费用/元
贵州省	5047.46	167.16	1349.32	500.52	1406.99	279.75	601.48
云南省	5228.88	224.40	1535.51	489.77	1308.40	217.59	571.95
西藏 自治区	5590.46	573.99	1727.45	270.42	1054.11	165.13	407.21
陕西省	5710.73	267.79	1943.63	552.40	1097.72	379.84	599.58
甘肃省	4549.03	163.73	1579.88	400.68	921.16	278.40	492.13
青海省	5417.63	335.09	1935.73	456.06	847.87	178.20	591.83
宁夏 回族 自治区	4592.03	196.94	1640.16	350.42	1103.41	136.14	489.16
新疆 维吾尔 自治区	6768.18	215.53	1724.69	770.77	1921.48	248.71	693.03

注:住院病人人均住院费用包括床位费、药费、检查费、治疗费、手术费。

资料来源:《2017 年全国中医药统计摘编》。

对各地区政府办中医类医院住院病人的人均住院费用进行分析,2017 年住院病人住院费用最高的三个地区分别为北京市(18094.58元)、天津市(13199.94元)和上海市(12977.00元),费用最低的三个地区分别为甘肃省(4549.03 元)、宁夏回族自治区(4592.03 元)和贵州省(5047.46 元),费用最高者是最低者的 3.98 倍。

与上年相比,政府办中医类医院住院病人的人均住院费用增长219.12 元,增幅 3.02%,对各地区进行分析,费用绝对值增长最为突出的是北京市(1458.12元)、河南省(569.83元)和河北省(508.55元),增长幅度最大的三个地区分别为河南省(9.81%)、北京市(8.76%)和河北省(8.75%),部分地区费用出现负增长,如天津市(-0.12%)。

2017年我国人均可支配收入为25973.79元,政府办中医类医院人均住院费用占比28.73%,对各地区进行分析,占比最高的三个地区分别为广西壮族自治区(36.66%)、西藏自治区(36.17%)和海南省(36.10%),占比最低的三个地区分别为上海市(22.00%)、内蒙古自治区(22.20%)和宁夏回族自治区(22.33%),在不同地区,住院病人的疾病经济负担存在一定差异,受到住院费用和支付能力的双重影响。

2017年政府办中医综合医院人均住院费用为7090.67元,对不同级别的医院进行统计,部属医院人均住院费用为22871.24元,省属为13631.17元,地级市属为9476.81元,县级市属为6623.30元,县属为4651.34元,各级别医院费用呈现明显的阶梯性。卫生计生部门综合医院2017年人均住院费用为9735.40元,中医综合医院的人均住院费用均低于同级别卫生计生部门综合医院。

三、中医类医院医师工作效率分析

对医师工作效率的分析主要涉及医师人均每日担负诊疗人次、医师人均每日担负住院床日和医师人均年业务收入三项指标。2017年全国医院医师人均每日担负诊疗7.10人次,中医类医院略高,为7.29人次,其中中医医院、中西医结合医院、民族医医院分别为7.41人次、7.09人次和4.48人次,分市、县进行统计,市级中医类医院为7.82人次,县级中医类医院为6.12人次;就医师人均每日担负住院床日而言,2017年全国医院为2.60日,中医类医院为2.31日,其中中医医院、中西医结合医院、民族医医院分别为 2.35 日、2.11 日和 2.03 日,分市、县进行统计,市级中医类医院为 2.19 日,县级为 2.58 日;2017 年全国医院医师人均年业务收入为 1355635.20 元,是中医类医院的 1.25 倍,在中医类医院中,中西医结合医院的医师人均年业务收入高于中医医院和民族医医院,分别为二者的 1.17 和 2.16 倍。可以看出,不同类型不同级别中医类医院的医师工作效率存在一定的差异。表 2-20 对 2013 年至 2017 年五年间全国医院、中医类医院医师工作效率进行了统计,具体如下所示。

表 2-20　2013—2017 年全国医院、中医类医院医师工作效率

年份	医师人均每日担负诊疗人次/人次		医师人均每日担负住院床日/日		医师人均年业务收入/元	
	医院	中医类医院	医院	中医类医院	医院	中医类医院
2017	7.10	7.29	2.60	2.31	1355635.20	1083480.18
2016	7.23	7.52	2.57	2.31	1307260.49	1043471.32
2015	7.29	7.74	2.57	2.33	1236719.35	996931.82
2014	7.51	8.06	2.64	2.39	1195411.30	963499.72
2013	7.30	7.91	2.59	2.33	1089701.18	870826.71

资料来源:《全国中医药统计摘编》。

　　总体而言,全国医院和中医类医院医师人均每日担负诊疗人次和人均每日担负住院床日在 2013—2014 年上升,2014 年达到峰值,2014 年后逐年下降,医师人均年业务收入逐年增加,年增长率均为 5.61%。从表 2-20 可以看出,中医类医院医师人均每日担负诊疗人次高于全国医院,每日担负住院床日和人均年业务收入低于全国医院,这与中医"治未病"的服务特色相关。

对不同地区政府办中医类医院医师工作效率进行分析,2017 年医师人均每日担负诊疗人次最高的三个地区分别为上海市(19.16 人次)、北京市(12.98 人次)和浙江省(12.39 人次),最低的三个地区分别为湖南省(4.16 人次)、山西省(4.84 人次)和内蒙古自治区(4.92 人次);2017 年医师人均每日担负住院床日最高的三个地区分别为新疆维吾尔自治区(3.26 日)、四川省(3.21 日)和贵州省(3.15 日),最低的三个地区分别为北京市(1.43 日)、天津市(1.54 日)和西藏自治区(1.56 日),各地区中医类医院医师工作效率存在较大差距。

2017 年政府办中医综合医院医师人均每日担负诊疗 7.66 人次,低于全国卫生计生部门综合医院(7.80 人次),其中部属医院 16.28 人次,省属医院 11.25 人次,地级市属医院 8.05 人次,县级市属医院 7.46 人次,县属医院 6.24 人次,除县级市属和县属医院外,其他各级别中医综合医院医师人均每日担负诊疗人次均高于全国卫生计生部门综合医院;政府办中医综合医院 2017 年医师人均每日担负住院床日为 2.40 日,低于全国卫生计生部门综合医院(2.60 日),其中部属医院 1.44 日,省属医院 2.52 日,地级市属医院 2.27 日,县级市属医院 2.26 日,县属医院 2.60 日,除县属医院外,各级别中医综合医院医师人均每日担负住院床日均低于全国卫生计生部门综合医院;政府办中医综合医院医师人均年业务收入 1104852.27 元,低于全国卫生计生部门综合医院(1564132.20 元),其中部属医院为 3520863.61 元,分别为省属、地级市属、县级市属、县属医院的 1.69 倍、2.91 倍、3.62 倍和 4.50 倍,除部属和省属医院外,各级别中医综合医院医师人均年业务收入均低于全国卫生计生部门综合医院。总体而言,政府办中医综合医院医师工作效率低于全国卫生计生部门综合医院,就不同级别的中医综合医院而言,随着医院级别的提升,医师人均每日担负诊疗人次和医师人均年业务收入逐渐增加,除部属医院外,其他各级别中医综合医院医师人均每日担负住院床日差异并不显著。

四、中医特色服务指标分析

中医特色服务指标主要包括中医治未病服务人次数、开展中医医疗技术数、中药制剂室面积、中药制剂品种数等,具体如表 2-21 所示。

表 2-21　　2017 年全国中医类医院中医特色指标

类别	年内中医治未病服务人次数/人次	院均年末开展中医医疗技术数/个	年末中药制剂室面积/m²	院均年末中药制剂品种数/种	年末 5000元以上中医诊疗设备台数/台
中医类医院	19829791	36	895732	70	163417
中医医院	17840876	37	730732	66	142559
中西医结合医院	1492040	29	58763	68	13009
民族医医院	496875	24	106237	109	7849

资料来源:《2017 年全国中医药统计摘编》。

中医治未病服务人次数是指医疗卫生机构治未病科(中心)的门诊服务人次数。2017 年全国中医类医院治未病服务人次达到 19829791 人次,比上年增长 16.29%,其中中医医院、中西医结合医院、民族医医院服务人次分别占比 89.97%、7.52% 和 2.51%,与上年相比,各类医院服务人次分别增长 14.99%、26.26% 和 40.36%,可以看出中医医院承担了绝大部分治未病服务的工作,但民族医医院和中西医结合医院服务人次增幅显著。

中医医疗技术是指以中医理论为指导的,以简、便、廉、验为特点的,能发挥中医药特色优势的临床实用技术,包括针刺、灸类、刮痧、拔罐、推拿等中医诊疗技术。2017 年全国中医类医院院均年末开展中医医疗技术 36 个，与上年相比，增加了 17 个，其中中医医院、中西医结合医院、民族医医院分别开展 37 个、29 个和 24 个，分别比上年增加 15 个、19 个和 15 个，均存在较大幅度提高。

2017 年末全国中医类医院中药制剂室面积达到 895732 m²，比上年增长 0.96%，其中中医医院、中西医结合医院、民族医医院分别占比 81.58%、6.56% 和 11.86%，与上年相比，各类医院中药制剂室面积分别增长 3.98%、-26.62% 和 1.76%。

中药制剂是医疗机构根据本单位临床需要经批准而配制、自用的固定的中药处方制剂，包括本院注册的医疗机构中药制剂以及省级食品药品监督管理局批准的外院调剂使用的中药制剂。2017 年全国中医类医院院均年末中药制剂达到 70 种，比上年增长 4 种，其中中医医院、中西医结合医院、民族医医院分别为 66 种、68 种和 109 种，与上年相比，中医医院增长 10 种，而中西医结合医院和民族医医院分别减少 22 种和 7 种。

中医诊疗设备是指在诊疗活动中，在中医理论指导下应用的仪器、设备、器具、材料及其他物品（包括所需软件），如电针治疗设备、中药熏洗设备、中医电疗设备、中医磁疗设备、中医康复训练设备、煎药机等。2017 年末全国中医类医院 5000 元以上中医诊疗设备达到 163417 台，其中中医医院、中西医结合医院和民族医医院分别占比 87.24%、7.96% 和 4.80%，与上年相比，全国中医类医院 5000 元以上中医诊疗设备数量增长 9.86%，其中中医医院、中西医结合医院和民族医医院分别比上年增长 6.71%、23.71% 和 69.16%。

综上所述，全国中医类医院中医治未病服务人次数、中医医疗技术的开展数、中药制剂品种数、5000 元以上中医诊疗设备台数与上年相比均存在一定幅度的增长,中医医院承担了绝大部分的中医特色服务。

五、其他医疗卫生机构中医类医疗服务情况分析

2017 年其他医疗卫生机构中医类临床科室门急诊人次数达到 25522.22 万人次,中医类出院人数达到 473.71 万人,在同类机构中分别占比 4.43% 和 2.17%,具体如表 2-22 所示。

表 2-22　2017 年其他医疗卫生机构中医类医疗服务量及在同类机构中占比

类别	中医类临床科室门急诊人次数		中医类出院人数	
	数量/万人次	占比/(%)	数量/万人	占比/(%)
总计	25522.22	4.43	473.71	2.17
综合医院	10273.20	4.11	249.77	1.75
专科医院	653.01	1.97	28.92	1.71
社区卫生服务中心	5484.95	9.03	15.18	4.45
社区卫生服务站	1126.42	7.05	1.2	5.48
乡镇卫生院	6930.83	6.24	174.97	4.34
专科疾病防治院(所、站)	20.39	0.93	0.36	0.77
妇幼保健院(所、站)	392.16	1.38	2.04	0.21
其他机构	641.26	—	1.26	—

注:中医类临床科室包括中医科各专业、中西医结合科、民族医学科;综合医院、专科医院统计范围为二级以上公立医院;社区卫生服务中心、社区卫生服务站、乡镇卫生院机构数不含分支机构;其他机构不含村卫生室。

资料来源:《2017 年全国中医药统计摘编》。

从数量上进行分析,在其他医疗卫生机构中,中医类临床科室门急诊人次数最多的机构分别为综合医院、乡镇卫生院和社区卫生服务中心,在其他医疗卫生机构中医类临床科室门急诊人次数中分别占比 40.25%、27.16% 和 21.49%。与上年相比,其他医疗卫生机构中医

类临床科室门急诊人次数增长 6.08％,其中综合医院、乡镇卫生院和社区卫生服务中心分别增长－0.13％、12.72％和 5.99％。就其他医疗卫生机构中医类出院人数而言,排名前三位的分别为综合医院、乡镇卫生院和专科医院,在其他医疗卫生机构中医类出院人数中分别占比52.73％、36.94％和 6.11％。与上年相比,其他医疗卫生机构中医类出院人数增长 21.41％,其中综合医院、乡镇卫生院和专科医院分别增长 16.07％、28.68％和 19.70％。

就中医类医疗服务量在同类机构中的占比进行分析,无论中医类临床科室门急诊人次数还是中医类出院人数,社区卫生服务中心、社区卫生服务站和乡镇卫生院均高于其他医疗卫生机构。

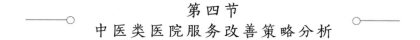

第四节
中医类医院服务改善策略分析

一、中医类医院发展存在的问题分析

在过去的几年,我国中医类医院在政策支持下,机构数量、卫生技术人员数量、病床数量、设备数量、财政投入等方面逐年增长,服务能力逐步提升,卫生服务的效率与质量得到进一步改善,但仍存在一些问题。

1. 发展存在不均衡性　中医类医院发展的不均衡性体现在内外两个方面:从外部来看,主要体现在中医类医院与综合医院之间,虽然中医医疗机构的数量、规模、服务量逐年增加,但就绝对值而言,中医医疗机构明显低于综合医院;从内部来看,不同地区之间、市县之间的中医医疗机构发展都存在一定的差距,造成中医服务可及性与服务质量的差异,这与我国不同地区经济发展水平以及城乡二元结构相关。

2. 中医药特色优势未得到发挥,中医类医院存在"西化"倾向 虽然我国中医医疗机构卫生技术人员数量逐年增加,截至 2017 年全国中医类医院卫生技术人员共计 921752 人,但是中医类卫生技术人员仅占 21.97%,其中市级医院为 23.65%,县级为 18.52%,中医类卫生技术人员比例较低。除了整体数量的不足外,有研究发现,中医类医院的院均中医类卫生技术人员的比例在不断下降。院均卫生技术人员总体数量的增长和中医类卫生技术人员比例的降低,意味着中医类医院存在"西化"趋势。此外,治未病作为中医药服务的特色,2017 年中医类医院中医治未病服务人次数仅占总诊疗人次的 3.28%,中医药特色和优势发挥不明显。

3. 服务效率仍需改善 2017 年,中医类医院病床使用率未达到《中医医院管理评价指南》中所要求的 85%~93%。且从近 5 年的情况来看,中医类医院的病床使用率呈下降趋势,2017 年比 2013 年下降 3.94 个百分点,其中中医医院、中西医结合医院、民族医医院分别下降 3.59、5.11 和 3.85 个百分点,同期全国医院病床使用率下降 4.02 个百分点;分市、县进行统计,市级中医类医院病床使用率在 5 年间下降 5.15 个百分点,县级为 2.09 个百分点,各级别各类型的医院病床使用率均在降低,中医类医院的服务效率仍需改善。

二、中医类医院服务改善的对策分析

1. 加强医院中医特色优势建设,增强核心竞争能力 保持和发挥中医药特色优势,是满足人民群众对中医药卫生服务的需求、实现中医药事业发展的要求,也是增强中医类医院核心竞争能力的必然选择。

中医特色优势的建设包括医院文化建设、人才队伍建设、服务过程管理等多个方面,部分地区已经展开了实践,如原山东省卫生计生委、山东省中医药管理局发布《关于促进全省中医医院进一步保持和发挥中医药特色优势的通知》,针对中医药人员偏少、中医药技术手段应用推广不充分、中医药处方比例偏低等问题,提出工作要求。要求中医医院配备医务人员应当以中医药专业技术人员为主,主要提供中医药服务;合理应用中医医疗技术,采用非药物中医技术诊疗人次占门诊总人次的比例不低于10%(中西医结合医院不低于8%);门诊中药处方(饮片、中成药、院内制剂)处方数占门诊总处方数的比例不低于60%(中西医结合医院不低于40%),门诊中药饮片处方数占门诊总处方数的比例不低于30%(中西医结合医院不低于20%),从核心价值、行为规范等多方面树立中医药特色。

2. 统筹推进中医药人才培养,为中医医疗卫生机构发展注入活力

中医药人才是中医药事业发展的基础和保障,也是中医药传承与创新的第一资源。《国家中医药管理局关于印发中医药人才发展"十三五"规划的通知》(国中医药人教发〔2016〕39号)提出,应促进中医药人才队伍的壮大和整体素质的提高。通过改革中医药院校教育、健全中医药毕业后教育体系、全面推进中医药继续教育、强化中医药师承教育等方式,推进中医药教育综合改革,加强中医医疗服务人才、中医药健康服务紧缺人才等各类中医药人才培养,借助中医药人才供需平衡机制、协同培养机制、评价激励机制、人才流动资源配置机制等的建立,统筹推进中医药人才培养。

3. 注重各项政策的有效衔接,实现中医药事业统筹发展 从系统论的角度来说,作为政策系统构成元素的单项政策,其特定的性质和功能是该项政策的功能质。而当该政策一旦投入实施,便立即加入现行的政策系统,并与其他政策相互联系制约,从而具有了自身单独所不具备的新的性质和功能,这就是系统质。任何一项政策都兼具功能质与系统质,而功能质与系统质的大小取决于该项政策与其他政策的协调程度。对于中医医疗机构而言,现行的卫生服务政策、药品政策、医保政策、人力资源政策等各项政策都在发挥作用,每个单项政策的侧重点有所不同,应注重政策研究,实现各项政策之间的有效衔接,优化政策的功能质与系统质,促进中医医疗机构统筹发展,进而促进中医药事业的发展。

主要参考文献

闵晓青.中医医疗机构服务能力发展研究[D].南京:南京中医药大学,2017.

(陈　莉　李习平)

第三章

基层中医药服务提供与利用

目前社区卫生服务中心和乡镇卫生院设立中医馆、国医堂等中医综合服务区，基层医疗卫生机构提供的中医诊疗使得人民群众看中医的公平性、可及性和便利性得到明显改善，中医药为缓解群众看病就医问题发挥了重要作用。但是，基层中医药服务能力仍然薄弱，基础设施条件差、人才缺失、政策落实不到位等问题仍然突出，发展水平还不能满足城乡居民对中医药的需求，迫切需要进一步加大工作力度，持续提升基层中医药服务能力。

基层中医药服务提供网络是以乡镇卫生院、社区卫生服务中心、社区卫生服务站、村卫生室为主体，利用中医药诊疗设备、人员配备、服务能力，基本满足城乡居民对中医药医疗保健服务的需求，使人民群众享受更加便利、可及、价廉的中医药服务。政府需要加强主动引导，广泛宣传基层中医药服务有关政策措施，调动各方参与基层中医药服务的积极性、主动性和创造性，使他们充分发挥基层中医药人员的主力军作用，营造全社会关心和支持基层中医药服务的良好氛围。

第一节
基层中医药服务提供与利用的发展概况

新中国成立后,特别是改革开放以来,党中央、国务院高度重视中医药事业的发展,尤其是基层中医药服务工作,制定了一系列推动中医药事业发展的法规和政策,逐步加大财政投入力度,已取得了显著成就。目前,中医药总体规模不断扩大,发展水平和服务能力明显提升,在维护人民群众健康和深化医药卫生体制改革中发挥出更大的作用,逐步形成了医疗、保健、科研、教育、产业、文化整体发展的新格局,对经济社会发展贡献度正在明显提升。

然而,目前中医药的发展也遇到一些困难。中医药资源总量仍然不足,中医药服务领域出现萎缩现象,基层中医药服务能力薄弱,发展规模和水平还不能满足人民群众的健康需求;基层中医药高层次人才缺乏,继承不足、创新不够;中药产业集中度低,野生中药材资源破坏严重,部分中药材品质下降,影响中医药可持续发展;适应基层中医药发展规律的法律政策体系有待健全;中医药走向世界面临制约和壁垒,国际竞争力有待进一步提升;基层中医药治理体系和治理能力现代化水平亟待提高,迫切需要加强整体设计和统筹规划。基层中医药服务能力已经成为中医药事业发展的重中之重,也是医药卫生体制改革解决"看病贵、看病难"的突破口之一。

一、基层卫生政策分析

卫生政策关乎着千家万户,基层医疗卫生机构是卫生政策贯彻执行的主体,群众对卫生政策的知晓程度对转变基层医疗卫生服务模式、促进基层医疗卫生事业的发展有着重要意义。自 2009 年 8 月份以来，全国已有超过 50％的基层医疗卫生机构实施了基本药物制度。但同时基层医疗卫生机构出现了较大收支缺口。因此，必须同步落实补偿政策，建立稳定的补偿渠道和补偿方式，保证基层医疗卫生机构平稳运行和发展，调动基层医疗卫生机构和医务人员积极性，确保基本药物制度顺利实施。基层卫生政策经历了如下阶段。

（一）社区卫生服务中心和村卫生室中医药服务提供

2008 年全国中医药工作会议上，国务院副总理吴仪强调要坚定不移地发展中医药事业，保持发挥中医药特色优势，切实推进中医药的继承与创新，加强统筹协调，充分调动各方面的积极性，整合各种资源，大力扶持中医药事业的发展，并提出了中医药发展的新思路——"到农村去，到社区去"。

为了充分发挥中医药作用，2009 年国务院专门出台《关于扶持和促进中医药事业发展的若干意见》。该意见要求大力扶持和促进中医药事业发展，使中医药步入快速发展轨道，形成了中医药医疗、保健、教育、科研、文化、产业全面发展的新格局，在促进实现医改目标、维护人民群众健康中发挥了重要作用，并要求推动中医医院和基层医疗卫生机构开展中医预防保健服务，加快中医药基层人才和技术骨干的培养，鼓励基层中医药人员参加学历教育以及符合条件的中医执业医师带徒培训，开展面向基层医生的中医药基本知识与适宜技术培训，鼓励基层医疗卫生机构提供中医药适宜技术与服务。

2012 年，《国务院关于印发"十二五"期间深化医药卫生体制改革规划暨实施方案的通知》第一次从国家层面对基层中医药发展提出可量化的指标，明确提出：到 2015 年，力争 95％以上的社区卫生服务中心和90％以上的乡镇卫生院、70％以上的社区卫生服务站和65％以上的村卫生室能够提供中医药服务。

（二）基层医疗卫生机构中医药服务能力发展阶段

2012年,国家中医药管理局、卫生部、人力资源社会保障部、国家食品药品监督管理局、总后卫生部五部委联合下发《关于实施基层中医药服务能力提升工程的意见》,要求完成推动基层中医药各项政策贯彻落实、加强基层中医药服务网络建设、加强基层中医药人才培养和队伍建设、加强基层医疗卫生机构中医药特色优势建设、推广基层常见病和多发病中医药适宜技术、推动基层开展中医预防保健服务、鼓励社会力量在基层举办中医医疗机构、加强基层中医药服务质量监管、深入开展"中医中药中国行——进乡村·进社区·进家庭·进军营"活动九项任务,实现到2015年,95％以上的社区卫生服务中心、90％以上的乡镇卫生院、70％以上的社区卫生服务站、65％以上的村卫生室能够提供中医药服务(在社区卫生服务中心和乡镇卫生院,提供中医药服务是指配备中医类别医师,配置中医诊疗设备,运用中药饮片等6种以上中医药技术方法,开展常见病和多发病的基本医疗和预防保健服务;在社区卫生服务站、村卫生室,提供中医药服务是指配备中医类别医师或能够按照规定提供中医药服务的临床类别医师、乡村医生,配置中医诊疗设备,运用中药饮片或中医非药物疗法,开展常见病和多发病的基本医疗和预防保健服务),每个县(市、区)基层医疗卫生机构中医药服务量达到总服务量一定比例,并在"十二五"期间有明显上升。

2013年,国务院印发《关于促进健康服务业发展的若干意见》,明确提出,力争到2020年使所有社区卫生服务机构、乡镇卫生院和70％的村卫生室具备中医药服务能力。2015年国务院办公厅印发的《全国医疗卫生服务体系规划纲要(2015—2020年)》又重申了此项指标。这充分证明国家对基层医疗卫生机构的中医药服务能力给予了高度重视。2015年,国务院办公厅印发《中医药健康服务发展规划(2015—2020年)》,再次重申了此项指标,明确要求到2020年力争使所有社区卫生服务机构、乡镇卫生院和70%的村卫生室具备中医药服务能力。

二、中医药服务全面发展阶段

2016年,国务院发布《中医药发展战略规划纲要(2016—2030年)》,首次从国家层面、全局角度长远规划中医药发展。该纲要指出七个重点任务:切实提高中医医疗服务能力,大力发展中医养生保健服务,扎实推进中医药继承,着力推进中医药创新,全面提升中药产业发展水平,大力弘扬中医药文化,积极推动中医药海外发展。在中医医疗服务网络方面,要求在乡镇卫生院和社区卫生服务中心建立中医馆、国医堂等中医综合服务区,加强中医药设备配置和中医药人员配备。该纲要提出的阶段性目标如下所示。

(一)中医医疗服务体系建设

到2020年,实现人人基本享有中医药服务,中医医疗、保健、科研、教育、产业、文化各领域得到全面协调发展,中医药标准化、信息化、产业化、现代化水平不断提高。中医医疗服务体系进一步完善。纲要首次提出每千人口公立中医类医院床位数达到0.55张,每千人口卫生机构中医执业类(助理)医师达0.4人,中药工业总产值占医药工业总产值30%以上,中医药产业成为国民经济重要支柱之一。

(二)中医药服务领域实现全覆盖

到2030年,中医药治理体系和治理能力现代化水平显著提升,中医药服务领域实现全覆盖,对经济社会发展做出更大贡献,中医药健康服务能力显著增强,在治未病中的主导作用、在重大疾病治疗中的协同作用、在疾病康复中的核心作用得到充分发挥;中医药科技水平显著提高,基本形成一支由百名国医大师、万名中医名师、百万名中医师、千万名职业技能人员组成的中医药人才队伍;公民中医健康文化素养大幅度提升;中医药工业智能化水平迈上新台阶,对经济社会发展的贡献率进一步增强,我国在世界传统医药发展中的引领地位更加巩固,实现中医药继承创新发展、统筹协调发展、生态绿色发展、包容开放发展和人民共享发展,为健康中国建设奠定坚实基础。

(1)《中医药发展"十三五"规划》:2016年8月,国家中医药管理局发布《中医药发展"十三五"规划》(以下简称《规划》),该规划要求大力发展中医医疗服务,完善覆盖城乡的中医医疗服务体系,完善公立中医医疗机构为主导、非公立中医医疗机构共同发展、基层中医药服务能力突出的中医医疗服务体系;要求提升基层中医药服务能力,扩大服务覆盖面,丰富服务内容,提升服务质量,85%以上的社区卫生服务中心和70%以上的乡镇卫生院设立中医综合服务区(中医馆),信息化得到加强,中医诊疗量占诊疗总量的比例力争达到30%;再次要求到2020年,所有社区卫生服务机构、乡镇卫生院和70%的村卫生室具备中医药服务能力。

(2)相关补助政策:为顺利完成《规划》的各项任务,该规划要求各级政府加大中医药政策扶持力度,完善相关财政补助政策,将中医药事业发展投入与其他医疗卫生投入相衔接,制订有利于公立中医医院发挥中医药特色优势的具体补助办法,鼓励基层医疗卫生机构提供中医药适宜技术与服务,并加大中医药扶贫开发力度,资金投入向基层、困难地区适当倾斜;要求深化医药卫生体制改革,积极推动公立中医医院参与建立分级诊疗制度;基层中医药服务体系不健全、能力较弱的地区,将中医医院门诊中医诊疗服务纳入首诊范围,满足人民群众首诊看中医的需求。

(三)基层中医药服务能力提升工程

2016年10月,为进一步提升基层中医药服务能力,在总结"十二五"基层中医药服务能力提升工程实施工作的基础上,国家中医药管理局、国家卫生计生委、人力资源社会保障部、国家食品药品监管总局、中央军委后勤保障部联合制定《基层中医药服务能力提升工程"十三五"行动计划》。

(1)重点任务。进一步加强基层中医药服务网络建设(含加强基层医疗卫生机构中医药服务条件建设,社区卫生服务中心和乡镇卫生院加强中医科和中药房建设,并配备中医诊疗设备,社区卫生服务站和村卫生室要加强中医诊疗设备配备,到2020年,社区卫生服务中心和乡镇卫生院普遍设有标准化中医科和中药房)、切实加强基层中医药人才队伍建设、进一步加强基层中医药服务能力建设、加快推进基层中医药信息化建设、大力推广基层中医药适宜技术、切实做好基层中医药城乡对口支援工作、推动"中医中药中国行——中医药健康文化推进行动"深入开展、进一步加强中医规范管理等。

该计划提出,到2020年,以社区卫生服务中心、社区卫生服务站、乡镇卫生院、村卫生室为主体,县级中医类医院(含中医、中西医结合、民族医医院)为龙头,县级综合医院、妇幼保健机构等非中医类医疗机构中医药科室为骨干,中医门诊部、诊所为补充的基层中医药服务网络基本完善,服务设施设备明显改善,人员配备较为合理,管理更加规范,服务能力有较大提升,较好地满足城乡居民对中医药服务的需求,实现人人基本享有中医药服务。

（2）具体目标。到 2020 年，所有社区卫生服务机构、乡镇卫生院和 70％的村卫生室具备中医药服务能力；85％以上的社区卫生服务中心和 70％以上的乡镇卫生院设立中医馆、国医堂等中医综合服务区；基层医疗卫生机构中医诊疗量在"十三五"期间有明显提升，占基层医疗卫生机构诊疗总量比例力争达到 30％。

（四）中医药法对基层中医药服务提供与利用的规定

2016 年 12 月，全国人大常委会审议通过《中华人民共和国中医药法》，这是我国在中医药立法过程中走过的关键一步，是第一部关于中医药的国家法律，用法律为中医药振兴与传承保驾护航。《中华人民共和国中医药法》明确规定：社区卫生服务中心、乡镇卫生院应当设置中医药科室；县级以上人民政府应当采取措施，增强社区卫生服务站和村卫生室提供中医药服务的能力；国家加强对中医医师和城乡基层中医药专业技术人员的培养和培训；县级以上地方人民政府中医药主管部门应当组织开展中医药继续教育，加强对医务人员，特别是城乡基层医务人员中医药基本知识和技能的培训。

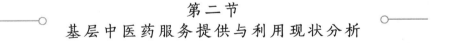

第二节
基层中医药服务提供与利用现状分析

深化医改，特别是"十二五"以来，在党中央、国务院领导下，在地方各级党委政府高度重视和相关部门大力支持下，各地区加大基层中医药工作力度，中医药服务可及性和可得性显著增强，基层中医药发展助力医改的作用日益显现，基层中医药发展机制和模式不断完善，基层中医药发展良好环境和氛围逐步形成。

一、基层医疗卫生机构中医药服务提供现状

（一）提供中医药服务的基层医疗卫生机构

国家中医药管理局《全国中医药统计摘编》提供的 2014—2017 年提供中医药服务的社区卫生服务中心、社区卫生服务站、乡镇卫生院及人员数如表 3-1 至表 3-4 所示。

表 3-1　2014 年提供中医药服务基层医疗卫生机构及人员数

类别	机构总数 /个	提供中医药服务的基层医疗卫生机构		中医类执业（助理）医师		中药师（士）	
		机构数 /个	占比 /（％）	人数 /人	占比 /（％）	人数 /人	占比 /（％）
总计	50691	32821	—	100451	—	30779	—
社区卫生服务中心	5659	4709	83.21	24266	18.07	7365	26.98
社区卫生服务站	9365	4964	53.01	10126	23.69	1558	27.24
乡镇卫生院	35667	23148	64.90	66059	15.26	21856	29.74

注：（1）社区卫生服务中心、社区卫生服务站、乡镇卫生院机构数不含分支机构；

（2）中医类执业（助理）医师数占比、中药师（士）占比指占同类机构医师及药师数比例。

表 3-2　2015 年提供中医药服务基层医疗卫生机构及人员数

类别	机构总数 /个	提供中医药服务的基层医疗卫生机构		中医类执业（助理）医师		中药师（士）	
		机构数 /个	占比 /（%）	人数 /人	占比 /（%）	人数 /人	占比 /（%）
总计	51003	46491	91.15	105357	—	30319	—
社区卫生服务中心	5899	5715	96.88	25691	18.55	7540	26.6
社区卫生服务站	9552	7724	80.86	10913	25.29	1559	28.04
乡镇卫生院	35552	33052	92.97	68753	15.59	21220	28.43

注:（1）本表不含分支机构;

（2）2015 年起按配备中医类执业（助理）医师、有中草药收入、中医处方、开展中医医疗技术和中医药健康管理的社区卫生服务中心（站）、乡镇卫生院数统计;

（3）中医类执业（助理）医师数占比、中药师（士）占比指占同类机构医师及药师数比例。

表 3-3　2016 年提供中医药服务基层医疗卫生机构及人员数

类别	机构总数 /个	提供中医药服务的基层医疗卫生机构		中医类执业（助理）医师		中药师（士）	
		机构数 /个	占比 /（%）	人数 /人	占比 /（%）	人数 /人	占比 /（%）
总计	51344	49550	96.51	109648	—	30020	—
社区卫生服务中心	6082	5930	97.50	27082	18.91	7649	26.50
社区卫生服务站	9806	8164	83.26	11414	25.66	1623	28.08

续表

类别	机构总数/个	提供中医药服务的基层医疗卫生机构		中医类执业（助理）医师		中药师（士）	
		机构数/个	占比/（%）	人数/人	占比/（%）	人数/人	占比/（%）
乡镇卫生院	35456	33444	94.33	71152	15.64	20748	27.22

注：（1）本表不含分支机构；

（2）2015年起按配备中医类执业（助理）医师、有中草药收入、中医处方、开展中医医疗技术和中医药健康管理的社区卫生服务中心（站）、乡镇卫生院数统计；

（3）中医类执业（助理）医师数占比、中药师（士）占比指占同类机构医师及药师数比例。

表3-4　2017年提供中医药服务基层医疗卫生机构及人员数

类别	机构总数/个	提供中医药服务的基层医疗卫生机构		中医类执业（助理）医师		中药师（士）	
		机构数/个	占比/（%）	人数/人	占比/（%）	人数/人	占比/（%）
总计	52185	49161	94.21	116019	—	29661	—
社区卫生服务中心	6387	6274	98.23	29128	19.30	7928	26.45
社区卫生服务站	10289	8792	85.45	12435	26.50	1689	29.05
乡镇卫生院	35509	34095	96.02	74456	16.00	20044	26.13

注：（1）本表不含分支机构；

（2）2015年起按配备中医类执业（助理）医师、有中草药收入、中医处方、开展中医医疗技术和中医药健康管理的社区卫生服务中心（站）、乡镇卫生院数统计；

（3）中医类执业（助理）医师数占比、中药师（士）占比指占同类机构医师及药师数比例。

国家中医药管理局《全国中医药统计摘编》提供的 2014—2017 年提供中医药服务的村卫生室及人员数情况如表 3-5 所示。

表 3-5　2014—2017 年提供中医药服务的村卫生室及人员数

年份	村卫生室数/个	提供中医类医疗服务村卫生室*		执业（助理）医师数/人	中医类执业（助理）医师数/人	乡村医生数/人	以中医为主或能中会西的乡村医生	
		机构数/个	占比/（%）				人数/人	占比/（%）
2014 年	590854	202980	34.35	139787	32007	985692	—	—
2015 年	587472	354113	60.28	145567	24623	962514	126341	13.13
2016 年	587640	369263	62.84	147754	26440	932936	127455	13.66
2017 年	584851	388518	66.43	155075	29014	900995	131615	14.61

注：（1）村卫生室数不含分支机构；

（2）2014 年提供中医类医疗服务的村卫生室是指行医方式以中医、中西医结合、民族医医疗服务为主的村卫生室；

（3）*2015 年起按以中医、中西医结合、民族医为主，有中药柜，开展中医医疗技术和中医药健康管理的村卫生室统计。

表 3-1 至表 3-5 的数据显示，2014—2017 年，提供中医药服务的基层医疗卫生机构占同类机构的比例，社区卫生服务中心为 83.21%、96.88%、97.50%、98.23%，社区卫生服务站为 53.01%、80.86%、83.26%、85.45%，乡镇卫生院为 64.90%、92.97%、94.33%、96.02%，村卫生室为 34.35%、60.28%、62.84%、66.43%。

提供中医药服务的社区卫生服务中心、社区卫生服务站、乡镇卫生院、村卫生室的占比都在逐年增高，基本完成"十二五"目标任务。截至 2015 年，提供中医药服务的社区卫生服务中心、社区卫生服务站、乡镇卫生院的占比分别超过国家要求的 95％、70％ 和 90％。村卫生室 2015 年的占比为 60.28％，低于国家要求的 65％，但近几年占比增长显著。

（二）设有中医类临床科室的基层医疗卫生机构

国家中医药管理局《全国中医药统计摘编》提供的 2014—2017 年社区卫生服务中心、社区卫生服务站、乡镇卫生院中医类医疗资源及服务量如表 3-6 至表 3-9 所示。

表 3-6　2014 年社区卫生服务中心、社区卫生服务站、乡镇卫生院中医类医疗资源及服务量

类别	设有中医类临床科室的机构数/个*	中医类临床科室床位数/张	中医类执业（助理）医师数/人	中药师（士）/人	中医类临床科室门急诊人次数/万人次	出院人数/万人
总计	16020	41716	100451	30779	10285.81	104.42
社区卫生服务中心	2790	5783	24266	7365	4287.76	9.65
社区卫生服务站	2139	970	10126	1558	806.73	0.98
乡镇卫生院	11091	34963	66059	21856	5191.32	93.79

注：（1）中医类临床科室包括中医科各专业、中西医结合科、民族医学科。

（2）*本指标社区卫生服务中心、社区卫生服务站、乡镇卫生院机构数不含分支机构。

表 3-7　2015 年社区卫生服务中心、社区卫生服务站、

乡镇卫生院中医类医疗资源及服务量

类别	设有中医类临床科室的机构数/个*	中医类临床科室床位数/张	中医类执业（助理）医师数/人	中药师（士）/人	中医类临床科室门急诊人次数/万人次	出院人数/万人
总计	17281	48688	105357	30319	11234.55	120.79
社区卫生服务中心	3013	6456	25691	7540	4677.75	10.95
社区卫生服务站	2382	939	10913	1559	893.88	1.13
乡镇卫生院	11886	41293	68753	21220	5662.92	108.71

注:(1) 中医类临床科室包括中医科各专业、中西医结合科、民族医学科。

(2) * 本指标社区卫生服务中心、社区卫生服务站、乡镇卫生院机构数不含分支机构。

表 3-8　2016 年社区卫生服务中心、社区卫生服务站、

乡镇卫生院中医类医疗资源及服务量

类别	设有中医类临床科室的机构数/个*	中医类临床科室床位数/张	中医类执业（助理）医师数/人	中药师（士）/人	中医类临床科室门急诊人次数/万人次	出院人数/万人
总计	18091	57091	109648	30020	12326.94	148.53
社区卫生服务中心	3154	7346	27082	7649	5174.81	11.78

续表

类别	设有中医类临床科室的机构数/个*	中医类临床科室床位数/张	中医类执业（助理）医师数/人	中药师（士）/人	中医类临床科室门急诊人次数/万人次	出院人数/万人
社区卫生服务站	2568	970	11414	1623	1003.68	0.78
乡镇卫生院	12369	48775	71152	20748	6148.45	135.97

注：（1）中医类临床科室包括中医科各专业、中西医结合科、民族医学科。

（2）*本指标社区卫生服务中心、社区卫生服务站、乡镇卫生院机构数不含分支机构。

表 3-9　2017 年社区卫生服务中心、社区卫生服务站、

乡镇卫生院中医类医疗资源及服务量

类别	设有中医类临床科室的机构数/个*	中医类临床科室床位数/张	中医类执业（助理）医师数/人	中药师（士）/人	中医类临床科室门急诊人次数/万人次	出院人数/万人
总计	19150	69835	116019	29661	13542.2	191.35
社区卫生服务中心	3391	9293	29128	7928	5484.95	15.18
社区卫生服务站	2774	971	12435	1689	1126.42	1.20
乡镇卫生院	12985	59571	74456	20044	6930.83	174.97

注：（1）中医类临床科室包括中医科各专业、中西医结合科、民族医学科。

（2）*本指标社区卫生服务中心、社区卫生服务站、乡镇卫生院机构数不含分支机构。

国家中医药管理局《全国中医药统计摘编》提供的 2014—2017 年

社区卫生服务中心、社区卫生服务站、乡镇卫生院中医类医疗资源及服务量占同类机构资源及服务量百分比如表 3-10 至表 3-13 所示。

表 3-10　2014 年社区卫生服务中心、社区卫生服务站、乡镇卫生院

中医类医疗资源及服务量占同类机构资源及服务量百分比

类别	设有中医类临床科室的机构数占比/（%）	中医类临床科室床位数占比/（%）	中医类执业（助理）医师数占比/（%）	中药师（士）占比/（%）	中医类临床科室门急诊人次数占比/（%）	出院人数占比/（%）
社区卫生服务中心	49.30	3.37	18.07	26.98	8.00	3.26
社区卫生服务站	22.84	4.02	23.69	27.24	5.41	4.21
乡镇卫生院	31.09	3.00	15.26	29.74	5.05	2.53

表 3-11　2015 年社区卫生服务中心、社区卫生服务站、乡镇卫生院

中医类医疗资源及服务量占同类机构资源及服务量百分比

类别	设有中医类临床科室的机构数占比/（%）	中医类临床科室床位数占比/（%）	中医类执业（助理）医师数占比/（%）	中药师（士）占比/（%）	中医类临床科室门急诊人次数占比/（%）	出院人数占比/（%）
社区卫生服务中心	51.08	3.62	18.55	26.60	8.37	3.61
社区卫生服务站	24.94	4.16	25.29	28.04	6.06	6.87
乡镇卫生院	33.43	3.45	15.59	28.43	5.37	2.97

表 3-12   2016 年社区卫生服务中心、社区卫生服务站、乡镇卫生院

中医类医疗资源及服务量占同类机构资源及服务量百分比

类别	设有中医类临床科室的机构数占比/（%）	中医类临床科室床位数占比/（%）	中医类执业（助理）医师数占比/（%）	中药师（士）占比/（%）	中医类临床科室门急诊人次数占比/（%）	出院人数占比/（%）
社区卫生服务中心	51.86	4.03	18.91	26.50	9.19	3.80
社区卫生服务站	26.19	4.73	25.66	28.08	6.45	5.24
乡镇卫生院	34.89	3.99	15.64	27.22	5.68	3.60

表 3-13   2017 年社区卫生服务中心、社区卫生服务站、乡镇卫生院

中医类医疗资源及服务量占同类机构资源及服务量百分比

类别	设有中医类临床科室的机构数占比/（%）	中医类临床科室床位数占比/（%）	中医类执业（助理）医师数占比/（%）	中药师（士）占比/（%）	中医类临床科室门急诊人次数占比/（%）	出院人数占比/（%）
社区卫生服务中心	53.09	4.68	19.30	26.45	9.03	4.45
社区卫生服务站	26.96	4.91	26.50	29.05	7.05	5.48
乡镇卫生院	36.57	4.61	16.00	26.13	6.24	4.34

表 3-10 至表 3-13 的数据显示,2014—2017 年,设有中医类临床科室的基层医疗卫生机构数占同类机构的比例,社区卫生服务中心为 49.30％、51.08％、51.86％、53.09％,社区卫生服务站为 22.84％、24.94％、26.19％、26.96％,乡镇卫生院为 31.09％、33.43％、34.89％、36.57％。

设有中医类临床科室的基层医疗卫生机构数占比在增加,其中社区卫生服务中心从 49.30％增加到 53.09％,社区卫生服务站从 22.84％增加到 26.96％,乡镇卫生院从 31.09％增加到 36.57％。

（三）基层医疗卫生机构中医类临床科室床位

表 3-10 至表 3-13 的数据显示,2014—2017 年,基层医疗卫生机构中医类临床科室床位数占比,社区卫生服务中心为 3.37％、3.62％、4.03％、4.68％,社区卫生服务站为 4.02％、4.16％、4.73％、4.91％,乡镇卫生院为 3.00％、3.45％、3.99％、4.61％。

基层医疗卫生机构中医类临床科室床位数占比在逐年增加,其中社区卫生服务中心从 3.37％增加到 4.68％,社区卫生服务站从 4.02％增加到 4.91％,乡镇卫生院从 3.00％增加到 4.61％。

二、基层医疗卫生人员中医药服务提供与利用现状

（一）基层医疗卫生机构中医类执业（助理）医师

表 3-1 至表 3-4 的数据显示,2014—2017 年,基层医疗卫生机构中医类执业（助理）医师数占比,社区卫生服务中心为 18.07％、18.55％、18.91％、19.30％,社区卫生服务站为 23.69％、25.29％、25.66％、26.50％,乡镇卫生院为 15.26％、15.59％、15.64％、16.00％。

基层医疗卫生机构中医类执业(助理)医师数占比在逐年增加,其中社区卫生服务中心从18.07%增加到19.30%,社区卫生服务站从23.69%增加到26.50%,乡镇卫生院从15.26%增加到16.00%。

(二)基层医疗卫生机构中药师(士)

表3-10至表3-13的数据显示,2014—2017年,基层医疗卫生机构中药师(士)占比,社区卫生服务中心为26.98%、26.60%、26.50%、26.45%,社区卫生服务站为27.24%、28.04%、28.08%、29.05%,乡镇卫生院为29.74%、28.43%、27.22%、26.13%。

基层医疗卫生机构中药师(士)占比变化不大,其中社区卫生服务中心从26.98%逐年减小到26.45%,社区卫生服务站从27.24%逐年增加到29.05%,乡镇卫生院从29.74%逐年减小到26.13%。

(三)以中医为主或能中会西的乡村医生

表3-5的数据显示,2015—2017年,以中医为主或能中会西的乡村医生占比13.13%、13.66%、14.61%,呈逐年增长趋势。

三、基层医疗卫生机构中医药服务诊疗量提供与利用分析

(一)基层医疗卫生机构中医类临床科室门急诊人次数

表3-10至表3-13的数据显示,2014—2017年,基层医疗卫生机构中医类临床科室门急诊人次数占比,社区卫生服务中心为8.00%、8.37%、9.19%、9.03%,社区卫生服务站为5.41%、6.06%、6.45%、7.05%,乡镇卫生院为5.05%、5.37%、5.68%、6.24%。

基层医疗卫生机构中医类临床科室门急诊人次数占比大体在逐年增加,其中社区卫生服务中心从8.00%增加到9.03%,社区卫生服务站从5.41%增加到7.05%,乡镇卫生院从5.05%增加到6.24%。

2015 年,基层医疗卫生机构中医诊疗量占基层医疗卫生机构诊疗总量的 24.22％,明显高于总诊疗量增幅,其中 11 个省份增幅达 30％以上,甘肃、四川等省超过了 40％。

（二）基层医疗卫生机构中医类临床科室出院人数

表 3-10 至表 3-13 的数据显示,2014—2017 年,基层医疗卫生机构中医类临床科室出院人数占比,社区卫生服务中心为 3.26％、3.61％、3.80％、4.45％,社区卫生服务站为 4.21％、6.87％、5.24％、5.48％;乡镇卫生院为 2.53％、2.97％、3.60％、4.34％。

社区卫生服务中心出院人数占比在逐年上升,从 3.26％ 增加到4.45％;社区卫生服务站出院人数占比呈现上下波动,从 4.21％ 增加到 6.87％,后下降为 5.24％,又上升到 5.48％;乡镇卫生院出院人数占比逐年上升,从 2.53％ 增加到 4.34％。

（三）全国村卫生室中医（含中医为主和中西医结合）诊疗人次数

国家中医药管理局《全国中医药统计摘编》提供的 2009—2017 年全国村卫生室收支、服务情况如表 3-14 至表 3-22 所示。

表 3-14　2009 年全国村卫生室收支、服务情况

类别		总收入/千元	总支出/千元	服务情况/人次	
				诊疗人次数	其中出诊人次数
	总计	23092548.00	21148180.90	1551701441	180635772
按行医方式分	西医为主	16275001.20	14832453.10	1088609002	126208094
	中医为主	566648.60	525973.70	42624023	4782695
	中西医结合	6250898.30	5789754.10	420468416	49644983

表 3-15   2010 年全国村卫生室收支、服务情况

类别		总收入/千元	总支出/千元	服务情况/人次	
				诊疗人次数	其中出诊人次数
按行医方式分	总计	28208582.17	25366952.27	1657023491	190962780
	西医为主	19682829.23	17655827.33	1152340311	132337089
	中医为主	669607.62	612512.80	45502008	5011675
	中西医结合	7856145.33	7098612.14	459181172	53614016

表 3-16   2011 年全国村卫生室收支、服务情况

类别		总收入/千元	总支出/千元	服务情况/人次	
				诊疗人次数	其中出诊人次数
按行医方式分	总计	32407529.67	29232682.25	1792064901	199759056
	西医为主	22418474.73	20162042.51	1238366265	136269418
	中医为主	780935.32	712320.08	49315924	5450704
	中西医结合	9208119.62	8358319.67	504382712	58038934

表 3-17   2012 年全国村卫生室收支、服务情况

类别		总收入/千元	总支出/千元	服务情况/人次	
				诊疗人次数	其中出诊人次数
按行医方式分	总计	36937218.45	33308644.93	1927075808	204519953
	西医为主	24666695.35	22200490.27	1305551484	136961961
	中医为主	918058.31	832950.54	51707486	5613604
	中西医结合	11352464.78	10275204.11	569816838	61944388

表 3-18　2013 年全国村卫生室收支、服务情况

类别		总收入 /千元	总支出 /千元	服务情况/人次	
				诊疗 人次数	其中出诊 人次数
按行医 方式分	总计	4010774.51	3686919.70	2012183887	195991439
	西医为主	2660510.88	2463555.47	1343653446	127815692
	中医为主	105827.26	95318.28	56489392	6072353
	中西医结合	1244436.37	1128045.94	612041049	62103394

表 3-19　2014 年全国村卫生室收支、服务情况

类别		总收入 /千元	总支出 /千元	服务情况/人次	
				诊疗 人次数	其中出诊 人次数
按行医 方式分	总计	41843254	37958052	1986286887	185833900
	西医为主	27548890	24992930	1319037828	121620565
	中医为主	1125440	1012838	56484755	5955321
	中西医结合	13168923	11952284	610764304	58258014

表 3-20　2015 年全国村卫生室收支、服务情况

类别		总收入 /千元	总支出 /千元	服务情况/人次	
				诊疗 人次数	其中出诊 人次数
按行医 方式分	总计	43758885	39469078	1894069013	173577510
	西医为主	25825759	23212255	1121207174	104461305
	中医为主	1335881	1203012	61629250	6131068
	中西医结合	16597245	15053811	711232589	62985137

表 3-21　2016 年全国村卫生室收支、服务情况

类别		总收入/千元	总支出/千元	服务情况/人次	
				诊疗人次数	其中出诊人次数
	总计	4554428	4085470	1852635622	165897782
按行医方式分	西医为主	2698869	2414448	1107693847	101594263
	中医为主	136857	122182	59199488	5648706
	中西医结合	1718702	1548841	685742287	58654813

表 3-22　2017 年全国村卫生室收支、服务情况

类别		总收入/千元	总支出/千元	服务情况/人次	
				诊疗人次数	其中出诊人次数
	总计	4704858	4148031	1789325206	150894267
按行医方式分	西医为主	2801635	2464977	1068245878	91881214
	中医为主	141316	123992	56067889	5252626
	中西医结合	1761907	1559062	665011439	53760427

　　对国家中医药管理局《全国中医药统计摘编》提供的 2009—2017 年全国村卫生室收支、服务情况 (如表 3-14 至表 3-22 所示) 进行分析, 得出 2009—2017 年全国村卫生室诊疗、出诊人次数占比, 如表 3-23 所示。

表 3-23　2009—2017 年全国村卫生室诊疗、出诊人次数占比

| 年份 | 诊疗人次数占比/（%） | | | 出诊人次数占比/（%） | | |
	西医为主	中医为主	中西医结合	西医为主	中医为主	中西医结合
2009	70.15583	2.746922	27.09724982	69.86882642	2.647701	27.48347
2010	69.54279	2.746009	27.71120473	69.29993845	2.624425	28.07564
2011	69.10276	2.751905	28.14533735	68.21689125	2.728639	29.05447
2012	67.74780	2.683210	29.56898922	66.96753006	2.744771	30.28770
2013	66.77588	2.807367	30.41675530	65.21493625	3.098275	31.68679
2014	66.40722	2.843736	30.74904778	65.44584438	3.204647	31.34951
2015	59.19569	3.253802	37.55051078	60.18135932	3.532179	36.28646
2016	59.79016	3.195420	37.01441767	61.2390725	3.404932	35.35600
2017	59.70105	3.133466	37.16548770	60.8911232	3.480998	35.62789

表 3-23 的数据显示，2009—2017 年，全国村卫生室中医（含中医为主和中西医结合）诊疗人次数占比为 29.84%、30.46%、30.90%、32.25%、33.22%、33.59%、40.80%、40.21%、40.30%。

村卫生室中医诊疗人次数占比在稳步增加，从 2009 年的 29.84%增加到 2017 年的 40.30%。

（四）全国村卫生室中医（含中医为主和中西医结合）出诊人次数

表 3-23 的数据显示，2009—2017 年，全国村卫生室中医（含中医为主和中西医结合）出诊人次数占比为 30.13%、30.70%、31.78%、33.03%、34.79%、34.55%、39.82%、38.76%、39.11%。

村卫生室中医（含中医为主和中西医结合）出诊人次数占比基本保持增长趋势，从 2009 年的 30.13%增加到 2017 年的 39.11%。

四、基层医疗卫生机构中医药服务提供与利用收益现状

对国家中医药管理局《全国中医药统计摘编》提供的 2009—2017 年全国村卫生室收支、服务情况（如表 3-14 至表 3-22 所示）进行分析，得出 2009—2017 年全国村卫生室收入占比、支出占比、支出收益率，如表3-24所示。

（一）全国中医为主和中西医结合村卫生室支出占比

表 3-24 的数据显示，2009—2017 年，全国中医为主和中西医结合村卫生室支出占比为 29.86％、30.40％、31.03％、33.35％、33.18％、34.16％、41.19％、40.90％、40.58％。

中医为主和中西医结合村卫生室支出占比总体保持增长趋势，从 2009 年的 29.86％增加到 2012 年的 33.35％，2017 年达到 40.58％。

（二）全国中医为主和中西医结合村卫生室收入占比

表 3-24 的数据显示，2009—2017 年，全国中医为主和中西医结合村卫生室收入占比为 29.52％、30.22％、30.82％、33.22％、33.67％、34.16％、40.98％、40.74％、40.45％。

中医为主和中西医结合村卫生室收入占比基本保持增长趋势，从 2009 年的 29.52％增加到 2017 年的 40.45％。

（三）全国中医为主和中西医结合村卫生室支出收益率

2009—2017 年，全国中医为主村卫生室、中西医结合村卫生室的支出收益率如表 3-24 所示。二者 2009—2017 年的总体收益率分别为 7.9455％、10.5643％、10.1251％、10.4641％、10.3730％、10.2524％、10.3114％、11.0433％、13.0815％，总体呈现增长趋势。

基层中医药服务以较低的成本获得了较高的收益，加强了医改惠

表 3-24 2009—2017 年全国村卫生室收入占比、支出占比、支出收益率

年份	收入占比/(%)			支出占比/(%)			支出收益率/(%)		
	西医为主	中医为主	中西医结合	西医为主	中医为主	中西医结合	西医为主	中医为主	中西医结合
2009	70.4773	2.4538	27.0688982	70.1358342	2.4871	27.3771	9.7256	7.7333	7.9648
2010	69.7760	2.3738	27.8501957	69.6016894	2.4146	27.9837	11.4806	9.3214	10.6716
2011	69.1767	2.4097	28.4135191	68.9708948	2.4367	28.5924	11.1915	9.6326	10.1671
2012	66.7801	2.4855	30.7344875	66.6508359	2.5007	30.8485	11.1088	10.2176	10.4841
2013	66.3341	2.6386	31.0273332	66.8187992	2.5853	30.5959	7.9948	11.0251	10.3179
2014	65.8383	2.6897	31.4720337	65.8435528	2.6683	31.4881	10.2267	11.1175	10.1791
2015	59.0183	3.0528	37.9288572	58.8112421	3.048	38.1408	11.2592	11.0447	10.2528
2016	59.2581	3.0049	37.7369452	59.0984146	2.9906	37.9110	11.7800	12.0108	10.9670
2017	59.5477	3.0036	37.4486754	59.4252309	2.9892	37.586	13.6577	13.9719	13.0107

民的效果。

五、中医综合服务区设立情况

截至 2015 年底,全国 70.83％的社区卫生服务中心设立中医馆、国医堂等中医综合服务区。北京市、湖南省、青海省所有社区卫生服务中心均设立了中医综合服务区;12 个省(区、市)设立中医综合服务区的社区卫生服务中心占比不足 60％;最低的是江西省,占比 5.45％。

截至 2015 年底,全国 54.81％的乡镇卫生院设立中医综合服务区。7 个省(区、市)设立中医综合服务区的乡镇卫生院占比达到 80％或以上。其中云南省为 94％、海南省为 93％、天津市为 89％、宁夏回族自治区为 85％、四川省为 83％、山东省为 81％、重庆市为 80％。

第三节
基层中医药服务提供与
利用能力评价及建议

一、基层中医药服务提供与利用能力的考核评价指标

根据《基层中医药服务能力提升工程"十三五"行动计划》,到 2020年,要实现以下指标。

(一)基层中医药服务覆盖面

100％的社区卫生服务中心能够提供中药饮片、针刺、艾灸、刮痧、拔罐、中医微创、推拿、敷熨、熏浴、骨伤、肛肠、其他类等项目(下同)中的 6 类以上中医药技术方法;100％的乡镇卫生院能够提供 6 类以上中

医药技术方法；100％的社区卫生服务站能够提供 4 类以上中医药技术方法；70％的村卫生室能够提供 4 类以上中医药技术方法。

（二）基层医疗卫生机构中医诊疗量

基层医疗卫生机构中医诊疗量占同类机构诊疗总量比例力争达到 30％。

（三）基层中医药人才队伍建设

这一指标需要达到：①每个省（区、市）的社区卫生服务中心和乡镇卫生院中医类别医师占同类机构医师总数的比例达到 20％以上。②100％的社区卫生服务站至少配备 1 名中医类别医师或能够提供中医药服务的临床类别医师。③70％以上的村卫生室至少配备 1 名能够提供中医药服务的乡村医生或中医类别（临床类别）医师或乡村全科执业助理医师。④城乡每万居民有 0.4～0.6 名中医类别全科医生。

此外，该计划还对基层医疗卫生机构中医药绩效考核、基层中医药服务能力建设、基层中医药城乡对口支援工作、中国公民中医药健康文化素养、城乡居民对中医药服务满意度这些指标做了具体要求。

二、基层中医药服务提供与利用能力面临的问题

随着国家对基层中医药服务扶持力度的不断加强，基层中医药服务能力得到显著提升。目前，人民群众看中医的公平性、可及性和便利性得到明显改善，中医药为缓解群众看病就医问题发挥了重要作用。但是，当前基层中医药服务体系还不成熟和不完善，现有的基层中医药服务能力仍然薄弱，发展水平还不能满足城乡居民对中医药的需求，提升基层中医药服务能力任重道远。

（一）有些地区仍然无法提供中医药服务

尽管在 2012 年,国务院、国家中医药管理局、卫生部、人力资源社会保障部、国家食品药品监督管理局、中央军委后勤保障部等部门已明确要求:到 2015 年,力争 95% 以上的社区卫生服务中心和 90% 的乡镇卫生院、70% 以上的社区卫生服务站和 65% 以上的村卫生室能够提供中医药服务。但是中医药服务在一些地区仍然无法提供,尤其是最基层的农村地区,缺少中医药服务的现象尤为突出。截至 2016 年,仍有 2.5% 的社区卫生服务中心,16.74% 社区卫生服务站,5.67% 的乡镇卫生院,37.16% 的村卫生室还不能提供中医药服务。

（二）基层中医药服务能力仍显不足

国家中医药管理局等五部委联合制定的《基层中医药服务能力提升工程"十三五"行动计划》要求截至 2020 年,100% 的社区卫生服务中心能够提供中药饮片、针刺、艾灸、刮痧、拔罐、中医微创、推拿、敷熨、熏浴、骨伤、肛肠、其他类等项目(下同)中的 6 类以上中医药技术方法;100% 的乡镇卫生院能够提供 6 类以上中医药技术方法;100% 的社区卫生服务站能够提供 4 类以上中医药技术方法;70% 的村卫生室能够提供 4 类以上中医药技术方法。截至 2015 年,仅有 27.81% 的社区卫生服务中心和 10.87% 的乡镇卫生院能够提供 10 种以上中医药技术方法;17.10% 的社区卫生服务站和 5.70% 村卫生室能够提供 5 种以上中医药技术方法。今后几年,基层中医药服务能力有待提高。

（三）基层中医药人才缺失

基层中医药人才缺失仍然是最突出的"短板",基层医疗卫生机构由于条件有限、收入待遇低、个人职业发展空间小等原因,中医药人员"招不来、留不住"现象,人员数量不足、队伍不稳定、后继乏人等问题仍然普遍存在且十分突出。

（四）基层中医药保障机制不到位

大部分基层中医医疗机构都存在条件差、设备缺乏等现象；各地、各领域中医药服务能力与水平还不均衡，造成省与省之间、东中西部之间、城市与农村之间工作差距较大；政策落实不到位等问题在很多地方仍然突出，迫切需要进一步加大工作力度，持续提升基层中医药服务能力。

三、基层中医药服务提供与利用对策建议

（一）基层中医药人才队伍建设

基层中医药人员的素质、能力以及分布的合理程度对我国是否能为居民提供优质中医药服务起着至关重要的作用。基层中医药人才的发展如何定位，如何有效地提升基层中医药人员的服务质量，必须在国家政策和法规上加强顶层设计。

（二）提升中医药服务质量与效能

基层卫生人力资源严重缺乏，既存在于发展中国家，也是发达国家所面临的问题。现阶段，应充分发挥二级、三级医院的人力资源优势，借助互联网、信息化等现代技术与方法，与基层医疗卫生机构形成无缝连接，这将对基层中医药服务能力的提升起重要的作用。

（三）改善基层医疗服务条件

对基层医疗卫生机构必须加大财政投入，改善基层医疗服务条件。在加大财政投入的同时，更要将投入重心下沉，让乡村医生更安心地守住农村医疗卫生服务"网底"。

（四）加大基层中医的宣传力度

农村远离城市，人们文化程度不高，信息闭塞。对中医的认识过于偏激或者片面，对中医的简、便、廉、验认识程度不够，很多农民只有在西医无效的情况下才抱着试试的态度。因此，对农村居民的中医健康教育宣传很重要，可以请县级中医医院专家下乡进行中医知识讲座，或者通过电视台进行中医健康知识普及。通过加大对中医的宣传力度，让更多的百姓享受到中医治病的效果。

（五）加强基层医疗卫生机构建设

在医疗卫生服务体系中，中医门诊部、诊所属于基层医疗卫生机构，是基层中医药服务网络的重要组成部分，是医疗卫生服务体系的网底。发挥中医药在基层医疗的作用，促进基层医疗卫生机构中的国医馆、中医门诊部以及诊所的发展是当务之急。近年来国家出台了很多促进社会办医的文件。如 2013 年，国家卫生计生委、国家中医药管理局联合印发了《关于加快发展社会办医的若干意见》，将社会办医纳入区域卫生规划统筹考虑。2015 年 6 月，国务院办公厅印发的《关于促进社会办医加快发展的若干政策措施》提出：鼓励社会力量举办中医类专科医院和只提供传统中医药服务的中医门诊部、中医诊所，加快社会办中医类机构发展。2015 年，国家卫生计生委、国家中医药管理局颁布了《关于推进社会办医发展中医药服务的通知》，明确指出：鼓励举办只提供传统中医药服务的中医门诊部和中医诊所，引导向规模化、多层次方向发展。由此可见中医门诊部、诊所不缺乏政策文件，缺的是政策落实。卫生主管部门应切实加强基层医疗卫生机构中的国医馆、门诊部以及诊所的建设，积极落实相关政策。加强基层医疗卫生机构中医药服务能力，使其在医改的分级诊疗等进程中发挥重要作用和独特的优势。

主要参考文献

[1] 刘玉莲,曹秀娟,吕晶,等.某市基层中医药服务实施效果的主要影响因素分析与政策建议[J].中医药管理杂志,2018,26(2):1-4.

[2] 张景祖.努力提升基层中医药服务能力[J].中国农村卫生,2017(19):22-24.

[3] 耿慧,肖丽萍,王雪艳,等.边疆少数民族地区基层中医药服务能力调研与对策分析[J].中国医药导报,2017,14(1):86-89.

[4] 刘兵,张卫星.基层医疗机构中医药发展现状与策略研究[J].中医药管理杂志,2014,22(5):641-643,647.

[5] 窦蕾.促进基层医疗机构中医药服务发展的财政补偿研究[D].济南:山东大学,2013.

[6] 周启东,田德茂.基层中医医院中医药发展现状的思考[J].河北联合大学学报(医学版),2012,14(1):113-114.

[7] 陈曼莉,余海洋,张维斌,等.中西部地区基层中医药服务量调查及增量的对策分析[J].中国卫生经济,2011,30(9):64-66.

[8] 史万忠,王见义,周华,等.中医医院中药处方比例和中医非药物治疗人次比例的分析与思考[J].中国医院药学杂志,2014,34(15):1298-1301.

[9] 徐庆锋,曾文芳,庞震苗,等.广东省中医类医疗机构现状研究[J].医院管理论坛,2017,34(9):28-31.

[10] 闵晓青.中医医疗机构服务能力发展研究[D].南京:南京中医药大学,2017.

[11] 郝模.卫生政策学[M].北京:人民卫生出版社,2010.

（张　娟　王碧艳）

第四章

中医药人力资源建设与发展

　　中医药强调整体把握健康状态，注重个体化，突出治未病，临床疗效确切，养生保健作用突出，是我国独具特色的医疗卫生资源。充分发挥中医药特色优势，加快发展中医药健康服务，是全面发展中医药事业的必然要求，是促进我国健康服务业发展的重要任务。中医药事业的发展离不开人才的培养与继承，中医药人才队伍可以说是振兴中医药事业发展的中坚力量。中医药人才队伍的建设是中医药事业发展的基础和保障，也是中医药传承和创新的第一资源。近年来，特别是2009年《国务院关于扶持和促进中医药事业发展的若干意见》颁布实施以来，我国中医药人才队伍不断壮大，培养力度不断加大，发展环境不断优化，整体素质得到不断提高。但目前在中医药人才队伍建设过程中也存在诸多问题，如中医药人才培养质量有待进一步提升、中医文化传承教育不足、院校教育课程设置不够合理、中医医院的中医类别人员比例较低、中医药人才队伍结构有待进一步优化等。望新时期在国家相关政策指导下，全面推进中医药健康服务人力资源建设，推动中医药事业的全面发展。

第一节
中医药人力资源建设现状

一、2009年后中医药人才建设主要政策指导

人民群众不断增长的医疗卫生需求与医疗卫生资源配置的不协调拉开了新医改的序幕,2009年3月,中共中央、国务院做出了进一步深化医药卫生体制改革的重大决定。新医改对于目前我国医疗卫生事业的发展具有重要意义,基本医疗服务的公平性和可及性显著提高,医药费用快速增长现象得到有效控制,医药卫生人才队伍不断壮大,城乡卫生发展差距逐步缩小。在中医药及人才建设方面,2009年2月,卫生部发布的卫生工作要点提出,在深化医药卫生体制改革五项重点工作中,要注重发挥中医药作用,并给予政策倾斜。

2009年,中共中央、国务院颁布的《关于深化医药卫生体制改革的意见》中指出,充分发挥中医药(民族医药)在疾病预防控制、应对突发公共卫生事件、医疗服务中的作用。加强中医临床研究基地和中医院建设,组织开展中医药防治疑难疾病的联合攻关。在基层医疗卫生服务中,大力推广中医药适宜技术。采取扶持中医药发展政策,促进中医药继承和创新。同时强调了培育壮大中医药人才队伍。2009年4月,《国务院关于扶持和促进中医药事业发展的若干意见》(国发〔2009〕22号)在中医药人才建设方面强调:①改革中医药院校教育;②完善中医药师承和继续教育制度;③加快中医药基层人才和技术骨干的培养;④完善中医药人才考核评价制度。

2011 年 2 月，卫生部印发的《医药卫生中长期人才发展规划（2011—2020 年）》（卫人发〔2011〕15 号）强调要加强中医药人才建设，走中国卫生人才发展之路。特别强调加强基层中医药人才队伍建设。开展县级中医临床技术骨干培训项目、农村在职在岗中医药人员中医专业大专学历教育，以及民族医药知识与技能培训，到 2015 年，培训 6.65 万人；到 2020 年，达到 13.3 万人。开展全国优秀中医临床人才研修项目和民族医药骨干培训，到 2015 年，培训 1500 人；到 2020 年，培训 3000 人。开展全国老中医药专家学术经验和基层老中医药专家临床经验继承工作，到 2015 年，为 8700 位老中医药专家遴选 1.74 万名学术继承人；到 2020 年，为 1.65 万位老中医药专家遴选 3.3 万名继承人。加强中医药人才培养能力建设，到 2015 年，完成 500 个中医药重点学科建设点、1000 个中医药优势特色基地和 1100 个名中医及学术流派传承工作室建设工作；到 2020 年，名中医及学术流派传承工作室建设达到 2200 个。

2016 年 2 月，国务院印发的《中医药发展战略规划纲要（2016—2030 年）》在保障措施中强调了加强中医药人才队伍建设。提到建立健全院校教育、毕业后教育、继续教育有机衔接以及师承教育贯穿始终的中医药人才培养体系。重点培养中医重点学科、重点专科及中医药临床科研领军人才。加强全科医生人才、基层中医药人才以及民族医药、中西医结合等各类专业技能人才培养。开展临床类别医师和乡村医生中医药知识与技能培训。建立中医药职业技能人员系列，合理设置中医药健康服务技能岗位。深化中医药教育改革，建立中医学专业认证制度，探索适应中医医师执业分类管理的人才培养模式，加强一批中医药重点学科建设，鼓励有条件的民族地区和高等院校开办民族医药专业，开展民族医药研究生教育，打造一批世界一流的中医药名校和学科。健全国医大师评选表彰制度，完善中医药人才评价机制。建立吸引、稳定基层中医药人才的保障和长效激励机制。同时在重点任务中要求扎实推进中医药继承，其中提到强化中医药师承教育，建立中医药师承教育培养体系，将师承教育全面融入院校教育、毕业后教育和继续教育。鼓励医疗机构发展师承教育，实现师承教育常态化和制度化。建立传统中医师管理制度。加强名老中医药专家传承工作室建设，吸引、鼓励名老中医药专家和长期服务基层的中医药专家通过师承模式培养多层次的中医药骨干人才。

2016 年，《中医药发展"十三五"规划》中重点任务第四条提到加强人才队伍建设，内容包括：①健全中医药终身教育体系；②夯实基层中医药人才队伍；③人才培养、聘用工作；④推进高层次中医药人才培养；⑤促进中医药健康服务技术技能人才培养；⑥完善人才评价激励保障机制。2016 年 12 月 25 日下午，第十二届全国人大常委会第二十五次会议在京闭幕，会议表决通过了《中华人民共和国中医药法》，该法将于2017 年 7 月 1 日正式实施。其第四章着重于中医药人才培养，包括：第三十三条，中医药教育应当遵循中医药人才成长规律，以中医药内容为主，体现中医药文化特色，注重中医药经典理论和中医药临床实践、现代教育方式和传统教育方式相结合。第三十四条，国家完善中医药学校教育体系，支持专门实施中医药教育的高等学校、中等职业学校和其他教育机构的发展。中医药学校教育的培养目标、修业年限、教学形式、教学内容、教学评价及学术水平评价标准等，应当体现中医药学科特色，符合中医药学科发展规律。第三十五条，国家发展中医药师承教育，支持有丰富临床经验和技术专长的中医医师、中药专业技术人员在执业、业务活动中带徒授业，传授中医药理论和技术方法，培养中医药专业技术人员。第三十六条，国家加强对中医医师和城乡基层中医药专业技术人员的培养和培训。国家发展中西医结合教育,培养高层次的中西医结合人才。第三十七条,县级以上地方人民政府中医药主管部门应当组织开展中医药继续教育,加强对医务人员,特别是城乡基层医务人员中医药基本知识和技能的培训。中医药专业技术人员应当按照规定参加继续教育,所在机构应当为其接受继续教育创造条件。

2017 年 7 月,教育部、国家中医药管理局发布了《关于医教协同深化中医药教育改革与发展的指导意见》,提到总体目标和重点任务是到 2020 年,基本建成院校教育、毕业后教育、继续教育三阶段有机衔接,师承教育贯穿始终,符合中医药事业发展要求和学科特色的中医药人才培养体系。院校教育质量得到显著提高,毕业后教育得到有效普及,继续教育实现全面覆盖,师承教育优势得到充分发挥。围绕中医药医疗、保健、教育、科研、产业、文化和对外交流与合作全面协调发展需求,着力推进以"5+3"(5 年中医学本科教育+3 年中医住院医师规范化培训或 3 年中医硕士专业学位研究生教育)为主体、以"3+2"(3 年中医学专科教育+2 年中医类别助理全科医生培训)为补充的中医临床人才培养,加快推进中医药健康服务技术技能人才培养,统筹推进多类型中医药人才培养,建立和完善符合中医药行业特点,以职业胜任能力和创新创业能力提升为主线的人才培养、评价、激励机制,形成有利于优秀中医药人才脱颖而出的政策环境和社会氛围。具体主要措施包括:①深化院校教育改革,提高中医药人才培养质量;②建立健全毕业后教育制度,培养合格中医临床医师;③完善继续教育体系,提升中医药人才队伍整体素质;④加强师承教育,提高中医药传承创新能力。

二、中医药人力资源建设现状分析

从中医药人才队伍建设数量角度分析，2013—2017 年中医类别执业（助理）医师总数逐年上升，相较于 2010 年，2017 年中医类别执业（助理）医师增长了 79.20％，可以看到 2009 年新医改后，在有关政策的指导下我国中医类别执业（助理）医师数量呈现快速增长的趋势，而中药师（士）数量也处于逐步增加的趋势，2017 年与 2010 年相比，中药师（士）增长了 23.89％。此外，可以看到中医类别执业（助理）医师占同类人员总数的比例也逐年增大，从 2010 年的 12.2％上升到 2017 年的 15.6％，中医类别执业（助理）医师数量的增长要快于其他类别的执业（助理）医师数量的增长（具体数据见表 4-1）。

表 4-1　2010、2013—2017 年中医药人才队伍建设数量分析

人员类别	2010 年	2013 年	2014 年	2015 年	2016 年	2017 年
中医类别执业（助理）医师/人	294104	381682	418573	452190	481590	527037
见习中医师/人	13168	13992	14686	14412	14482	16218
中药师（士）/人	97100	110243	111991	113820	116622	120302
占同类人员总数/（％）						
中医类别执业（助理）医师	12.2	14.3	14.5	14.9	15.1	15.6
见习中医师	9.9	6.9	6.7	6.4	6.6	7.7
中药师（士）	27.4	27.9	27.3	26.9	26.6	26.6

资料来源：《中国卫生健康统计年鉴 2018》和《2017 年全国中医药统计摘编》。

从中医药人才队伍建设地区分布的角度分析，2017 年，东部地区的中医类别执业（助理）医师较多，占总数的 43.03％，而中部和西部的中医类别执业（助理）医师分别占总数的 26.72％和 30.25％。中药师（士）同样是在东部地区分布较多，占总数的 46.01％（具体数据见表

4-2)。为了有助于我国中医药事业的地域均衡发展,中部和西部地区需要适时配备更多的中医药人员,从而更有助于促进中部和西部地区中医药事业的发展。

表 4-2　2017 年我国东中西部地区中医药人员数

地区	中医类别执业（助理）医师		见习中医师	中药师（士）		合计	
	数量/人	占总数比例/（%）		数量/人	占总数比例/（%）	数量/人	占总数比例/（%）
东部	226760	43.03	5605	55348	46.01	287713	43.36
中部	140828	26.72	3498	35205	29.26	179531	27.06
西部	159449	30.25	7115	29749	24.73	196313	29.58
总计	527037	——	16218	120302	——	663557	——

资料来源:《中国卫生健康统计年鉴 2018》。

通过分析 2017 年中医类医疗卫生机构卫生技术人员数,可以看到中医医院(包括中医综合医院和中医专科医院)中医类别执业(助理)医师数占同类机构执业(助理)医师总数的 50.1%,中药师(士)数占同类机构药师(士)总数的 53.0%;中西医结合医院中医类别执业(助理)医师数占同类机构执业(助理)医师总数的 34.4%,中药师(士)数占同类机构药师(士)总数的 37.9%;民族医医院中医类别执业(助理)医师数占同类机构执业(助理)医师总数的 58.3%,中药师(士)数占同类机构药师(士)总数的 69.1%。中医类门诊部中医类别执业(助理)医师数占同类机构执业(助理)医师总数的 77.8%,中药师(士)数占同类机构药师(士)总数的 79.0%。中医类诊所中医类别执业(助理)医师数占同类机构执业(助理)医师总数的 75.3%,中药师(士)数占同类机构药师(士)总数的 87.8%(具体相关数据见表 4-3)。可以发现在中医类医疗卫生机构,中医类别执业(助理)医师和中药师(士)都占有相当大的比例,中医类医疗卫生机构是中医药人员发展的重要载体,其对中医药诊疗服务的正确理念,以及对中医药人员的需求和重视对整个中医药事业的发展都起到关键性的作用。

表 4-3   2017 年中医类医疗卫生机构中医类人员数

机 构 类 别	中医类别执业(助理)医师/人	中药师(士)/人	中医类别执业(助理)医师数占同类机构执业(助理)医师总数的百分比/(%)	中药师(士)数占同类机构药师(士)总数的百分比/(%)
中医类医院	160469	34846	48.6	52.3
中医医院	142147	31030	50.1	53.0
中医综合医院	134524	29593	49.9	53.0
中医专科医院	7623	1437	53.8	52.3
中西医结合医院	12319	2176	34.4	37.9
民族医医院	6003	1640	58.3	69.1
中医类门诊部	11321	2268	77.8	79.0
中医门诊部	10531	2118	84.8	82.7
中西医结合门诊部	722	138	35.2	46.3
民族医门诊部	68	12	74.7	100.0
中医类诊所	45328	9093	75.3	87.8
中医诊所	39685	8388	82.3	90.2
中西医结合诊所	5227	643	46.0	64.6
民族医诊所	416	62	68.1	92.5

资料来源:《中国卫生健康统计年鉴 2018》。

从 2017 年不同级别的医疗卫生机构中医类人员的占比角度分析，可以看到在基层医疗卫生机构中医类别执业（助理）医师数占同类机构执业（助理）医师总数的比例及中药师（士）数占同类机构药师（士）总数的比例都高于医院。在综合医院和专科医院，中医类别执业（助理）医师数占同类机构执业（助理）医师总数的 7.1％和 8.1％，而在社区卫生服务中心和社区卫生服务站，中医类别执业（助理）医师数占同类机构执业（助理）医师总数的 19.3％和 26.5％，而在乡镇卫生院，中医类别执业（助理）医师数占同类机构执业（助理）医师总数的 16.0％。同样在基层医疗卫生机构中药师（士）数占同类机构药师（士）总数的比例也要高于医院，在综合医院和专科医院分别为 16.3％和 16.2％，而在社区卫生服务中心和社区卫生服务站分别为 26.5％和 29.1％，在乡镇卫生院为 26.1％（具体数据见表 4-4）。

表 4-4　2017 年其他医疗卫生机构中医类人员数

机 构 类 别	中医类别执业（助理）医师/人	中药师（士）/人	中医类别执业（助理）医师数占同类机构执业（助理）医师总数的百分比/（％）	中药师（士）数占同类机构药师（士）总数的百分比/（％）
综合医院	97945	30865	7.1	16.3
专科医院	17805	5113	8.1	16.2
社区卫生服务中心	29128	7928	19.3	26.5
社区卫生服务站	12435	1689	26.5	29.1
乡镇卫生院	74456	20044	16.0	26.1

资料来源：《中国卫生健康统计年鉴 2018》。

从执业（助理）医师中临床与中医不同类别的不同社会特征构成角

度比较分析,在性别构成方面,中医类别执业(助理)医师中男性所占比例略高于临床执业(助理)医师中男性所占比例;在年龄构成方面,中医类别执业(助理)医师在 25～34 岁和 55 岁及以上两个年龄段的比例要高于临床执业(助理)医师,而在 35～44 岁及 45～54 岁两个年龄段的比例要低于临床执业(助理)医师,这说明 35～54 岁这个年龄段的中医类别执业(助理)医师是相对缺乏的,老中医人员相对较多,这更加有利于中医的传承,同时由于国家近几年对中医药发展的重视,在人才培养方面加大了力度,在人才配置方面也提出了相应要求,因此年轻的中医人员比例相对较高,但 35～54 岁这个年龄段的中医类别执业(助理)医师相对缺乏会影响到整个中医药人才梯队建设,可能也会影响到后续中医的师承教育,因此合理的中医药人才梯队建设应引起重视。在工作年限构成方面,中医类别执业(助理)医师 9 年及以下工作年限的比例要高于临床执业(助理)医师,同时,工作年限 30 年及以上的中医类别执业(助理)医师的比例也高于临床执业(助理)医师,但工作年限在 10～29 年之间的中医类别执业(助理)医师的比例要低于临床执业(助理)医师,因此工作年限在 10～29 年之间的中医类别执业(助理)医师的相对缺乏也会影响到整个中医药人才队伍的合理建设。在学历构成方面,中医类别执业(助理)医师研究生、大专及以下学历的比例略高于临床执业(助理)医师,但大学本科学历的比例低于临床执业(助理)医师,这表明虽然中医类别执业(助理)医师中研究生学历达到一定比例,但整体学历水平还有待进一步提升;在专业技术资格结构方面,中级、副高和正高中医类别执业(助理)医师的比例均低于临床执业(助理)医师,这在一定程度上说明中医类别执业(助理)医师的整体技术水平有待进一步提升(具体相关数据见表 4-5)。

表 4-5 2017 年执业（助理）医师性别、年龄、学历及职称构成（单位：%）

分　　类	执业（助理）医师		其中：执业医师	
	临床	中医	临床	中医
按性别分				
男	53.2	62.4	53.8	62.2
女	46.8	37.6	46.2	37.8
按年龄分				
25 岁以下	0.1	0.1	0.0	0.0
25～34 岁	21.0	23.6	20.3	21.9
35～44 岁	35.9	28.5	34.6	28.0
45～54 岁	26.6	23.5	27.1	23.9
55 岁及以上	16.3	24.3	18.1	26.2
按工作年限分				
5 年以下	10.9	14.0	10.5	13.2
5～9 年	16.4	18.7	16.2	18.0
10～19 年	25.9	22.0	25.3	21.5
20～29 年	26.9	20.1	26.5	20.3
30 年及以上	19.8	25.3	21.5	26.9
按学历分				
研究生	12.2	12.8	14.2	14.5
大学本科	43.1	35.6	48.4	39.5
大专	28.1	30.3	24.8	27.9
中专	15.5	17.2	11.8	14.2
高中及以下	1.0	4.1	0.8	3.8
按专业技术资格分				
正高	5.0	4.4	5.8	5.0
副高	13.9	11.2	16.1	12.8

续表

分　类	执业（助理）医师		其中：执业医师	
	临床	中医	临床	中医
中级	29.7	26.4	34.1	29.8
师级/助理	36.3	41.5	35.5	42.0
士级	7.7	7.2	1.5	1.6
不详	7.4	9.3	6.9	8.8

资料来源：《中国卫生健康统计年鉴2018》。

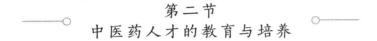

第二节
中医药人才的教育与培养

一、名老中医成才的规律总结与启示

中医药学是个伟大的宝库，已有两千多年的历史，历代名医辈出。中医药人才的教育和培养有别于西医，分析总结我国历代名医的成才因素，可以为目前我国中医药人才培养提供启发。同时，近几年我国中医医院数量不断增加，对中医药人才的需求也在不断增长，与此同时，中医药人才培养也应跟上相应的发展步伐，这不仅仅应体现在数量上，更应该体现在培养质量上。只有培养高质量的中医药人才，提高中医药整体服务水平，才能更好地促进中医药事业的发展。中医的学术传承是保持中医药特色，发挥中医药优势，促进中医药发展的必要保障，也是培养高素质中医药人才的重要方式。然而对中医的学术传承不仅应包括学术思想和临床实证经验，还应包括中医精神品质与理念，同时中医的整体辨证思维模式尤其重要，这决定了中医药人才的教育和培

养从思维模式上就有别于西医。

有学者通过名老中医专访及问卷调查的方式，分析总结了中医成才的主要因素，包括一般条件类因素、文化背景类因素、情操品性类因素、读书学习类因素、临证行医类因素、拜师受艺类因素、总结研究类因素、机遇条件类因素和教学带徒类因素。具体分析发现，在一般条件方面，男性较女性成才者多，但在妇科和儿科领域女性仍有特殊优势；总体来说，靠近长江、黄河流域并靠东部的地区成才的氛围更浓，此外，经济相对发达、文化相对繁荣的地区，中医药行业也比较兴旺，中医药人才更加活跃。中医药人才一般是年龄越大，知名度越高，因为中医药人才的诊疗水平与其临床经历和生活阅历等有较大联系，同时相较于其他学科，中医成才具有周期较长、成才较晚的特点。在文化背景方面，中医药学以中华文化作为主要载体，是遵循阴阳平衡、五行生克制化的整体观念及和谐中庸思想，因时、因地、因人制宜，灵活辨证思维的学科。据统计，目前名老中医以汉族人群为主体，大部分名老中医均有科班或私塾传统文化的基础，着重古代文学，且绝大多数名老中医的业余爱好为文学艺术和养生保健。中医药学本质上就是基于中华传统文化的防病治病的古代科学，其思维方式和认知方法都与中国传统哲学思想一脉相承，因此中国传统文化知识对中医成才具有较大影响。在情操品性方面，一是当代名老中医的主要学医动机是行医济世，这表明高尚的情操和医德、悲悯的胸怀是促成名医的重要因素，二是对中医的热爱，学习中医是一个比较漫长和艰苦的过程，只有相信且热爱中医才能持之以恒地学习中医，才可能最终成为学识渊博、医术精湛的名医，此外还需要养成勤奋好学的习性并具备精诚专一、艰苦奋斗的治学态度。在读书学习方面，中医文献的浩瀚记录为中医学术的传承奠定了基础，为后人的学习提供了巨大的知识宝库。据多项调查统计，绝大多数名老中医都对中医经典表现出极大的重视，他们认为"经典是中医基础之灵魂""经典为中医精华之所在""无论科技如何进步，搞中医都离不开经典，要熟读经典"等。在学习经典方面，他们认为学经典必须要熟读多背、必须经常结合实践、必须反复温故而知新。除熟读经典外，大多数名老中医还认为应博览群书、广泛阅读各家医学著作。在临证行医方面，绝大多数名老中医都将临床工作视为不可动摇的中心工作，中医学是根植于临床、验之于临床、实践性极强的学科，因此也有"中医的生命力在于临床"等至理名言。因此中医学实践应确保足够的临床时间，同时在中医临床上应遵循打好内科基础、分科不宜过早过细、诊疗力主辨证论治、慎重实施中西医结合等原则。在拜师受艺方面，师承教育方式在中医教育中具有突出的地位，据统计，在学好中医的几大关键要素中，名师指点是其中的重要一条。师徒代代相传是中医学千百年来得以继承的主要方式，而且这种方式已被历史证明是行之有效的，大多数当代中医名家都有过师徒传承的经历。在师承教育过程中，可以展示高超的医技，树立中医信念，指导经典学习，切入临床实际，沟通理论实践等，这些都会促进中医学者临床诊疗水平大幅提高。历史上许多名医的宝贵观点和经验都通过师徒相传的方式得以保存，使我国宝贵的遗产得以继承和发扬光大。在总结研究方面，郑新先生曾说过：善于总结是当一名好医生必备的条件。善于总结经验是促进中医成才的积极手段。同时，当代不少名老中医也都认为在面临新的社会环境下的新问题时，要学会对前人的经验和观点加以发展和创新。在机遇条件方面，高徒遇良师、良好的学医氛围和政策形势、优越的地域环境都有一定的机遇性，而这些对中医成才也有一定的影响。在教学带徒方面，中医药人才通过带教带徒的方式不仅会促使自身的理论知识体系的完善，同时自身的学术思想也会在此过程中得以传播和继承。同时，学者通过综合比较和整体评价的方式，提炼概括了中医成才的6点要素，即"读经典""做临床""拜名师""信中医""讲悟性""多总结"。因此在我国中医药人才教育培养过程中，应以此为基本理念和原则培养真正能够熟练运用中医特色理论有效指导临床实践的中医诊疗人才。

二、我国中医药人才教育与培养现状

（一）我国中医药人才院校教育与培养现状

目前，中医教育基本完成了由传统教育模式向现代科学教育模式的转换，以院校教育为主体的高等中医教育已成为中医药人才培养的主要模式。从本科教育发展到了硕士、博士研究生教育，从单一的中医专业已发展到186个专业（含方向），其中本科专业57个，研究生教育的一级学科3个、二级学科15个。虽然高等中医教育历经50余年的发展，但是社会却出现了中医人员在医疗卫生机构的比例偏小、名中医群体萎缩等现状，由于存在人才培养模式与学科特色之间不够协调、中医药院校培养的中医类人才质量受到质疑等问题，现代中医教育面临着种种困难。同时，随着新时代发展，社会居民对名中医的需求日益强烈，高等教育办学规模逐步扩大，高校办学理念呈现出多样化的发展趋势。在新时期，如何尊重中医药人才成长规律以及中医教育教学规律是高校发展必须面对的首要问题。

从历年我国高等中医药院校培养人才规模的角度分析，2009—2017年统招研究生、本科、专科招生数总体都呈现出增长的趋势。相较于2009年，2017年我国高等中医药院校统招博士生招生数增长了37.36%，硕士生招生数增长了60.86%，普通本科、专科生招生数增长了22.78%，成人本科、专科生招生数增长了168.01%，网络本科、专科生招生数增长了 89.26%,总计全国高等中医药院校统招研究生、本科、专科招生数增长了 61.66%(具体见表 4-6)。同样,2009—2017 年我国统招研究生、本科、专科毕业生数总体也呈现增长的趋势,相较于 2009 年,2017 年我国高等中医药院校统招博士生毕业生数增长了 19.13%,硕士生毕业生数增长了 49.86%,普通本科、专科生毕业生数增长了 47.91%,成人本科、专科生毕业生数增长了 154.05%,网络本科、专科生毕业生数增长了 47.29%,总计全国高等中医药院校统招研究生、本科、专科毕业生数增长了 75.59%(具体见表 4-7)。近几年随着我国居民对中医诊疗服务需求的增长,全国高等中医药院校的人才培养规模也在不断加大,以满足不同级别、不同类型医疗卫生机构对中医药人才的需求,但与此同时中医药人才的培养质量是否满足需求是值得进一步探讨的重要问题。

表 4-6　2009—2017 年全国高等中医药院校统招研究生、本科、专科招生数

高等中医药院校	2009 年	2010 年	2011 年	2012 年	2013 年	2014 年	2015 年	2016 年	2017 年
博士生	1151	1206	1266	1268	1281	1353	1291	1343	1581
硕士生	9500	9616	10141	11010	11716	12469	13125	13811	15282
普通本科、专科生	84531	89865	91618	91555	98236	91171	93781	98522	103785
成人本科、专科生	30211	39546	40334	47698	67473	66682	73239	74043	80968

续表

高等中医药院校	2009 年	2010 年	2011 年	2012 年	2013 年	2014 年	2015 年	2016 年	2017 年
网络本科、专科生	3965	4686	4854	4651	4372	5125	4630	6216	7504
总计	129358	144919	148213	156182	183078	176800	186066	193935	209120

资料来源：《全国中医药统计摘编》。

表 4-7　2009—2017 年全国高等中医药院校统招研究生、本科、专科毕业生数

高等中医药院校	2009 年	2010 年	2011 年	2012 年	2013 年	2014 年	2015 年	2016 年	2017 年
博士生	1035	1101	1042	1109	1133	1213	1156	1209	1233
硕士生	7708	8385	9176	10689	10389	10994	11477	12427	11551
普通本科、专科生	65139	71608	74714	76733	84585	85743	86133	89444	96349
成人本科、专科生	27251	29863	30456	29391	34769	41437	43756	61788	69231

高等中医药院校	2009年	2010年	2011年	2012年	2013年	2014年	2015年	2016年	2017年
网络本科、专科生	2789	3122	3230	3153	3920	5334	4437	4245	4108
总计	103922	114079	118618	121075	134796	144721	146959	169113	182472

资料来源：《全国中医药统计摘编》。

我国中医药教育界对中医药人才培养的基本规律一直在进行着积极的探索、归纳和总结。普遍的观点是中医药院校在人才的培养方面主要应关注以下几个方面：中医药高等教育必须坚持中医药的主体性；人才培养需要坚持把传统的教学模式与现代的教学模式相融合；人才培养必须坚持临床实践与理论知识的学习相结合等。

（二）我国中医药人才继续教育与培养现状

通过分析2012—2017年我国市、县级中医类医院年内参加政府举办的岗位培训人次数、接受继续医学教育人数以及进修半年以上人数，可以看到市级中医类医院年内参加政府举办的岗位培训人次数前几年有增长，但近几年有减少的趋势，县级中医类医院年内参加政府举办的岗位培训人次数总体呈增长趋势；年内接受继续医学教育人数不论是在市级中医类医院还是在县级中医类医院都呈现逐年增长的趋势；而进修半年以上人数在市级中医类医院前两年呈增长趋势，而后呈总体下降的趋势，而在县级中医类医院总体呈增长趋势。因此总体来说，近几年虽然我国市、县级中医类医院年内接受继续医学教育人数呈不断上升趋势,但参加政府举办的岗位培训人次数和进修半年以上人数都有下降趋势,应引起相关部门的关注。合理开展中医药人才的继续教育工作,对提高中医药人才诊疗水平,提升中医药诊疗服务质量具有重要意义(表 4-8)。

表 4-8　2012—2017 年我国分市、县级中医类医院年内培训情况

年份	参加政府举办的岗位培训人次数/人次			接受继续医学教育人数/人			进修半年以上人数/人		
	市	县	总计	市	县	总计	市	县	总计
2012	132776	50633	183409	228019	85993	314012	7561	6067	13628
2013	143397	54167	197564	291735	120007	411742	7953	5955	13908
2014	177796	64013	241809	372970	147596	520566	13873	6971	20844
2015	238977	63584	302561	427972	160658	588630	10496	6930	17426
2016	217986	63378	281364	483077	164377	647454	9827	6959	16786
2017	196240	66223	262463	561148	185256	746404	10242	7033	17275

资料来源:《全国中医药统计摘编》。

第三节
中医药人力资源建设存在的问题思考

一、中医药人力资源配置存在的问题

(一)中医医院的中医类别人员比例需进一步提升

2006 年为了科学、客观地评价中医医院的中医药特色,促进中医医院进一步加强内涵建设,更好地满足人民群众对中医药服务的需求,

《国家中医药管理局关于印发〈中医医院中医药特色评价指南（试行）〉和〈中医医院（三级）中医药特色评价细则（试行）〉的通知》（国中医药发〔2006〕70号）中提到临床科室医师队伍素质需要不断提高，所有医师熟练掌握本科室主要病种中医、中西医结合诊疗常规，中医类别执业医师熟练掌握本专业中医药基础理论和基本技能，重视本专科名老中医学术经验的继承工作，加强专科学术继承人的培养。同时在《中医医院（三级）中医药特色评价细则（试行）》中规定，中医医院的中医类别执业医师占全院执业医师比例达到60％以上，中药专业技术人员占药学专业技术人员比例要达到60％以上。

但《中国卫生健康统计年鉴2018》数据资料显示，2017年在中医类医院，中医类别执业（助理）医师数占同类机构执业（助理）医师总数的48.6％，中药师（士）数占同类机构药师（士）总数的52.3％；在中医医院，中医类别执业（助理）医师数占同类机构执业（助理）医师总数的50.1％，中药师（士）数占同类机构药师（士）总数的53.0％，离60％的目标还有一定距离。对不同级别中医类医院中医类别人员占比情况进行分析（见表4-9），市级中医类医院中医类别执业医师占比为52.78％，中医类别执业助理医师占比为38.26％，中药师（士）占比为53.75％；县级中医类医院中医类别执业医师占比为42.86％，中医类别执业助理医师占比为29.89％，中药师（士）占比为48.95％，可以发现市级中医类医院中医类别人员占比普遍高于县级中医类医院，但不论是市级中医类医院还是县级中医类医院，中医类别人员的占比都还需要进一步提升，以突显中医类医院的中医诊疗特色，促进中医类医疗卫生机构的合理发展，乃至中医药事业的发展。

表 4-9　2017 年分市、县级中医类医院中医类别人员占比情况

类别	市级中医类医院	县级中医类医院	总计
执业医师	214874	89718	304592
其中：中医类别	113416	38451	151867
中医类别占比/（%）	52.78	42.86	49.86
执业助理医师	11520	14031	25551
其中：中医类别	4408	4194	8602
中医类别占比/（%）	38.26	29.89	33.67
药师（士）	45813	20882	66695
其中：中药师（士）	24625	10221	34846
中药师（士）占比/（%）	53.75	48.95	52.25

资料来源：《2017 年全国中医药统计摘编》。

（二）中医药人才在我国中部地区配置略显不足

据《中国卫生健康统计年鉴 2018》的数据分析，我国东部地区的中医类别执业（助理）医师较多，占总数的 43.03%，而中部和西部地区的中医类别执业（助理）医师数相对于东部地区较少，分别占总数的 26.72% 和 30.25%，特别是中部地区。同样，我国东、中、西部地区中医药人员数（包括中医类别执业（助理）医师、见习中医师和中药师（士））占比分别是 43.36%、27.06% 和 29.58%（具体数据见表 4-2）。分类别分析我国不同地区执业（助理）医师数情况，也可以看到相较于东部地区，我国中医类别执业（助理）医师数在中西部地区的配置略显

不足,特别是中部地区。临床执业(助理)医师在东部、中部和西部地区的比例分别是 44.96%、30.52% 和 24.52%;口腔执业(助理)医师在东部、中部和西部地区的比例分别是 54.08%、24.13% 和 21.79%;公共卫生执业(助理)医师在东部、中部和西部地区的比例分别是 47.69%、26.88% 和 25.43%;而中医类别执业(助理)医师在东部、中部和西部地区的比例分别是 43.03%、26.72% 和 30.25%。临床执业(助理)医师、口腔执业(助理)医师、公共卫生执业(助理)医师在东部和中部地区的数量都多于西部地区,从总体情况分析也可以发现东部和中部地区的执业(助理)医师数要多于西部地区,而中医类别执业(助理)医师在中部地区的数量要少于西部地区(具体数据见表 4-10)。因此从地区分布的角度分析,相较于东部地区,我国中西部地区中医药人才配置略显不足,相较于其他类别的执业(助理)医师,中医类别执业(助理)医师尤其在中部地区配置不足,需加强我国中部地区中医药人才建设及增加中医药人才数量配置。

表 4-10　2017 年各地区分类别执业(助理)医师数

类别	东部		中部		西部		总计
	数量/人	占比/(%)	数量/人	占比/(%)	数量/人	占比/(%)	
临床	1151490	44.96	781715	30.52	627972	24.52	2561177
中医	226760	43.03	140828	26.72	159449	30.25	527037
口腔	101833	54.08	45431	24.13	41025	21.79	188289
公共卫生	54148	47.69	30514	26.88	28869	25.43	113531
合计	1534231	45.26	998488	29.45	857315	25.29	3390034

资料来源:《中国卫生健康统计年鉴 2018》。

（三）中医药人才队伍结构有待进一步合理化

在本章分析 2017 年我国中医药人才队伍结构部分（包括年龄结构、职称结构和工作年限结构等），可以看到在年龄结构方面，中医类别执业（助理）医师在 35～44 岁及 45～54 岁两个年龄段的比例要低于临床执业（助理）医师，这说明中青年中医类别执业（助理）医师是相对缺乏的；在工作年限结构方面，工作年限在 10～29 年之间的中医类别执业（助理）医师的比例要低于临床执业（助理）医师，工作年限在 10～19 年的临床类别执业（助理）医师占比为 25.9％，中医类别执业（助理）医师占比为 22.0％；工作年限在 20～29 年的临床类别执业（助理）医师占比为 26.9％，中医类别执业（助理）医师占比为 20.1％（具体数据见表 4-5）。因此在整个中医类别执业（助理）医师梯队建设方面，应关注中青年及工作年限在 10～29 年间的中医类别执业（助理）医师的培养与配置，以促进整个中医药人才队伍的合理梯队建设。

在学历结构方面，2017 年中医类别执业（助理）医师研究生、大专及以下学历的比例略高于临床执业（助理）医师，但大学本科学历的比例低于临床执业（助理）医师，大学本科学历的临床类别执业（助理）医师占比为 43.1％，中医类别执业（助理）医师占比为 35.6％，这表明虽然中医类别执业（助理）医师中研究生学历达到一定比例，但整体学历水平还有待进一步提升；在专业技术资格结构方面，中级、副高和正高中医类别执业（助理）医师的比例均略低于临床类别执业（助理）医师，因此这在一定程度上说明中医类别执业（助理）医师的整体技术水平有待进一步提升（具体数据见表 4-5）。因此中医药人才队伍整体结构有望进一步优化，以促进未来中医药事业的发展。

二、中医药人才教育培养方面存在的问题

（一）课程设置不合理、中医诊疗思维模式受到影响

中医与西医是两种完全不同的诊疗思维模式，二者在起源、思维方式、诊疗手段等方面都有不同，二者各有优势与不足。我们所从事的中西医结合，初衷是充分利用中医和西医各自的优势，很好地全面诊疗疾病。然而现在许多高等中医药院校考虑到市场需要，在课程设置上日趋淡化中医课程。很多中医药院校的西医课程往往占一半以上，且有越来越多的趋势，英语、计算机等其他课程又占去不少课时。中西医课程开设比例普遍达到了 6 ∶ 4，有的甚至达到了 5 ∶ 5。中西医并行开课的教学模式，将两种不同的概念术语、思维方式同时交替向学生灌输，导致学生混淆两套医学概念和术语，加之思维模式的形成，造成初学者对于相对直观的西医容易理解和接受，而对于较抽象的阴阳五行、寒热虚实等中医术语则难以理解，从而很难形成对中医学习的热情和兴趣。

同时也有专家提出，中医研究生教育的本意是培养具备相当临床经验及科研能力的复合型高端中医药人才，但是目前的培养模式过于注重科研能力的培育，评价学生优劣的标准不再是中医理论、临床技能及科研水平的综合能力，而是是否能申请到课题、发高质量文章（最好是 SCI），而对中医诊疗水平的评价与测量逐步弱化，这也将影响到中医诊疗模式的继承和诊疗水平的提升。

（二）理论课程脱离临床，中医传承能力不足

在中医药人才培养过程中，名老中医朱良春教授曾说过"经典是基础，师承是关键，实践是根本"。在名老中医成才的规律总结部分也可以看到临证行医、拜师受艺是影响中医成才的重要因素。研读经典、跟

从名师和学习古人及导师的学术思想、临证经验、医道素养是中医继承能力培养的重要内容。中医的传授既需要有系统的理论知识又需要有丰富临床经验的教师悉心指导，如此，学生才能逐步掌握中医理论精髓，逐步学会运用到临床实践中。目前在院校教育方面，主要通过机械性记忆去消化前人在临床实践中总结的经验，理论学习与临床实践被割裂为相互独立的两个阶段，难以有机地结合并融为一体。此外，目前高等中医药院校的教师往往临床经验有限，各级中医医院临床诊疗西医化现象非常普遍，用中医思维进行诊疗的比例也逐年下降，同时，对于中医学生跟师临诊亦缺乏相应的管理制度与动态客观的考核评价方法，这些都导致学生在早年临床工作中对中医继承能力的下降。

（三）中医传统文化教育需进一步加强

从中医药院校目前开设的课程结构来看，人文素质类除必须开设的思想政治理论课程外，某些院校也探索性地以选修课形式开设了一些医学人文课程，诸如医学心理学、医学伦理学等，但作为中医学文化基础的"中国传统文化史""中国古代哲学史"等课程则普遍没有开设，或者也仅仅以选修课的形式开设，很难达到理想的教育效果。而作为对中医学生进行中医文化教育的"四大经典"和医古文课程，其课时数则一再减少，甚至在有的院校已变为选修课，从而使中医学生弥补传统文化缺失、领会中医思维方式的最好机会丧失。

经典是中医基础之灵魂，经典为中医精华之所在。中医传统文化教育不仅有利于中医思维模式的形成，而且有助于中医诊疗信念的树立，因此在中医药人才教育与培养过程中，中医传统文化教育需进一步加强。

第四节
新时期中医药人力资源建设的发展建议

一、合理规划中长期中医药人才配置与需求

自 2009 年新医改后,在我国中医药相关政策的指导下中医类别执业(助理)医师数量呈现较快速增长的趋势,2017 年相较于 2010 年中医类别执业(助理)医师增长了 79.20%,以满足居民对中医服务及市场对中医药人才的需求。但有专家提出,随着市场经济的发展,招生与就业之间的矛盾已成为制约中医药院校发展的重要瓶颈。中医药院校扩招虽然在一定程度上促进了学校发展,为社会培养相关技术人才,但由于社会需求的限制,学生就业压力逐年增加,相当一部分学生毕业就等于失业,培养的中医药人才没有真正满足市场需求。因此,为了适应社会发展,中医药院校应遵循实际市场需求,不能片面追求学校发展而盲目扩招,需维持适度规模,更多地关注培育质量。

同时,在分析目前我国中医药人才配置现状时发现存在一些问题,如在中医类别的医院特别是中医医院,中医类别人员比例需进一步提升,中医药人才在我国中部地区的配置略显不足,中医药人才队伍结构有待进一步合理化,特别是中青年中医类别执业(助理)医师的培养与配置略显不足,整体学历水平及技术水平有待进一步提升等。因此,面对目前我国不断增长的中医医院数量(2017 年比 2010 年增长了33.01%),以及中医类总诊疗服务量的大幅增加(2017 年比 2010 年增长了 66.31%)的新形势(数据均来源于《中国卫生健康统计年鉴

2018》），各层次、各地区的中医药人才配置与培养需要合理的长期规划，特别应关注提高中医医院中医类别人员的比例，适当增加我国中部地区中医药人才的配置；在人才梯队建设方面应多关注中青年中医类别执业（助理）医师的培养与配置。

二、加强中医文化传承教育，合理设置课程体系

专家们普遍认为必须在保证学好中医课程的前提下增加西医课程，即优化中医课程，突出中医特色，兼顾西医知识。因此，当前高等中医药院校更应加强学生的中医学习力度，在课程设置上要遵循中医自身的规律和理论体系，不能面面俱到，需突出中医特色，增加传统中医课程，特别是加大中医"四大经典"等课程及名中医经验的传授，加强中医药人才传统文化教育。因为传统中医文化对医德的形成有重要影响，同时也有助于中医药人才对中医诊疗服务的认同与热爱。在名老中医成才的规律总结与启示部分，可以看到，学习中医是一个比较漫长和艰苦的过程，只有相信且热爱中医，才能持之以恒地学习中医，才可能最终成为学识渊博、医术精湛的名医。

同时关注院校教育与师承教育的有机衔接，特别是中医药研究生教育阶段，应在提高院校教育阶段的教学质量的同时，提高中医药人才的临床实践能力，将理论学习与临床实践有效结合。将师承教育作为中医医师规范化培训的重要内容，提高中医医师临床诊疗水平。创新中医药继续教育模式及管理方法，探索开展"互联网＋"中医药继续教育，提高中医药继续教育的针对性、有效性和便捷性。

三、全面推进新时期中医药健康服务人力资源建设

国务院办公厅印发的《中医药健康服务发展规划（2015—2020

年)》提出,中医药(含民族医药)强调整体把握健康状态,注重个体化,突出治未病,临床疗效确切,治疗方式灵活,养生保健作用突出,中医药是我国独具特色的健康服务资源。中医药健康服务是运用中医药理念、方法、技术维护和增进人民群众身心健康的活动,主要包括中医药养生、保健、医疗、康复服务,涉及健康养老、中医药文化、健康旅游等相关服务。充分发挥中医药特色优势,加快发展中医药健康服务,是全面发展中医药事业的必然要求,是促进健康服务业发展的重要任务,对于深化医药卫生体制改革、提升全民健康素质、转变经济发展方式具有重要意义。到2020年,基本建立中医药健康服务体系,中医药健康服务加快发展,成为我国健康服务业的重要力量和国际竞争力的重要体现,成为推动经济社会转型发展的重要力量。重点任务在于大力发展中医养生保健服务、加快发展中医医疗服务、支持发展中医特色康复服务、积极发展中医药健康养老服务、培育发展中医药文化和健康旅游产业、积极促进中医药健康服务相关支撑产业发展、大力推进中医药服务贸易。

在中医药人才培育方面,推动高校设立健康管理等与中医药健康服务相关的专业,拓宽中医药健康服务技术技能人才岗位设置,逐步健全中医药健康服务领域相关职业(工种)。促进校企合作办学,着力培养中医临床紧缺人才和中医养生保健等中医药技术技能人才。规范并加快培养具有中医药知识和技能的健康服务从业人员,探索培养中医药健康旅游、中医药科普宣传、中医药服务贸易等复合型人才,促进发展中医药健康服务与落实就业创业相关扶持政策紧密衔接。改革中医药健康服务技能人员职业资格认证管理方式,推动行业协会、学会有序承接中医药健康服务水平评价类职业资格认定具体工作,建立适应中医药健康服务发展的职业技能鉴定体系。推进职业教育学历证书和职业资格证书"双证书"制度,在符合条件的职业院校设立职业技能鉴定所(站)。在新时期,依据相关国家政策与发展导向,应全面推进中医药健康服务人力资源建设,推动中医药事业的全面发展,更好地服务于民。

主要参考文献

[1] 贺兴东,翁维良,姚乃礼.当代名老中医成才之路[M].北京:人民卫生出版社,2011.

[2] 王艳杰,曲姗姗,肖炜,等.新时期中医学专业人才培养模式的探索[J].中国中医药现代远程教育,2015,13(8):159-161.

[3] 张恒,郑文,王艳.21世纪中医院校人才培养的特点[J].中国中医药现代远程教育,2014,12(9):144-145.

[4] 杨明,杨强.对中医教育的几点思考[J].中医药导报,2013,19(11):141-143.

[5] 武锋.论中医师承教育与院校教育相结合的模式[J].中医教育,2014,33(3):17-19.

(唐昌敏　刘薇薇)

第五章

中医药适宜技术

中医药学作为我国的原创医学，具有广泛而深厚的群众基础，而中医药适宜技术是中医药学的重要组成部分。

第一节
中医药适宜技术概述

中华民族的祖先在与疾病做斗争的悠久历史中,探索并利用简单的工具治疗疾病,发现并认识了治病的草药。我国古代的医书记载了多种传统特色疗法。例如,1973 年湖南长沙马王堆出土的古书《五十二病方》,是我国现存最早的临床医学文献,所记载的外治法有敷药、药浴、熏蒸、按摩、熨、砭、灸、腐蚀及多种技术。首创酒洗伤口,开外科消毒之源。《黄帝内经》的问世为外科治疗学的发展奠定了坚实的理论基础,系统确立了传统外治法的治疗原则,提出针、灸、砭、按摩、熨贴、敷药等外治法。在中华民族与疾病做斗争的历史中,形成的中医传统特色疗法符合中医基础理论,其中现代人特别是劳动人们容易接受的医学治疗方法,是中医药适宜技术的历史起源。

一、中医药适宜技术的概念

现代医学的发展,一直强调在基层推广卫生适宜技术,有利于为群众提供安全、有效、可负担的医疗卫生服务,有利于卫生资源的优化配置。卫生适宜技术是指适合于常见病、多发病诊治和广大群众预防疾病、增进健康的技术;能够被广大基层和预防保健单位的医药卫生人员掌握和应用的技术;费用较为低廉、广大群众在经济上一般能够承受的技术。卫生适宜技术一般是经过实践的、安全的卫生技术,能够满足当地初级卫生保健服务的需要,特别是农村基层卫生的需要。

中医药适宜技术是医药卫生行业在长期的历史实践中探索创新、总结积累形成的"简便验廉"且不以药物为主的诊疗技术和方法,是以居民卫生服务需求为导向,与社会经济发展水平相适应,基层医疗卫生机构能提供、居民愿意接受的安全、有效、方便、经济的实用技术。

中医药适宜技术主要通过针灸、推拿、按摩等特色疗法,对常见病、多发病进行治疗和预防,具有很强的中医特色。这些技术对所需场地、设备要求较低,非常适合在基层开展。

中医药适宜技术分为 6 类:①针法类:包含体针疗法、放血疗法、头针疗法、耳针疗法、穴位疗法、针刀疗法、艾灸疗法、火罐疗法、刮痧疗法等。②灸法类:将艾绒或其他药物点燃后直接或间接在体表穴位上熏蒸、温熨,借灸火的热力以及药物的作用,通过经络的传导,起到温通气血、疏通经络、调和阴阳、扶正祛邪、行气活血、驱寒逐湿、消肿散结等作用,达到防病治病的一种治法。③手法类:包括头部按摩、足底按摩、捏脊疗法、拨筋疗法、护肾疗法、小儿推拿疗法、点穴疗法等。④中医外治疗法:包括刮痧疗法、火罐疗法、熏洗疗法、药浴疗法、香薰疗法、芳香疗法、外敷疗法、膏药疗法、中药蜡疗、敷脐疗法、蜂针疗法等。⑤中医内服法:包括老中医验案、民间土单验方、古方今用、成药应用、临床自拟方等,以及中药雾化吸入疗法、中药药酒疗法、膏方疗法等。⑥中药炮制适宜技术:炮制是中医药的专业制药术语,其历史悠久。炮制能降低或消除中草药的毒副作用,保证用药安全,提高了中草药的效果。

二、在基层推广中医药适宜技术的优势

社区中多发病、常见病、慢性病病人及亚健康人群众多,需求潜力巨大,亟待广泛开展;中医文化与理论广为流传,强身健体之法、祛病就医之理深入人心,发展空间较大;中医药适宜技术成本不高、投入较少,

"覆盖面广、操作水平低、社会统筹与个人账户结合、双方共同负担"的城市医疗保险制度改革,对其顺利实施有积极作用。

（一）适合基层常见病、慢性病多的特点

"西医治急性病,中医治慢性病"的观点虽有点偏颇,但广为流传,深入人心。目前居民中多发就诊的主要是常见病、慢性病,这些病人更需要有效、经济、渐变的医疗技术,中医药适宜技术正符合这些要求。同时,中医药适宜技术确实对脑卒中后遗症、慢性支气管炎等发病率较高的慢性病具有明显的优势,经过长期的实践检验证明确实有效。所以,中医药适宜技术符合基层的服务特点,且有扎实的基础。

（二）中医药文化和理论在基层有广阔的发展空间

中医药适宜技术以中医文化和中医理论为基础,中医的强身健体的方法和防治疾病的理念深入人心,在居民心中占有一席之地。中医药适宜技术正是精选出的适合基层开展的安全、有效的技术,在基层的接受程度较高。目前,正在进行基层的中医药建设,随着中医药人员、设备的充实,中医药还有更大的发展空间。

（三）简便、价廉是中医药适宜技术在基层发展的最大优势

中医药适宜技术的简便、价廉的特点决定了它在基层的生命力强。从基层医疗服务提供方来说,提供中医药适宜技术的成本低,能收到较好的治疗效果,不需要投入很大的财力、物力、人力就可以保障服务的供给,符合基层的实际情况。从医疗服务需求方来说,他们希望在基层获得优质、低价的服务,这是基层相对于大型医院最有吸引力的地方,中医药适宜技术价格低廉、效果好,正是基层机构应该重点发展的特色

项目,以吸引居民到基层就诊。

中医药适宜技术符合基层卫生服务的理论观点和服务目标,在基层服务有其独特的优势,还有利于促进基层卫生服务向纵深发展,且有能力丰富社区卫生服务的内涵。而且中医药适宜技术"简便廉验"的特点适合我国的经济发展水平,有利于增强基层医疗卫生机构的吸引力,有利于分级诊疗的实现。

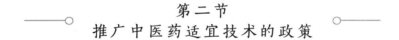

第二节
推广中医药适宜技术的政策

一、国家推广中医药适宜技术的政策汇总

(一)有关推广中医药适宜技术的医改政策

中医药适宜技术的推广与我国社区卫生服务的发展密切相关。2000 年左右,我国开始发展社区卫生服务,2006 年国务院出台文件促进社区卫生服务的发展,其中都强调了加快社区适宜技术的推广,国家中医药管理局从 1999 年开始准备和推广中医药适宜技术。2009 年,《中共中央 国务院关于深化医药卫生体制改革的意见》出台,标志着新医改的开始。新医改一直强调"强基层、促基本、建机制",在强基层里,明确要求加快推广卫生适宜技术进程。

通过对国家医疗卫生改革文件的梳理,我们整理了与中医药适宜技术推广相关的宏观政策文件,详见表 5-1。

表 5-1　与中医药适宜技术推广相关的医改文件

文 件 名 称	时间	有 关 内 容
关于发展城市社区卫生服务的若干意见	1999.7	社区卫生服务机构要积极采用中医药适宜技术
关于加快发展城市社区卫生服务的意见	2002.8	根据居民需求,社区卫生服务机构要积极应用中医药适宜技术,充分发挥中医药在社区卫生服务中的特色和优势
国务院关于发展城市社区卫生服务的指导意见	2006.2	要积极开展对社区卫生服务从业人员的中医药基本知识和技能培训,推广和应用适宜的中医药技术
关于在城市社区卫生服务中充分发挥中医药作用的意见	2006.8	要求应用中医药方法与适宜技术开展对诊断明确的一般常见病、多发病治疗,特别要积极应用针灸、推拿、拔罐、中药熏蒸等安全、有效、便捷、经济的中医药适宜技术,为社区居民服务
国务院关于扶持和促进中医药事业发展的若干意见	2009.4	开展面向基层医生的中医药基本知识与适宜技术培训。完善相关财政补助政策,鼓励基层医疗卫生机构提供中医药适宜技术与服务。加强民族医药继承和科研工作,支持重要民族医药文献的校勘、注释和出版,开展民族医特色诊疗技术、单验方等整理研究,筛选推广一批民族医药适宜技术
国家中医药管理局关于印发中医药事业发展"十二五"规划的通知	2012.6	到 2015 年,95％以上的社区卫生服务中心和 90％乡镇卫生院设立中医科、中药房。积极推广中医药适宜技术

续表

文 件 名 称	时间	有 关 内 容
2012 年示范社区卫生服务中心参考指标体系	2012.6	要求开展中药、针灸、推拿、拔火罐、敷贴、刮痧、熏洗、穴位注射、热熨、导引等 6 种以上中医药服务
国务院办公厅关于巩固完善基本药物制度和基层运行新机制的意见	2013.2	基层医疗卫生机构应大力推广中医药服务
中医药健康服务发展规划（2015—2020 年）	2015.5	要求加强基层医疗卫生机构非中医类医生、乡村医生中医药适宜技术培训
国务院办公厅关于印发深化医药卫生体制改革 2016 年重点工作任务的通知	2016.4	提升基层服务能力，加强适宜技术推广工作

　　国家在 1999 年开始在城市建立社区卫生服务机构，开展社区卫生服务之初，就指出将来社区卫生服务的发展要积极采取中医药适宜技术，充分发挥中医药在社区卫生服务中的特色和优势。2006 年开始，国务院发文发展城市社区卫生服务，将发展社区卫生服务作为新医改的重要方面之一，其中提到要在社区卫生服务中培训从业人员的中医药基本知识和技能，推广和应用适宜的中医药技术。2009 年，国务院发文扶持和促进中医药事业的发展，强调完善相关财政补助政策，鼓励基层医疗卫生机构提供中医药适宜技术与服务。2011 年，国家中医药

管理局在《中医药事业发展"十二五"规划》中对所有的社区卫生服务中心和乡镇卫生院提出了开设中医科、中药房，积极推广中医药适宜技术的要求。2012 年对国家示范社区卫生服务的考核指标中，明确提出必须要开展 6 种以上的中医药服务，欠缺 1 种则扣 10 分。每年国务院办公厅都会印发当年的深化医药卫生体制改革重点工作任务的通知，基层卫生每年都是工作重点，每年都会强调提升基层的中医药服务能力，加强适宜技术的推广工作。

2015 年，国务院办公厅印发《中医药健康服务发展规划（2015—2020 年）》，提出到 2020 年，基本建立中医药健康服务体系的目标。其中在基层中医药服务能力建设中，要求加强基层医疗卫生机构非中医类医生、乡村医生中医药适宜技术培训。针对部分基层常见病种，推广实施中药验方，规范中药饮片的使用和管理。

（二）推广中医药适宜技术的具体政策

政府是中医药适宜技术推广的主体，国家中医药管理局针对中医药适宜技术的推广工作，发布了很多政策文件，组织临床、科研机构开发技术，发布目录，督促省级中医药管理机构具体实施当地的中医药适宜技术推广工作等。国家中医药管理局发布的相关政策文件见表 5-2。

表 5-2　国家中医药管理局发布的推广中医药适宜技术的文件

文 件 名 称	发文时间	有 关 内 容
国家中医药管理局关于实施中医临床适宜技术推广计划的通知	2006.5	筛选出农村适宜技术 35 项，社区适宜技术 38 项，需特定医疗条件的适宜技术 15 项，作为国家中医药管理局第一批中医临床适宜技术推广计划项目

文 件 名 称	发文时间	有 关 内 容
国家中医药管理局办公室关于做好基层常见病多发病中医药适宜技术推广项目实施工作的通知	2008.8	要求将中医药适宜技术推广作为加强农村中医药工作的重要抓手。要求按照规定的时间和适宜技术数量开展培训工作,协调工作,对通过考核者给予继续教育学分。制定鼓励卫生人员利用中医药适宜技术的政策措施。将中医药适宜技术纳入城乡医保报销目录,提高补偿比例。将会对推广工作开展第三方考核
基层常见病多发病中医药适宜技术推广实施方案(2009—2010年)	2009.5	国家、省级、县级分别设置中医药适宜技术推广基地和专家指导委员会(小组),由推广基地指导组织当地的基层推广工作,具体工作有技术筛选、师资培训、基层推广
国家中医药管理局办公室关于印发基层常见病多发病中医药适宜技术推广项目考核标准及评分细则的通知	2010.1	分为组织领导、项目执行、推广绩效三部分考核内容
基层常见病多发病中医药适宜技术推广基地建设实施方案	2011年	用5年的时间,加强基层常见病多发病中医药适宜技术推广基地建设,逐步建立起全国中医药适宜技术推广网络,形成中医药适宜技术推广长效机制

续表

文 件 名 称	发文时间	有 关 内 容
关于实施基层中医药服务能力提升工程的意见	2012.9	针对不同级别医疗卫生机构和中西医人员分层分类推广以国家中医药管理局制定的《基层中医药适宜技术手册》和通告的适宜技术目录为重点的中医药适宜技术。允许基层西医人员经过培训考核后运用中医药适宜技术。 到2015年,每个县(市、区)均建有基层中医药适宜技术推广基地

2005年1月,国家启动了"十五"科技攻关计划"农村卫生适宜技术推广示范研究",鼓励临床单位和科研单位开展卫生适宜技术的项目研究。国家中医药管理局也在2005年开展了"中医临床诊疗技术整理与研究专项",开展中医药适宜技术的开发和研究工作。2006年,国家中医药管理局从"中医临床诊疗技术整理与研究专项"通过鉴定的项目中,筛选出农村适宜技术35项,社区适宜技术38项,需特定医疗条件的适宜技术15项,作为国家中医药管理局第一批中医临床适宜技术推广计划项目。这成了国家中医药管理局的一项常规工作。每年都会公布一批国家中医药适宜技术推广目录,给地方提供参考。

2008年,《国家中医药管理局办公室关于做好基层常见病多发病中医药适宜技术推广项目实施工作的通知》中明确了中医药推广工作。要求省级中医药主管部门安排专人负责项目实施。省级中医药主管部门主要的工作内容:①考核评价和监督管理县(市)的工作,确保项目取得实效。②筛选制定本地区常见病多发病中医药适宜技术推广目录,编印推广教材。③根据《基层常见病多发病中医药适宜技术推广项目管理方案》规定的时间和适宜技术数量开展培训工作,保证培训质量。④协调相关部门,制定鼓励卫生技术人员应用中医药适宜技术以及参合农民和社区居民选择应用中医药适宜技术的政策措施,将中医药适宜技术纳入新型农村合作医疗和城镇基本医疗保险相应目录中,并适当提高补偿比例。

为了保证推广工作顺利实施,2009年,《基层常见病多发病中医药适宜技术推广实施方案(2009—2010年)》中确定了2008年确定的1200个中医药适宜技术推广县级行政区划的具体工作。文件的主要内容:①制定了2009—2010年的推广工作时间安排。②明确组织实施工作。国家、省级、县级分别设置中医药适宜技术推广基地和专家指导委员会(小组),由推广基地指导组织当地的基层推广工作,具体工作有技术筛选、师资培训、基层推广。③考核验收和监督管理的要求。

2011年,国家中医药管理局制定了《基层常见病多发病中医药适宜技术推广基地建设实施方案》。将用5年时间,加强基层常见病多发病中医药适宜技术推广基地建设,逐步建立起全国中医药适宜技术推广网络,形成中医药适宜技术推广长效机制,将重点建设基层常见病多发病中医药适宜技术推广省级基地和县级基地。基地建设包括全国中医药适宜技术推广视频网络平台建设、临床带教能力建设、筛选评价能力建设、业务指导能力建设四个方面。

为落实医改实施方案,2012年,国家中医药管理局发布了《关于实施基层中医药服务能力提升工程的意见》,提出建立以基层医疗卫生机构为主体、中医医院为龙头和支撑、社会资本举办的中医医疗机构为补充的基层中医药服务网络和军队系统基层中医药服务网络的目标。为了实现这个目标,提出的基本工作之一就是"推广基层常见病多发病中医药适宜技术",其中要求:针对不同级别医疗卫生机构和中西医人员分层分类推广以国家中医药管理局制定的《基层中医药适宜技术手册》和通告的适宜技术目录为重点的中医药适宜技术。允许基层西医人员经过培训考核后运用中医药适宜技术。开展基层中医药适宜技术推广能力建设,到 2015 年,每个县(市、区)均建有基层中医药适宜技术推广基地。依托基层中医药适宜技术推广基地,建设全国基层中医药适宜技术推广视频网络平台。开展民间医药挖掘、整理、推广、应用工作。

二、推广中医药适宜技术的工作要点

(一)筛选中医药适宜技术

选择向基层推广的中医药适宜技术是该项工作的第一步。虽然中医药有大量的特色技术,也经过了多年的临床检验确有疗效,但不同的中医药技术针对的病种和所需条件是各不相同的,需要根据目标确定选择标准,合理选用。

通过总结国家和各地的做法,中医药适宜技术的筛选评分标准主要包括 5 个方面。①安全性,放心向居民提供,副作用小的技术。②有效性,针对目标病种确有疗效的技术。③经济性,技术的成本低、效果好。④需求性,技术适合在基层开展,满足基层常见病、多发病的需求,对中医药人员、设备等要求不高,有利于形成基层特色的项目。⑤可推广性,技术经过培训容易掌握。

筛选的资料主要来自科研项目的成果或是文献研究的成果。国家中医药管理局从 2005 年开始实施中医临床诊疗技术整理与研究专项,鼓励医疗机构和科研机构开展中医临床诊疗技术的研究工作,这些研究成果成为中医药适宜技术筛选的对象之一。国家中医药管理局在此基础上筛选技术,向全国下发文件,例如,在 2006 年筛选出第一批农村适宜技术 35 项,社区适宜技术 38 项,需特定医疗条件的适宜技术 15 项,作为第一批中医临床适宜技术推广计划项目向全国推广。省级中医药管理机构在此基础上,创建本省的中医药适宜技术项目目录,但根据《国家中医药管理局办公室关于做好基层常见病多发病中医药适宜技术推广项目实施工作的通知》,省级中医药管理部门经过安全性有效性筛选评价后确定的中医药适宜技术,原则上不超过所列中医药适宜技术总数的 30%。同样,省级中医药管理部门在筛选技术的时候,也是依据科研成果和文献研究的成果,结合实地调研的情况选择技术。一般筛选的基础材料包括国家中医药管理局的中医药适宜技术库、文献检索资料、古籍等。组织专家筛选的主要程序:①初次筛选,首先选出符合简便廉验基本要求的资料,整理成初级项目库。②二次筛选,选定病种和方法,对与该病种和方向相关的技术给予评分,主要是从安全、有效、经济、适宜等方面考虑评分,选择出备选技术。③精选项目。每次推广的项目有限,通过咨询专家,从二次筛选出的项目中选出精选项目。

(二) 中医药适宜技术推广培训

国家中医药管理局的政策文件规定了推广培训的基本做法。①主管部门是当地的中医药行政管理部门。县级卫生、中医药行政管理部门负责组织开展本县(市、区)内基层常见病多发病中医药适宜技术推广工作。②培训的主体是省级和县级基层常见病多发病中医药适宜技术推广基地。推广基地以当地中医医院为主体。推广基地的建设内容包括中医药适宜技术推广视频网络平台建设、临床带教能力建设、筛选评价能力建设、业务指导能力建设共四个方面。③师资培训。国家中医药管理局医政司组织开展省级师资培训,省级师资从地市级以上中医医院选派,具有中级以上专业技术职务,选派人员专业根据国家级推广项目确定,每省培训 20 名。培训结束后,对考核合格者授予国家级继续教育学分。县级师资原则上应从县级中医医院选派,如确有困难,可从乡镇卫生院或社区卫生服务中心选派,也可从上一级地市级中医医院选派,具有中级以上专业技术职务,选派人员专业根据确定推广的中医药适宜技术项目确定。④培训方式。可以采取集中授课的方式,也可采取半天上课、半天工作的方式,也可利用乡村医生例会的时间进行培训等。

(三)关于中医药适宜技术的基本规范和考核标准

国家中医药管理局出台《基层常见病多发病中医药适宜技术推广实施方案(2009—2010 年)》(国中医药办发〔2009〕18 号)和《基层常见病多发病中医药适宜技术推广项目考核标准及评分细则》,明确规定了推广项目的考核标准和评分细则,从组织领导、项目执行、推广绩效三个方面设计了考核的标准。以推广绩效为例,要求乡镇卫生院、社区卫生服务中心开展中医药适宜技术不少于 10 项,村卫生室、社区卫生服务站开展中医药适宜技术不少于 4 项;中医药服务量提高,每个乡镇卫生院和社区卫生服务中心中药(含中成药)处方和中药非药物处方(治疗单)合计占处方总数的 30% 以上,或比开展培训工作前增长 10 个百分点;村卫生室和社区卫生服务站的中药(含中成药)处方和中药非药物处方(治疗单)合计占处方总数的 30% 以上,或比开展培训工作前增长 10%;开展中医药适宜技术宣传工作,乡镇卫生院、村卫生室和社区卫生服务中心、社区卫生服务站卫生技术人员中医药适宜技术知晓率达到 90% 以上;接受中医药适宜技术服务的病人满意度达到 90% 以上。

一、推广中医药适宜技术的障碍和困难

（一）领导对中医药适宜技术推广重视不够

中医药适宜技术推广工作的社会效益比较大，有助于提高基层的服务能力，吸引病人到基层就诊，但其经济效益并不明显，政府理应作为这类社会效益大的工作的主体。但由于中医药适宜技术简便廉验的特点，培训的项目数量有限，适宜技术的服务量也有限，在机构的中医药服务中所占比重不高。所以，中医药适宜技术经常被政府领导和医疗卫生机构领导忽视，主要是因为他们没有认识到中医药适宜技术推广对促成有序、合理的就诊行为，对提高服务能力，对优化资源配置的长期作用，而且中医药适宜技术需要相当长的时间做推广促进工作，效果显现所需的时间长。领导对中医药适宜技术推广不够重视，对工作的推动力度小，医疗卫生机构工作强度大，导致具体的工作人员自然也会减少对中医药适宜技术推广的工作热情。这是需要在实际工作中解决的首要问题。

（二）居民对中医药适宜技术不甚了解

在中医药适宜技术相关文献中，很多研究人员都调研了影响中医药适宜技术应用的影响因素，结果显示老百姓对中医药适宜技术的接受程度几乎都居于影响因素的第一位。中医药适宜技术的设备简单，技术不复杂，而病人容易盲目根据技术中使用的设备是否高档、是否是

新技术、技术服务的成本是否高来判断医疗服务质量的好坏。为此，只有当地的宣传工作做得好，居民对中医药适宜技术的了解程度高，其应用的频次较高，推广的难度才小，从而形成良性循环。例如，在社区里面，居民对于针灸和推拿的知晓率较高，这两项中医药适宜技术有较好的群众基础，容易开展。反之，居民不了解服务项目，再加上宣传力度不够，居民便不愿意使用中医药适宜技术，导致中医药适宜技术没有应用市场，推广工作难以开展。

（三）中医药适宜技术的服务价格体系不够完善

对服务提供活动来说，服务的补偿价格是关键环节之一。通过中医药适宜技术推广工作的政策梳理可以看出，中医药适宜技术是由政府主管部门通过筛选科研项目成果选定的，每年选择一批中医药适宜技术向基层推广。这些技术对基层人员来说是新技术，对医疗服务市场来说也是新的。

从目前我国基层中医药适宜技术推广的情况看。一方面，推广工作以中医药主管部门为主导，并没有与制定价格的物价部门有效衔接，物价部门没有配合中医药适宜技术的推广工作（适时调整和增设中医药收费项目，更新服务收费情况），导致机构容易出现无法操作的问题。另一方面，我国医疗服务价格制定中人力成本定价偏低，而中医药适宜技术主要是使用治疗手段，极少用药物，这种状况决定了按照原有定价思路，中医药适宜技术的价格甚至会低于成本，提供服务的补偿不具有激励性。价格体系的不完善，很难促使基层主动提供中医药适宜技术。

（四）中医药适宜技术推广工作经费支持不够

为中医药适宜技术提供服务补偿的途径可以有两种，一是提高服务的价格，二是由推广的主体——政府为服务提供方给予经费支持，以推动技术培训、服务提供等。从中可以发现基层服务提供方不可能通过提高服务价格获取足够的补偿，如果要推动该项工作，政府财政支持必不可少。中医药适宜技术推广是系统工程，包括了筛选技术、培训准备、开展培训、推动应用、绩效考核这几个主要环节，除了技术应用可以获得一定的服务补偿外，其他的环节所需经费都来自政府财政的投入。所以，推广工作的完成度直接受制于政府的经费支持力度。但是很多地方政府对中医药适宜技术的长远效应认识不够，尽管中医药管理部门大力呼吁，但由于经费支持有限，也仅限于开展具体的活动。中医药适宜技术推广中的隐形成本也很高，如参加培训的基层医生一般是脱产到培训基地学习，会影响正常的医疗活动，对机构和个人都造成误工的损失，这部分间接成本目前完全没有任何补偿，会影响相关机构和个人参与推广中医药适宜技术工作的积极性。

（五）基层医疗卫生工作者对中医药适宜技术的提供热情不够

中医药适宜技术推广是以政府为主导的工作，其简便廉验的特点决定了不可能给提供机构和提供者个人带来可观的经济收益。但我们不能忽视基层医疗卫生工作者作为理性经济人的特性，不能否认其服务提供行为特点和经济激励、其他激励之间的关系。而目前中医药适宜技术的推广工作无论采取何种模式，都是以政策文件和政府机构考核为推广手段，在医务人员看来像是任务，很难去激发医务人员内在的工作积极性，从而很难真正体现推广中医药适宜技术的效果。提供中医药适宜技术，用简单、价廉、安全、有效的医疗服务解决病人的需求，对病人、社会都有利，但如果提供者不能够感受到这种效益，反而因为中医药适宜技术的推广影响了其有更多收益的机会，那如何能让基层医疗工作者有提供的热情？因此，政策制定者需要考虑通过经济激励、政策扶持等方法去激励基层医务人员提供中医药适宜技术的积极性。医务人员在提供医疗服务项目中占有主导地位，有能力影响需求者的行为，激励医务人员提供中医药适宜技术的积极性会大大有利于居民接受中医药适宜技术。

（六）基层中医药人才缺乏，中医药服务能力弱

基层中医药服务能力是影响中医药适宜技术推广的客观基础。虽然中医药适宜技术简单、方便，但对提供者仍有基本要求。但是在有些地区的基层机构，特别是农村的乡镇卫生院，缺乏基本的中医药适宜技术提供条件。研究人员在台州调研的三家乡镇卫生院中仅有一家能够提供针刺、艾灸、拔罐服务，三家都缺少中医脉诊、针灸模拟人或人体穴位挂图等基本诊疗设备。村卫生室均没有开展正常的中医药服务。对于这样的设施设备和服务提供能力，很难通过培训几项中医药适宜技术将机构的中医药服务开展起来，而且培训的中医药适宜技术显然很难在实际工作中应用。

基层中医药人才缺乏也是影响机构服务能力的重要因素之一。我国基层中医药人才储备不够，目前都存在老龄化严重、职称普遍偏低的问题。随着近几年公立医院的大举扩张，二、三级医院大量吸纳医疗人才，基层年富力强、临床经验丰富的人员流失严重，有能力、有病源的中医医生都调入上级医院。再加上我国近年来推广全科医生，主要吸引全科人员，引入中医药人员的指标有限，导致中医药人员青黄不接的情况更加严重。社区缺乏能够提供中医药服务的医生，没有中医药服务提供的氛围，在医疗风险高的背景下，西医医生也不敢使用简单培训的技术。基层中医药基础太差，难以承接中医药适宜技术推广的任务。

（七）基层中医药适宜技术推广培训存在问题

以上几点主要是中医药适宜技术中存在的问题，其实这项工作本

身还有许多需要改进的地方。首先,在中医药适宜技术的筛选方面,出现了认为中医药适宜技术数量不足的观点:在临床上不能普遍应用,只能解决范围很小的问题,难以满足中医药治疗的需求。有的中医药适宜技术对乡村卫生人员来说难度太大,难以掌握。其次,在中医药适宜技术的培训方面,基层医生参与的意识不强;同时,相关部门没有探索激励参与的途径,以行政命令为主。培训内容没有根据基层医生的层次来区别对待,没有真正考核培训的效果。最后,中医药适宜技术应用主要是作为基层医疗卫生机构评先评优的条件之一,或是作为示范社区卫生服务中心的条件,或是作为机构建设的要求之一,并没有专门为基层医疗卫生机构应用中医药适宜技术提供的独立培训指标,充其量统计适宜技术在基层的使用量。评先评优的基层医疗卫生机构和示范社区卫生服务中心条件好,当然能够完成中医药适宜技术的应用任务,从而导致缺乏对中医药适宜技术推广的整体效果评价。没有专门针对性的评价,很难将中医药适宜技术推广活动落到实处。

(八)上下级医疗卫生机构之间沟通不够

向基层推广中医药适宜技术的活动,虽然是由政府主导的,但技术研发、技术应用的主体都是医疗卫生机构,研发技术的机构主要是二级及以上医院,应用技术的都是基层医疗卫生机构,进行培训的专家都是上级医院的医生。因此,该活动的主体应该是医疗卫生机构。组织方需要调动各活动主体的积极性,应该在除政府开展的培训活动之外,为基层与上级医院提供更多的学习中医药适宜技术的机会,但实际情况中这种情况非常少见。基层医生经过中医药适宜技术培训后,在临床应用中会遇到很多问题。这些问题应该找谁解决?培训之后有没有后续的指导机制?基层医生在应用实践中的感受和心得如何反馈给政府主管机构和技术研发机构？等等。通过解决这些问题可以筛选出最适合在基层开展的中医药适宜技术。这些培训之后的沟通关系着推广的中医药适宜技术是否可持续发展。

二、推广中医药适宜技术的建议

（一）领导政策鼓励

领导对中医药工作较重视的地区，中医药适宜技术推广工作开展的效果则较好。如作为"国家中医药发展综合改革试验区"的上海，国家中医药管理局的中医药"三进"试点区的浙江省，中医药建设氛围浓厚，中医药适宜技术推广工作在体制、机制、经费等方面都有当地政府的重视和政策保障，因而获得很好的推广效果。领导重视，利于开展制度的顶层设计，理顺各方关系，保障工作的顺利开展。

多部门共同配合推广中医药适宜技术需要当地领导的重视。中医药适宜技术推广工作不仅仅需要中医药管理部门的力量，还需要其他部门的配合以促进推广。例如，中医药适宜技术的培训活动，需要基层医生脱产学习，导致基层医生的积极性不高。为了激励他们，可以将培训与职称评定挂钩，或者颁发相应的证书，但职称评定需要与人力资源管理部门共同出台措施。另外，中医药适宜技术在基层的应用需要医保的支持，对适宜技术提高报销比例，居民则更容易接受。

推广中医药适宜技术的具体工作开展需要医疗卫生机构领导的重视。按照政策安排，县级医院负责指导、培训基层医疗卫生机构使用中医药适宜技术，基层医疗卫生机构负责使用中医药适宜技术。中医药适宜技术具有简便廉验的特征，因而不能给机构带来较高的经济收益；另外，县级医院派出医生做研究、培训工作，基层医生学习、使用技术，都会对日常医务工作有影响。因此,只有获得相关机构领导的支持,才能够保证基层的医生有足够的精力投入到中医药适宜技术的推广工作中去。

(二)重视中医药适宜技术补偿激励

虽然政策文件可以通过行政命令理顺中医药适宜技术推广的主体责任,但各级机构都是独立运行的利益主体,如果在经济上给予其倾斜性经济补偿,则将更有利于提高中医药适宜技术在基层的利用率。

1. 完善中医药服务价格体系　中医药适宜技术都是通过系统整理和科学研究出来的新技术,都通过了中医药管理部门安全性、有效性、规范性的筛选,但是在基层应用中还是会涉及医疗服务价格的问题。对于这些简便廉验新技术的出现,需要联合物价部门根据中医药服务的特点,及时增设中医药收费项目,建立科学的价格形成机制。特别要说明的是,我国以往制定医疗服务价格时经常低估提供服务的劳务成本,但中医药适宜技术大部分为非药物治疗手段,主要是采取简单的工具和手法解决病证,其服务价格应集中体现劳务成本。中医药适宜技术的价格补偿需要合理估值劳务成本,还需要考虑价格对适宜技术的激励作用,适当制定价格、合理调整价格机制应该是中医药适宜技术推广的重要配套政策。在通过鼓励性价格激励基层提供中医药适宜技术的同时,还需要考虑通过收费优惠政策激励居民使用中医药适宜技术,为此,需要与医疗保险部门协商,通过医保报销制度的倾斜,减少居民的实际支付。

2. 增加政府的经费支持　中医药适宜技术推广具有较强的社会正外部效应,不能完全依赖市场运行,政府财政投入必不可少。中医药适宜技术推广前期的技术研究、召集专家筛选技术,推广阶段的筹备培训、推广培训工作,推广后期的绩效评估等工作都是不产生直接经济效益的,而应用中医药适宜技术虽然产生效益,但目的是降低医疗费用,显然是费用低廉的项目。这些环节都需要政府财政支持,并通过补贴鼓励服务机构从事中医药适宜技术的推广。

(三)强化中医药适宜技术的筛选和储备

多项调查表明,中医药适宜技术推广确实有助于提高基层中医药的提供能力。但是从一些研究结果中发现,中医药适宜技术的数量还不够,推广范围较小,在服务提供中只能偶尔使用,对某一病种的中医整体治疗能力提升不够,难以满足就医的需求。因此,中医药适宜技术的研发还没有跟上实际的需求,需要各地强化适宜技术的培育、筛选和储备。这些前期的准备工作需要中医药管理机构和科研管理机构共同合作,制定中医药适宜技术的整理与研究计划,本着"科研与推广应用一体化"的理念,在推广前期完成临床试验的疗效评估和安全性评价,并结合基层的需要,评估技术的推广应用的前景。只有准备充足,才能随时根据基层需要筛选适宜的技术,开展中医药适宜技术的推广工作。

(四)探索建立规范化培训和推广应用的长效机制

中医药适宜技术的培训和推广应用不是简单举办几次培训班,给基层医务人员讲解一下理论基础和技术操作即可,而应该是一个更全面、更主动的过程。只有在工作的各个环节都有保障,才能使培训和推广工作长期运行。

1. 建设组织机构　早期的中医药适宜技术推广工作主要由县级医院兼职承担,后来国家确定了建立中医药适宜技术推广基地的政策,才确定了工作的主体,理顺了权责关系。国家财政支持基地建设,由基地承担具体推广的工作。技术的推广离不开推广网络,以基地为主体,将当地的医院和基层医疗卫生机构联系起来,形成机构网络。设计运行机制,理清网络机构的职能,制定推广工作方案和有关管理制度,确定推广工作的程序和做法。有了网络和制度建设,才能在体制、机制上保证中医药适宜技术的开展。

2.落实推广计划 中医药适宜技术推广工作由推广基地负责组织实施,统筹安排,同时也需要每个县区的中医药管理部门和牵头单位的配合。在每次推广活动前,需要认真筹备,制定培训方案,编写培训讲义,做好沟通协调、追踪督查工作,从而使得中医药适宜技术推广有序进行。其中,最关键的是需要发挥培训组织者的积极性。因为推广工作并不是一次培训就可以完成的,而应该包括初期的集中理论学习和技术指导,以及后期的分组实践。培训的双方都是临床医生,工作时间紧张,应该设计机制鼓励双方在推广中发现问题,项目组专家应该定期到基层了解中医药适宜技术推广的情况,专家与基层医生应共同商讨解决问题的方法和手段。

3.评估推广效益 推广工作的目的是应用,后期的效益评估及其影响非常重要。为此,培训结束后,还需要跟踪了解培训的技术在基层的开展情况。一方面是发现技术问题,及时与研究人员沟通解决;另一方面是落实培训的效果,将培训技术应用到基层卫生工作中去。因此,后续建立考评制度、开展第三方评估非常重要。为了确保效果,卫生行政管理部门还需要将中医药适宜技术的推广应用作为基层机构考核的重要指标和目标考核的内容,在实际工作中,以基地建设为抓手,抓好中医药适宜技术推广实施过程中的督检和推广效果的评估工作,及时总结推广经验,开展表彰活动,这都有利于长效机制的建立。

(五)加大对中医药文化的宣传力度

对中医药适宜技术的多个研究结果表明,中医药适宜技术推广的最重要影响因素是居民的接受程度，这与当地的中医药文化氛围密切相关。为此，在基层加大中医药文化的宣传力度，弘扬中医药传统文化，营造浓厚的舆论氛围，提高居民在中医药防治疾病方面的知晓率，是促成中医药适宜技术推广的首要相关工作。而基层中医药文化宣传的主体一是政府，政府应在各种媒体上动员各种主体制定宣传策略，营造中医药文化氛围；二是各医疗单位，它们也要利用自身在医疗服务中的主导性优势，通过向熟悉的病人宣传推广中医药的诊疗功能，通过健康教育，让居民口口相传，让他们明白中医、信任中医、爱上中医。

（六）提高基层中医药诊疗水平

基层有能够从事中医药服务的人才是中医药适宜技术推广工作的基础条件，在此仅提及与中医药适宜技术相关的人才培养。在中医药适宜技术推广中，需要开拓思路。由于中医药适宜技术简单易行，可以积极鼓励护理人员参与到适宜技术推广中，这样既可以减轻医生的工作强度，又可以提高医疗卫生机构的整体中医药服务水平。中医药适宜技术都是相对易于学习的技术，也可以在机构内部开展适宜技术的"师带徒"活动，广泛吸纳喜爱中医的西医医生或公共卫生人员参加。社区或卫生院中医诊疗能力较强、有病源的医生，应该参与到更高层次的学习和研究中去，例如通过中医药适宜技术培训，加入上级中医医院的基层名医工作室、中医重点专科的建设中，使上下级机构共享中医的技术、病源和设备，从而提高基层中医人员的诊疗水平。

中医药适宜技术推广虽然没有非常复杂的工作内容，但其对提高基层中医药诊疗能力、降低卫生费用都有深远的意义，也符合世界卫生组织提倡的推广适宜技术的原则。实际上，中医药适宜技术推广是一个系统工程，不仅与本身的活动组织有关，而且与服务提供系统的人才、价格、医疗保险、服务评估有联系，还与中医药事业发展的程度、当地对中医药的重视程度有密切关联,促进其推广和应用应该有顶层设计的机制和有相关的制度保障。

主要参考文献

[1] 齐勋,阿古达木.社区卫生服务中中医药适宜技术新型推广模式研究[J].亚太传统医药,2014,10(15):43-44.

[2] 白世敬,李峰,毛萌,等.中医药参与社区卫生服务存在的问题与对策[J].社区医学杂志,2013,11(3):29-31.

[3] 郁东海,王家瑜,杨惠勤,等.上海市浦东新区2010～2013年中医适宜技术推广应用的实践与思考[J].中医药管理杂志,2015,23(2):11-15.

[4] 吴凌燕,熊秀萍.中医适宜技术培训推广难点与对策[J].中医药管理杂志,2016,24(6):13-15.

[5] 张曙欣,陈校云,侯月洁,等.中医药适宜技术推广应用现状与对策[J].中国医药导报,2017,14(34):89-93.

[6] 李同霞,吕洪清,崔倩倩.家庭中医药适宜技术的筛选过程及评价[J].中国初级卫生保健,2017,31(1):73-74.

[7] 陈凯.基层中医药适宜技术在农村推广的问题与对策[J].中国乡村医药,2017,24(15):28-29.

[8] 施仁潮,黄晓玲."三进"工作中中医药适宜技术推广的实践与思考[J].中医药管理杂志,2011,19(3):202-205.

[9] 任建琳,江力波,王剑萍,等.上海市卫生适宜技术工作回顾总结及发展的思考[J].中国初级卫生保健,2011,25(8):1-3.

（陈曼莉）

第六章

中医药现代化

　　"中医药现代化"是个历久弥新的话题，多年来的研究取得了丰硕的成果，其中的争论也异常激烈。研究之初的"现代化"主张几乎都有强烈的西化意味，一是西医的基础知识和各种现代理论被大规模引进中医学领域，很多人希望用这些看上去很"现代化"的理论去审视并取代中医传统的阴阳、五行等理论；二是用化学知识分析中药的有效成分，研究其化学反应，进而取代性味归经、升降浮沉等传统中药理论。近年来，此类做法遭到了一些学者的批评，因为用一种理论去居高临下地审视并取代另一种理论，更多的是论证前者的合理性，对挖掘后者精髓的意义终究有限。所以"中医药现代化"的结果是中医越来越西化，在此过程中，中医非但没有现代化，甚至逐渐迷失了自己。著名易学专家张其成教授不留情面地指出：中医药现代化问题已构成一个悖论，中医药要现代化就要科学化，就要丢弃自己的特色；而不现代化，在现代科学技术面前又难以保持自己的特色。20 世纪末的中医就处于这种两难的尴尬境地。

第一节
中医药现代化概述

一、基本概念：中医药与现代化

（一）中医药

2017 年 7 月 1 日起实施的《中华人民共和国中医药法》中将中医药界定为包括汉族和少数民族医药在内的我国各民族医药的统称，是反映中华民族对生命、健康和疾病的认识，具有历史传统和独特理论及技术方法的医药学体系。

中医，即相对于西医而言。在西方医学没有流入中国以前，中医基本不叫"中医"这个名字，而是有独特且内涵丰富的称谓。中医一般指以中国汉族劳动人民创造的传统医学为主的医学，所以也称汉医，它是研究人体生理、病理以及疾病的诊断和防治等的一门学科。

中医诞生于原始社会，春秋战国时期中医理论已基本形成，之后历代均有总结发展。除此之外，中医对汉字文化圈国家影响深远，如日本汉方医学、韩国韩医学、朝鲜高丽医学、越南东医学等都是以中医为基础发展起来的。中医承载着中国古代人民同疾病做斗争的经验和理论知识，是在古代朴素的唯物论和自发辩证法思想指导下，通过长期医疗实践逐步形成并发展的医学理论体系。

以中国传统医药理论指导采集、炮制、制剂，说明作用机制，指导临床应用的药物，统称为中药。简而言之，中药就是指在中医理论指导下，用于预防、诊断、治疗疾病并具有康复与保健作用的物质。中药主要来源于天然药及其加工品,包括植物药、动物药、矿物药及部分化学、生物制品类药物。由于中药以植物药居多,故有"诸药以草为本"的说法。

(二)现代化

现代化(modernization),又译为近代化。该词常被用来描述现代发生的社会和文化变迁的现象。根据马格纳雷拉的定义,现代化是发展中的社会为了获得发达的工业社会所具有的一些特点,而经历的文化与社会变迁,包括一切的全球性过程。

从历史上来讲,它主要指近代以来,世界各国的一种以西欧及北美等地区近现代以来形成的价值为目标,寻求新的出路的过程,因此与西方化的内涵相近。一般而言,现代化包括了学术知识上的科学化、政治上的民主化、经济上的工业化、社会生活上的都市化、思想领域的自由化和民主化、文化上的人性化等。现代化是人类文明的一种深刻变化,是文明要素的创新、选择、传播和退出交替进行的过程,是追赶、达到和保持世界先进水平的国际竞争。现代化的核心是"人性的解放"和"生产力(效率)的解放",因从欧美等西方社会开始,有时也被称为"西方化",但不专属于西方社会。

现代化可以理解为四个过程:

(1)技术的发展。

(2)农业的发展。农产品的生产更多是用来作为商品,而不是自己使用。

(3)工业化。

(4)都市化。

随着现代化的发生,社会文化各个方面都随之发生变化。官僚政治逐渐发展,学习的机会增多,宗教信仰和传统习俗的影响力减弱,人与人之间的关系发生变化,社会流动增加。

现代化的一个方面是技术的大爆炸,它使人类思想以惊人的速度和数量增长和传递;另一方面,不同文化之间的差别在缩小,而专业技术领域上的差别却在扩大。现代化指较不发达社会通过社会改革,获得较发达社会共有特征的一个社会变革过程。这个社会变革过程是由国际或社会之间的交流所促使的。

第二次世界大战后,欧洲各国衰落,美国势力扩大,于是人们说,欧洲"美国化"了。但是,当人们谈到世界其他比较落后的地方的时候,则用"西方化"这个词。然而,战后年代很快表明,就连"西方化"这个扩大了含义的字眼也无法充分表达战后世界的交流方式,为了适应这种实际情况的需要,"现代化"这个新词应运而生。因为它可以简明地表达所有建设现代化社会的国家的相似愿望而不论其地域和传统如何,所以一直沿用至今。

现代化一词无论在学术界还是大众话语中的使用都相当普遍,对其含义的探讨也相当宽泛,目前,关于现代化的含义有许多不同说法。中国现代化研究专家、北京大学已故教授罗荣渠先生在《现代化新论》一书中归纳了世界各国学者关于现代化的解释,他将现代化的含义概括为四大类:

现代化是指近代资本主义兴起后的特定国际关系格局下,经济上落后国家通过大搞技术革命,在经济和技术上赶上世界先进水平的历史过程。这也就是我国政府在阐述"现代化"方针与政策时明确表达的一贯思想。

现代化实质上就是工业化,更确切地说,是经济落后国家实现工业化的进程,是指人类社会从传统农业社会向现代化工业社会转变的历史过程。

现代化是自科学革命以来人类急剧变动的过程的统称,是由于人类知识史无前例的增长而发生的各种功能性变化。它不是着眼于工业化的纯粹经济属性,而是注意社会制度即结构与工业化和经济发展的关系,认为科学革命具有变革人类环境的巨大力量,造就特殊的社会变迁方式,而社会各单元对于这一新环境和变化的适应和调整的过程就是现代化。

现代化主要是一种心理态度、价值观和生活方式的改变过程。

二、中医药现代化内涵的诠释

中医药事业作为我国医药卫生事业的重要组成部分,数千年来,为中华民族的生息繁衍做出了巨大的贡献。1949 年以来,党和政府十分重视中医药事业,制定了一系列方针政策,力求保护、扶持和发展中医药,为中医药的现代化发展提供了有力的保障。"中医药现代化"的概念,不但包括了中医药理论、诊断方法、治疗手段、管理体制的现代化,更涉及人们的文化认同,是一个连续的综合的概念。在具体的历史进程中,这些因素交叉缠绕,并非简单的因果关系所能描述。

1979 年在广州举行的全国医学辩证法讲习会上,秉承"四个现代化"的口号,医学界提出"中医学科现代化"的提法,并第一次明确提出"中医药现代化"的概念。与会代表达成了以下共识:运用现代科学(包括现代医学)的先进技术武装中医、发展中医;运用现代科学(包括现代医学)的知识和方法研究中医、阐明中医。具体含义是指在辩证唯物主义思想的指导下,多学科地研究中医药传统的独特的理论及其丰富的临床经验,以探索其规律,揭示其本质,发扬其精华,剔除其糟粕。使中医理论经过实验科学的论证,成为严密的先进的科学体系,把中医药学提高到现代科学的水平上来,使临床诊断、治疗具有客观指标并不断提高其疗效。中药现代化的定义不多,有称中药科学化的,也有称中药现代科学化的。比较权威的定义当属国家科技部和国家中医药管理局等联合制定的《中药现代化发展战略》中的定义,即中药现代化就是将传统中医药的优势、特色与现代科学技术相结合,以适应当代社会发展需求的过程。

1998 年,甘师俊等主编的《中药现代化发展战略》一书中对中医药现代化的定义:与现代科学、现代医学接轨,以客观、规范、定量、精确为基本要求,将中医的概念、理论做客观化、定量化转移,采用实验、实证、分析的方法,开展中医学的"实质"研究、"物质基础"研究,以及在器官、组织、细胞、分子水平的研究,使气、阴阳、脏腑、经络、证等抽象概念可以用现代科学、现代医学的语言进行阐释和翻译,从而使中医成为一门物质基础明确、实验指标客观、数据精准、标准具体的学科。

2003 年,国务院颁布了《中华人民共和国中医药条例》,明确提出要实现中医药现代化的战略目标。此后,什么是中医药现代化,如何实现中医药现代化成为中医界争论、研究的主题内容之一。有观点认为,中医药现代化就是运用现代科学技术来阐述和发展中医药学,使之与当代自然科学接轨。也有人认为,中医药现代化的内涵包括四个方面,即中医药学理论现代化、中医诊疗技术现代化、中医医院的管理现代化和中药生产的现代化。还有人认为,中医药现代化应充分利用现代科学技术和信息手段,发扬中医药学的优势与特色,使中医药学从理论体系到临床实践都产生新的变革与升华。从以上观点可以看出,对于中医药现代化的理解主要涉及用现代化的手段研究、发展和阐述中医药,使之具有现代气息。

2004 年国家中医药管理局副局长李振吉对"中医药现代化"的概

念又做了重新诠释,他提出,中医药现代化就是按照中医自身发展的规律,满足时代发展的需求,充分利用现代科学技术,继承和发扬优势与特色,使中医药学从理论到实践都产生新的变革与升华,成为具有当代科技水平的医学理论体系的发展过程。按照中医药现代化的发展目标,通过 10~20 年的努力,在中医传统辨证论治的基础上,从功能状态入手,通过"四诊"信息化、智能化,基本建立起比较完善的中医现代诊疗体系;借鉴、引用现代科学的评价理论和方法,制定出现代社会可以理解和接受的评价方法和技术标准体系;通过对不同人群和示范社区"辨证施保"的研究,形成有效提高生存质量的养生保健体系;与现代医学的方法有机结合,形成中西医结合防治重大疾病的完整方案和评价体系,使我国对此类疾病的防治达到或超过国际水平。中医药现代化的推进,使中医药在解决多因素疾病与养生保健中逐步发挥主体作用,成为社会保障体系中一支不可替代的力量。

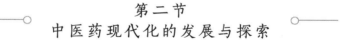

第二节
中医药现代化的发展与探索

一、中医药现代化相关政策分析

中医药政策是党和国家关于"坚持中西医并举"方针,为扶持中医药和民族医药事业发展,为保障人民健康而制定和颁布的行动准则。

(一)中医药政策

新中国成立初期,第一届全国卫生工作会议把"团结中西医"作为三大卫生工作方针之一,确立了中医药的地位和作用。1954 年,中共中央批转《关于改进中医工作问题的报告》，提出了一系列改进中医工作的政策和措施，将我国中医药事业纳入国家发展的大政方针，明确了中医药的政治地位和社会地位。1958 年 10 月，毛泽东主席批示：中国医药学是一个伟大的宝库，应当努力发掘，加以提高。

改革开放以来，我国相继出台了一系列促进中医药事业发展的政策法规。1978 年中共中央转发卫生部党组《关于认真贯彻党的中医政策，解决中医队伍后继乏人问题的报告》，并在人、财、物等方面给予大力支持，有力地推动了中医药事业的发展。2009 年国务院颁布实施《关于扶持和促进中医药事业发展的若干意见》，逐步形成了相对完善的中医药政策体系。中国共产党第十八次全国代表大会和十八届五中全会提出"坚持中西医并重""扶持中医药和民族医药事业发展"。2016 年，中共中央、国务院连续颁布了一系列中医药政策，比如《"健康中国 2030"规划纲要》，明确了中医药事业发展的重点任务。2016 年 12 月 25 日，在第十二届全国人大常委会第二十五次会议上，《中华人民共和国中医药法》（简称《中医药法》）正式通过，这部法律明确了中医药事业的重要地位和发展方针，提出：中医药事业是我国医药卫生事业的重要组成部分。发展中医药事业应当遵循中医药发展规律，坚持继承和创新相结合，保持和发挥中医药特色和优势。

（二）推进中医药现代化政策

中医药现代化政策的基本内涵是积极利用现代科学技术，促进中医药事业的发展。1980 年，经党中央、国务院同意的《关于加强中医和中西医结合工作的报告》中明确指出：采用先进科学技术，实现中医药现代化。1985 年，中央书记处在关于卫生工作的决定中强调：中医必须积极利用先进的科学技术和现代化手段，促进中医药事业的发展。

2003 年,《中华人民共和国中医药条例》规定:积极利用现代科学技术,促进中医药理论和实践的发展,推进中医药现代化。一是积极利用现代科学技术。研究中医药科学,带动基础和应用研究,促进中医药学术理论的创新和发展,最大限度地适应不断变化的时代要求和挑战。二是积极利用现代医学技术,促进中医药和现代医药的有机结合,促进中医药技术的创新和发展,促进中医药机构的现代化建设。三是中医药现代化的根本是要提高疗效和与时俱进。不断丰富和发展中医药理论和实践方法,提高临床能力和水平,使中医药成为具有当代科技水平的医学理论与实践体系。四是中医药现代化是保持中医药特色前提下的现代化,而绝不是走向现代科学,与现代科学融合,甚至变质为现代科学的现代化。

(三)中药产业现代化政策

2002 年,国务院办公厅批转科技部等八部委《中药现代化发展纲要》等文件,全面阐述了我国中药现代化政策。一是坚持继承与创新相结合。努力挖掘中医药宝库,不断创新,积极开发具有自主知识产权的中药创新品种,全面提升中药的研究开发能力和生产水平。二是保障资源可持续利用和产业可持续发展。在充分利用资源的同时,保护资源和环境、生物多样性和生态平衡,保障中药资源的可持续利用和中药产业的可持续发展。三是政府引导、企业为主、共同推进。政府通过制定国家战略目标,创造良好发展环境,引导中药现代化发展方向。企业根据市场需求和发展,围绕国家战略目标,不断创新。四是总体布局与区域发展相结合。充分考虑总体布局,发挥区域优势,促进区域经济发展,配合西部大开发战略的实施,通过中药现代化的发展,促进改善西部的生态环境,发展生态经济,提高西部地区的综合经济实力。五是大力加强中药创新研究。把中药现代化列入国家医药科学技术发展的重点,加速中药现代化。重视中药资源可持续利用研究,加强中药化学成分研究,积极开展防治现代化重大疾病的中药研究,重视中药提取、分离技术的研究,加强中药质量标准和信息技术研究等。2006 年,科技部等联合发布《医药科学技术政策》,明确提出:大力加强中药创新研究,加速中药现代化,并把中药现代化列入我国医药科学技术发展的重点。

2017 年,科技部、国家卫生计生委、国家体育总局、国家食品药品监管总局、国家中医药管理局、中央军委后勤保障部在《关于印发〈"十三五"卫生与健康科技创新专项规划〉的通知》中将推进中医药现代化列为一项重点任务。

该规划提出,到 2020 年,建立更加协同、高效、开放的国家卫生与健康科技创新体系,中医药特色优势进一步发挥,为提高全民健康水平、加快健康产业发展、助推健康中国建设提供坚实的科技支撑。建设一批医学科技辅助创新平台、中医药科技平台和国际科技合作平台。在中医药理论传承与创新方面,进一步加强中医药理论研究,多学科协同创新,解决制约中医药发展的关键科学问题;在中医药健康服务方面,开展中医"治未病"、中医康复、中医药仪器与装备研发等研究,提高中医诊疗服务能力和康复技术水平;在中药资源保障与价值提升方面,突出基础研究、共性关键技术、产品创制及集成示范应用全产业链科技创新,形成以中药资源为核心的"大品种、大产业"的中药材产业发展新格局;在中药研发技术和产品开发方面,开展中药新药发现及评价技术等研究;在中医药标准化方面,建立系统完善、适应发展需求的中医药标准体系,把握中医药在国际传统医学标准制定中的主导权与话语权;在中医药国际化方面,开展中医临床研究实施规范、国际多中心临床疗效评价等研究,促进中医药服务和产品逐步进入国际医药和保健主流市场;在民族医药传承与创新方面,开展民族医药传承保护与理论等研究,提高民族医药科技创新能力与临床服务能力。

二、中医理论现代化

中医理论现代化是中医药现代化的一部分,也是最重要、最核心的部分。中医理论来源于对医疗经验的总结及中国古代的阴阳五行思想。其内容包括精气学说、阴阳五行学说、气血津液、藏象、经络、体质、病因、发病、病机、治则、养生等。早在两千多年前,中医专著《黄帝内经》问世,奠定了中医学的基础。时至今日,与中国传统医学相关的理论、诊断法、治疗方法等,均可在此书中找到根源。

中医理论体系是经过长期的临床实践,在唯物论和辩证法思想指导下逐步形成的,它来源于实践,反过来又指导实践。通过对现象的分析,以探求其内在机制。因此,中医学这一独特的理论体系有两个基本特点,一是整体观念,二是辨证论治。中医的基础理论是对人体生命活动和疾病变化规律的理论概括,它主要包括阴阳、五行、气血津液、藏象、经络、运气等学说,以及病因、病机、诊法、辨证、治则治法、预防、养生等内容。

(一)辨证论治

中医之诊断,观其外而知其内。透过"望、闻、问、切"四诊,运用多种辨证方法将证候分类。

医生运用视觉来观察病人的神色、形态的变化,称为望诊;凭听觉和嗅觉来辨别病人的声音、气味和呼吸的变化,这是闻诊;询问病人病情和治疗的经过及相关的症状,叫作问诊;切按病人脉搏,以了解病人脉象和肢体的变化,属于切诊。通过"四诊"的诊断,可诊查出疾病的症状,进而了解病因,从而为"辨证论治"提供治疗的依据。四种诊法各有独特的作用,临床上,必须注重综合运用,相互对照参考,才能获得全面的信息,从而对病情做出正确判断,这就是所谓的"四诊合参"。

四诊之后,根据病人抵抗力的强弱,病热的进退缓急,对外感疾病的各种证候加以分析,归纳其证候特点、病变部位、损及何脏何腑、寒热趋向、邪正盛衰等,作为诊断治疗依据。

中医治疗是"辨证施治",治法处方以"四诊"所得的证候为根据。病理变化虽然极为复杂,但病变的主要原因,总不外乎邪正相搏及脏腑功能失去协调,因此,施治原则便是祛邪扶正及调整脏腑气血活动,使之复归正常。

(二) 中医药现代化

1. 中医诊断辅助工具

(1) 望诊:《难经》云,望而知之谓之神,切而知之谓之巧。望诊的主要内容是观察人体的神色、形态,医生运用视觉从病人的脸色、眼色、精神、气色及外貌形态观看出端倪。从中医临床经验得知,人体外部与五脏六腑有着密不可分的联系,尤其是面部、舌部与脏腑的关系更为密切,因此医生通过对病人外部的观察,可以了解脏腑的病变,进而找出疾病的本质,以增进治疗效益。

望——"舌诊"研究

中医舌诊现代化研究,使用高解析度彩色摄影系统记录舌影像,经由影像处理技术,用舌象颜色的 RGB 与 HSL 量化结果,解释临床上各种舌象颜色的异同关系与临床上的表现。将健康者舌象特征量化做分析。在稳定控制的环境条件下,采用 HSL 颜色模型(即色度、饱和度及亮度）对舌象颜色进行量化分析,并以映射后再修正的二阶段演算法判断出舌象的颜色。由 RGB 三原色与 HSL 颜色模型统计出各种舌质和舌苔的颜色,借以说明舌象临床表现的定性与定量的关系,并探讨舌象颜色之间的关系。在临床舌象诊断中,常见的舌质颜色区分为白、淡黄及黄三种,分别代表着不同的临床意义。

（2）闻诊:闻诊包括听声音、闻气味两个方面。其中声音包括说话声、脚步声、呼吸声以及咳嗽声等各种声音。由此判断所听到声音的强弱及频率是否正常,作为辨证的依据。而气味则包括口气、汗气、体臭、鼻气及排出物的气味等。由气味的浓厚来判断病人身体的寒热虚实状况。闻诊的基本原理在于声音和气味都是由脏腑生理和病理活动所产生的,所以能反映出脏腑的生理和病理变化。

闻诊——音诊研究

病人只需要对测量仪器发出"呀"的声音,仪器会根据声音,经由"气虚相关参数"与"阴虚相关参数"等标准,断定脏腑功能及气血津液的盛衰等生命活动的客观征象。

（3）问诊:问诊是医生通过病人主诉,询问病情,从而得知辨证资料。张景岳《十问篇》可为问诊之楷模。一问寒热二问汗,三问头身四问便,五问饮食六问胸,七聋八渴俱当辨,九因脉色察阴阳,十从气味章神见。见定虽然事不难,也须明哲毋招怨。

问诊——模糊理论

中医在诊断疾病过程中,明显地具有直观模糊性,在症状的表达与描述上都是模糊的,不可名状的。病人口述症状时,有人对于某些症状特别敏感,有人迟钝,我们可以从中看出这个特性,因此有人将这种主观感觉称为"模糊感觉"。

研究运用模糊集合理论的观念并配合中医施治的办法,尝试找寻一种新的智慧型的中医诊断模型,将中医诊断过程数理量值化。中医的诊断过程包含很多不确定性:症状与症状之间,症状与疾病之间,以及诊法本身,甚至还包括医生主观经验的认定及病人口述症状时代入主观感觉。研究运用量值分级的概念,将症状与证的关系给予模糊分级,分级的目的在于将症状归属于证的重要性程度予以量级化,并且由此建立症状对证的模糊关系,来解决由于症状的量级变化产生证型转变的效应;并且考量症状与证间的模糊关系,使得症状对证的模糊关系更加合理。此外,研究运用广义的代数和演算法来模糊医生将症状集的信息累计加重的思维过程。可以通过数理模式所构架出来的诊断模式,依病人不同的症状集,诊断出不同的证,从而实践中医的辨证论治。实际诊疗路径可参考模糊理论的问诊系统、类神经系统。

(4) 切诊:切诊的内容包括脉诊和按诊两部分,两者都是运用医生的手,对病人体表进行触、摸、按压,以了解病情的一种诊断方法。脉诊是按脉搏,按诊是对病人的肌肤、手足、腹胸及其他部位的触摸按压。由脉诊可以了解局部的异常变化,从而推断疾病的部位、性质和病情的轻重等情况。

切诊——脉诊研究

医生用食指、中指、无名指三指来诊断病人两手的寸口,即触摸桡动脉的搏动来辨别脉象。在桡动脉上分寸、关、尺三部位,又分别给予压力、浮举、中按、沉寻触摸不同脉位。脉象是医者切脉手指端接触病人脉搏所感觉到的脉搏数、律、位、形、势的变化。

现代医学的研究表明,构成脉搏的形、象主要需要心脏搏动所产生的压力、动脉管壁弹性与末梢抵抗力、血液黏稠度三个条件。脉搏是心跳频率、心脏活动节律、心脏射血功能、动脉管壁弹性、小动脉紧张度、血管充盈度及神经、内分泌调节功能等多种因素的综合反映。脉搏波由升支和降支组成。升支和降支构成主波。降支上还出现两个波和一个切迹,即潮波(压力波,重搏前波)、降中波和重搏波切迹。脉搏波图可反映脉搏应指的动态,可表现脉搏的速率、紧张度、流利度和均匀度。

但中医脉诊具有一定的主观性,要准确掌握和运用有着相当的难度,素有"心中易了,指下难明"之说。如何利用现代科学技术提高中医脉诊的客观性,早日摆脱标准不统一、不易推广和学习的状况,已成为中医脉诊客观化研究中备受关注的问题。运用现代各种测试技术和方法,将手指感知的各种脉象描记下来进行分析是脉诊研究的一个大的方面。近年来国内外对桡动脉脉搏波的研究方法,大多是把适当的传感器置于被测部位,将脉搏的搏动转换成电信号,再输入放大电路,将微弱的生理病理信号用记录仪记录,或用计算机处理,再对脉搏波进行分析诊断。

2. 中西医合作——西医诊断并用中医辨证

(1)辨证论治的缺点:辨证论治是中医学的主要特色,但"证"的现代性却遭受质疑。首先,因为缺乏量化的指标,就没有再现性与一致性,缺乏客观性的结果,即不合乎科学验证的精神。其次,中医对疾病症状的性质和部位的描述含糊不清,没有明确的规范,对于病证的描述也缺乏特殊性与客观性。最后,某些疾病的早期可能"无证可辨",另外有些症状与病证和疾病毫无关系,辨证资料可能是错误的归纳与分析。

(2)辨病、辨证:利用现代医学的成就和科技,做正确、现代化的诊断,再加以中医辨证论治,是未来的研究趋势。以西医诊断全盘掌控整个疾病的发展过程,再加入中医辨证,可以增加诊断精确度,减少误诊,同时也可以发挥中西医结合的精髓,对病和证两者同时兼顾。

中医以"辨证"论治为特色,西医以"辨病"论治为特长,未来将以个体化体质、基因蛋白质体医学治病,作为中西医的结合。

三、中医药现代化＝中医药科学化？ 中医药现代化＝中西医结合？

近代以来，中西医的并存、冲突、交流、互补构成了近代中国医学发展史上一道令人瞩目的风景线。中医究竟何去何从成为中国医学面临的一个具有战略性意义的重大选择。从早期的中西医汇通的尝试到后来的中西医结合口号的提出，均是中医面对西医挑战而提出的应对策略。但中西医汇通和中西医结合结果的"汇而未通"和"结而未合"导致了中医又开始寻找新的发展战略。

（一）"现代化"与"科学化"的悖论

到目前为止"现代化"在社会认知中仍然是一个十分含混的概念，最突出的就是把现代化与西方化相混淆。在近代以来，凡主张现代化的学者都不知不觉地以西方作为现代化的目标和模式，乃至在理论深处把"西方化"与"现代化"相等同。由于中医属于中国传统文化的一个重要组成部分，同时又是一门传统科学技术，是传统科学文化与人文文化的结合体，两者在诸多层面上难舍难分。因此，中医药现代化涉及的不仅仅是传统文化的现代化问题，也涉及传统科学技术的现代化问题。

目前比较多的研究者认为，中医"现代化"就是与现代科学、现代医学接轨，以客观、规范、定量、精确为基本要求，将中医的概念、理论做客观化、定量化转移，采用实验、实证、分析的方法，开展中医学的"实质"研究、"物质基础"研究，以及在器官、组织、细胞、分子水平的研究，使气、阴阳、脏腑、经络、证等抽象概念可以用现代科学、现代医学的语言进行阐释和翻译，从而使中医成为一门物质基础明确、实验指标客观、数据精准、标准具体的学科。中医的"现代化"就是中医"科学化"。

　　"科学化"与"科学性"虽然是两个概念,但在科学研究的方向和目标上两者应该是一致的,科学研究应该是通过"科学化"的手段充分发挥研究内容的"科学性"的过程。然而在中医药现代化研究中就出现了这样一个怪圈:中医的科学性体现在它独特的临床疗效上,尤其在疑难病、慢性病、心身疾病、老年性疾病等疾病及亚健康状态的治疗上,它是通过对病人进行整体辨证施治后给予个体化治疗来实现的,而且中医的辨证施治、理法方药具有非常强的灵活性,这些特性如果通过千人一则一方的"标准化",通过几个特异性指标的"定量化",通过证候的"精确化"等科学化或现代化研究标准处理是不能够正确反映和揭示的,中医研究越"标准化""客观化",其内在"科学性"和特色就越多地丧失,在追求科学化、现代化的道路上奔跑的结果是中医学变成了"非"医学。

(二)中医药现代化悖论的思考

　　以上悖论的根源在于目前中医药现代化的基本思路多是以现代科学方法论原则去理解、规范和改造中医学,现代科学技术的方法和手段、国际通行的医药标准和规范又都属于西方的认识论和方法体系,而中医和西医具有截然不同的范式特征,这导致了中医药现代化研究方法与方法论的矛盾和背离。

　　自废除科举之后,国人竞相研习西学,虽有部分中医学家仍然拥有一定的旧学功底,但从整体来看,业医者的知识结构与思维方式多已偏于西化,大部分中医医生已经不知道中学之体是个什么体,就连谭次仲这样学识广博、知识结构完善的医学家,都不能察觉中西医理论本质上的冲突。此种情况使众医学家在处理中西医理论的差异与冲突时,无法做到中西医汇通派医学家那样进退得当,而是本能地倾向于西化,虽然在某种程度上迎合了大势,却最终矫枉过正,甚至在西化的路上很难回头。这一形势在二十世纪中叶发展到了十分严重的地步。

　　1949年10月，新中国政府组织召开全国卫生行政会议，与会代表多要求限制中医的发展。陆渊雷代表中医界同仁顶住了压力，为中医争取了生存空间。但形势并没有因此而缓和，"中学西""改造中医""中医科学化"的声音一直占据主流，造成的直接结果就是广大中医医生在没有打牢中医理论基础的情况下，选择使用更容易理解的西医理论来解释中医，临床实践更是舍中从西，出现了中医药人才面临断档的危险局面。毛泽东主席敏锐地发现了这一严重错误，给予了严厉的批评，并多次下达指示，要求纠正错误，努力发掘中医这一伟大宝库。于是，"中西医结合"的新局面迅速形成，相关工作也开展起来。

　　由于"中西医结合"工作并非民间自发形成，也不是中医界内部的自觉，而是一场自上而下、由国家力量组织进行的运动；和注重思辨的"中医科学化"相比，"中西医结合"有了实实在在的国家力量支持，也有了不能推卸的任务与指标，因此更加倚重科学实验。在实验室里用具体的实验来探究中医理论的合理性所在；在临床上，中西医结合实践也不再是医生的个人行为，而是有组织参与、有明确目的、有具体方案的国家行为。这一过程中，对中医理论的研究工作有两大重点：一是和中医科学化一样，运用西医理论去解释中医原理，比如在伤寒领域，用病毒、组织器官充血等概念来重新解释《伤寒论》里的证候；二是研究某种中药所含有的化学成分，以及这种化学成分对某种疾病的效用。经过多年的研究，很多人体器官、系统的运作机制得到了新的认识，很多药物的化学成分与有效性原理得到了揭示，有些实验虽然未能获得最终结果，却也为以后的研究工作捕捉到了宝贵的线索，成绩斐然。用实验室中的实验来探究中医学原理的方法、西医诊断结合中医治疗的方法、对西医理论中的疾病进行中医分型，也都成了一种"习惯"，一直延续到今天。

"中医药现代化"作为一个术语、一个概念，是在 1979 年召开于广州的全国医学辩证法讲习会提出的，它在精神主旨上与前面的中西医汇通、中医科学化、中西医结合是一脉相承的，其发生也是前面几个阶段积累到一定程度，在新时期新环境下自然产生的结果。由于处在不同的历史阶段，因此具体表现和内容又与前面几个阶段有明显的区别。很多西方学术成果和先进思想进入中国学者的视野后，国人依据这些前人不曾拥有过的思想资源与前所未有的思想高度，几乎在一瞬间就抓住了问题的关键，那就是，中西医本属不同文化背景与思维方式下产生的不同理论体系。两者虽然在临床实践上可充分合作，但在理论体系上却万难融合，"不可通约性"是横在两者之间的一道鸿沟。在此种认识之下，以往单纯地、机械地以西医知识解释中医理论、以化学成分解释中药原理、以西医概念比附中医概念的错误方法得到了一定程度的反思，系统科学、思维科学、认知科学及语言学很快被引入中医学领域。学者们以此为依据，对中西医理论的发生、发展，以及各自的特性做出了与从前完全不同的研究与探讨，也达到了前人所完全不能想象的高度。不同于中西医汇通、中医科学化、中西医结合派的具体细微，拥有了新知识与新眼界的中医学家们不再纠结于中西医之间具体的一理一法、一方一药之配合，或某一概念之异同，而是着眼于中西方文化在发生之时的差异，以及此后各自发展道路的不同所造成的结果。此种背景下，钱学森力主将"系统科学"引入中医学，匡调元力主建立超越中西医的"人体新系"，刘长林首倡以思维方式之差别来审视中西医理论差别，邱鸿钟、贾春华则力主以语言学、文化人类学、认知科学来重新审视中医理论。虽然不免局限于当时的整体认知水平，却都在新的环境、新的知识背景下敏锐捕捉到了中医理论发展的更加合理的方向，为其发展打开了全新的局面。

四、"互联网＋中医药"：智能化的中医药医疗服务

中医药健康服务与互联网融合发展是将中医药养生、保健、医疗、康复、健康养老、中医药文化、健康旅游等中医药健康服务与互联网的创新成果深度融合，实现个性化、便捷化、共享化、精准化、智能化的中医药健康服务，对推进中医药现代化，推动中医药传承发展，建设健康中国具有重要意义。

用仪器"把脉"读取健康数据、在医院 App 里下单坐等煎好的中药快递到家……拥有几千年历史的传统文化瑰宝中医药和"前卫"的互联网融合，正日益迸发出新的活力。2017 年 12 月，《国家中医药管理局关于推进中医药健康服务与互联网融合发展的指导意见》（国中医药规财发〔2017〕30 号）发布，该文件要求，到 2020 年，中医药健康服务与互联网融合发展迈上新台阶，融合发展新模式广泛应用，服务内容不断丰富，领域不断拓展，水平加快提升，线上线下结合更加紧密，产业链逐步形成，治理能力现代化水平明显提升，健康服务能力明显增强，实现人人基本享有中医药服务。到 2030 年，以中医药理论为指导、互联网为依托、融入现代健康管理理念的中医药健康服务模式形成并加快发展，中医药在治未病中的主导作用、在重大疾病治疗中的协同作用、在疾病康复中的核心作用得到充分发挥，中国特色健康服务蓬勃发展，人民群众得到更多实惠。

（一）深化中医医疗与互联网融合

优化中医医疗服务流程。以方便病人就医为根本，发挥优质医疗资源的引领作用，整合线上线下资源，建立更加规范、共享、安全的中医

诊疗流程。鼓励利用互联网技术实施预约诊疗,提供分时段就诊、候诊提醒等多渠道的诊前服务,有效分流就诊病人。基于移动互联网、物联网开展划价缴费、报告查询、健康咨询、药品配送、随访等便捷服务。积极推行电子化支付方式,简化支付流程,实现即时结算、诊间结算。

创新中医医疗服务模式。依照国家有关法律法规,利用互联网、大数据等技术,规范开展互联网中医诊疗活动。基于中医重点专科专病建设,支持基于标准协议的满足中医临床要求、数据互联互通、高度共享的区域中医诊疗中心信息化建设。鼓励医疗机构发挥原创思维,研发体现中医药特色的信息系统。加快推动中医电子病历和电子健康档案的连续记录及医疗机构之间的信息共享,构建中医临床应用知识库和病人诊疗信息库。支持人工智能辅助诊断、多种生物特征识别、中医专家系统等建设,开展互联网延伸医嘱等服务应用。探索和推广"智慧药房"建设,提供包括中药饮片、配方颗粒、中药煎煮、膏方制作、药品配送、用药咨询等药事服务。鼓励医联体相关医院管理、医疗服务等信息平台建设,推进医联体内和同城同级中医医疗机构的检查检验结果互认,实现医联体内诊疗信息互联互通。加快基层医疗卫生机构中医诊疗区(中医馆)健康信息平台建设,探索移动终端、智能终端的研发与应用。

推进中医远程医疗服务。引导和鼓励中医医院运用信息化、智能化技术装备,向下级医院、基层医疗卫生机构提供远程会诊、影像诊断、病理诊断、心电诊断、中医体质辨识、中医"四诊"、中医经络诊断、宏观微观舌象诊断、远程教育等服务,提高优质中医医疗资源可及性和服务整体效率。研究中医远程医疗服务模式、运营机制和管理机制,深化中医远程医疗业务应用,扩大中医远程医疗服务范围。充分发挥移动互联网、大数据等技术在分级诊疗中的作用,促进中医医疗资源纵向流动。

（二）发展中医养生保健互联网服务

1. 鼓励发展中医养生保健信息服务　鼓励中医养生保健机构构建中医养生保健信息服务平台，针对不同健康状态人群提供个性化的中医健康干预方案或指南（服务包）。鼓励应用"网上下单、实体店消费"等 O2O 模式，研发中医养生保健服务应用程序。构建开发面向社区、居民的中医养生保健知识库、知识图谱，打造中医养生保健智慧云，提供融中医健康监测、咨询评估、养生调理、跟踪管理于一体的中医养生保健服务。积极利用新媒体技术，宣传中医养生保健服务的理念、方法与产品，主动推送中医养生保健知识。

2. 推进中医特色健康管理智能化　打造中医健康云，构建开发具备中医健康体检、中医体质辨识、健康风险评估、健康干预、慢性病管理等功能的信息系统和移动终端，实现中医健康数据的采集、管理、应用和评估，建立个体中医健康档案。开展中医特色健康管理合作试点，制定信息共享和交换标准。发展第三方在线中医药健康市场调查、咨询评价、预防管理等应用服务。

3. 加强中医特色康复信息服务　引导和鼓励社会资本进入中医康复服务领域，利用云计算、大数据、移动互联网等技术，提供康复评定、服务过程记录、效果分析、长期跟踪等中医特色康复信息服务。推动中医医疗机构建立康复数字化诊疗系统，提供中医特色康复医疗、训练指导、知识普及、康复护理等功能。推动中医医疗机构与社区康复机构的康复诊疗信息共享，提供远程康复诊疗、双向转诊、康复教育等服务。鼓励应用互联网、虚拟现实以及智能感知、模式识别、智能分析、智能控制等技术，研发具有中医特色的康复医疗服务信息系统和智能康复器械产品。

（三）推动中医药健康养老信息化

加快推进健康养老信息服务。鼓励中医医疗机构与养老机构探索基于互联网的医养结合新模式，逐步丰富和完善服务内容及方式，延伸提供社区和居家中医药健康养老服务。鼓励社区养老服务信息平台与区域人口健康信息平台、中医药信息平台对接。鼓励养老机构应用基于物联网、移动互联网的便携式体检、紧急呼叫、监控等设备，向老年人提供中医药养生保健、医疗、康复、护理的线上商务和线下实体服务，采集、存储和管理老年人体征和行为监测、健康档案、慢性病管理、中医养生保健等数据，推动中医特色养老服务信息化发展。

促进智慧健康养老产业发展。积极利用互联网，发展中医药健康养老服务，开发和运用智能硬件，发展老年人电子商务，重点推进老年人健康管理、紧急救援等服务。设计开发适合老年人的智能化产品、健康监测可穿戴设备、健康养老移动应用软件等。加强中医药健康养老信息化服务成果转化及适宜技术市场推广。推进中医药健康养老大数据分析与处理，挖掘中医药健康养老服务领域的创新潜能，研发具有中医药特点的健康养老信息服务产品。

（四）发掘中医药文化与健康旅游资源

发掘中医药文化资源。编制中医药文化数字资源总目录，建设中医药文化素材库和信息资源库。发展数字出版、互动新媒体、移动多媒体、动漫等新兴文化产业，引导开发一批适合移动新媒体传播的中医药文化精品佳作和科普作品，创作具有地方特色、民族特色的中医药文化数字产品。推动建设覆盖电视媒体、网络媒体、移动终端、平面媒体等的中医药文化传播平台和客户端。加强智慧型中医药博物馆、中医药健康文化体验场馆、文化宣传教育基地的数字化、智能化建设，创新交互体验应用。

打造智慧中医药健康旅游。利用中医药文化元素突出的中医医疗机构、中药企业、名胜古迹、博物馆、中华老字号名店、中药材种植基地、药用植物园等优势资源,搭建综合服务信息平台,开发线上线下融合发展的中医药观光旅游、中医药文化体验旅游、中医药特色医疗旅游、中医药疗养康复旅游等旅游项目和产品。利用虚拟现实、增强现实等技术,推广"线上虚拟感受、线下实体体验"的中医药健康旅游模式,实现线上线下即时互动,增强中医药健康旅游的科学性、娱乐性和趣味性。

（五）促进中医药服务贸易信息交流

加强国际国内、线上线下交融互动,有序推进中医药服务贸易公共信息平台建设,采集中医药政策法规、人员资质、产品注册、市场准入、质量监管等信息,为中医药服务贸易提供技术、人才、市场、投资及政策等咨询。支持建立中医药服务贸易统计体系。充分利用互联网技术开展中医药远程教育、医疗保健和认证等服务。将中医药服务贸易与中医药文化传播相结合,支持翻译出版数字化中医古籍,支持开发一批适合移动新媒体传播的海外中医药文化创意作品,促进中医药文化的国际推广和普及。

（六）规范中医药健康大数据应用

推动中医药健康大数据资源共享。加快建设和完善以中医电子病历、电子处方等为核心的基础数据库,鼓励中医医疗机构推进中医药健康大数据采集、存储,规范采集中医特色诊疗数据,畅通部门、区域、行业之间的数据资源共享通道。推进数字化中医健康辨识设备、可穿戴设备、健康医疗移动应用等产生的数据资源规范接入各级中医药信息平台。建立中医药健康大数据资源目录体系,有计划地稳步推动中医药健康大数据开放,充分释放数据红利。

推进中医临床和科研大数据应用。加强中医临床和科研数据资源整合共享,建设中医临床科研信息共享系统,构建中医药古籍数据库、名老中医传承知识库、中医临床诊疗数据库、具有中医特点的生物信息样本库等。推动科研资源共享与跨地区合作,搭建中医药大数据研究平台,整合数理统计、数据挖掘、人工智能等方法,突破中医药健康大数据应用的重点、难点和关键性技术问题,加快构建中医药健康服务大数据产业链。

推进中医药健康服务评估大数据应用。综合运用中医药健康服务大数据资源和信息技术手段,建立中医药健康服务评估体系,科学评价中医药健康服务。加强中医药健康服务对居民健康、国民经济的贡献情况等重要数据的精准计算和预测评价,强化中医药健康服务机构管理,建立健全对人员、场地、收入等变化趋势的监测机制。加强与征信机构合作,建立中医药健康服务统一信用信息平台。

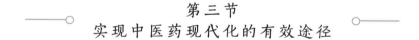

第三节
实现中医药现代化的有效途径

一、保持中医特色与中医药现代化

中医药现代化过程中,必须坚持中医思维,坚持以中医理论为指导,同时坚持以疗效为根本衡量标准,以开放包容的心态,有效吸收现代科技发展最新成果为己所用。

十九大报告指出,保障和改善民生水平,实施健康中国战略,要坚持中西医并重,传承发展中医药事业。现代科技与中医药这一传统文化精髓的有机融合,已开始开花结果并获得国际社会承认。

中医之所以能够保存到今天仍有其生命力的关键就在于,相对现代医学而言,中医仍然具有现代医学不能比拟或难以替代的特色或优势,不然中医早就像其他传统科学一样,被现代科学淘汰了。

所谓"特色"是相比较而言的,现在我们所谓的中医特色所指的是相对西医学的本质特点。1986 年 12 月在卫生部领导下,由中华全国中医学会组织的"全国中医药学术发展战略研讨会"上研究确定的中医发展的"主体战略"被概括为"以我为主,坚持特色,按中医自身发展规律发展中医"。那么,中医特色究竟是什么? 这在中医界一直是一个见仁见智的问题。

如果将中医特色简单地定位于某种理论或某种具体的方法、技术,就容易把中医特色表面化、简单化。这样,如果将中医某一具体理论、具体方法进行改变或否定,那就认为是消解、丢失了中医特色。实际上,中医发展的历史就是中医理论不断发展、诊治方法不断丰富的历史。在中医理论和方法变化中蕴含着一种相对不变的东西,它一直决定着中医的特点,规定着中医的认识对象,左右着中医的发展取向,这个东西可称之为中医特色,那么这个"不变"中相对"变"的东西又是什么呢?

对中医的基本理论和方法,用"现代科学"的观点和方法来解释,往往让人难以理解而质疑其科学性。但从系统论的观点来看,它正反映和把握了人体作为功能系统最本质的东西,与现代系统论在本质上是一致的,这是发展我国医学的巨大优势。中医学的价值,将在系统科学时代充分显示出来。

第一,整体性。中医自发地把握了人的"整体不等于部分之和"的特性,把注意的重点放在人的整体水平,把握了只存在于人的整体水平的一系列"系统质",如藏象、经络、证等,注重的是"人""人病""治人"。

第二,联系性。系统论指出,整体之所以不等于部分之和,关键不在于其要素的性能,而在于要素与要素之间、要素与系统之间、系统与环境之间的相互作用。中医在考察和调节"人""人病"时,同样未把重点放在体内诸要素器官、细胞等上,而是放在了阴阳、五行、正邪、天人、运气等的相互关系与相互作用上。

第三,稳定性。耗散结构理论指出,远离热力学平衡的开放系统可产生负熵,使系统有序度提高,并在一定有序度上稳定,即出现最小熵产生定态。中医自发地把人理解为开放系统和耗散结构,用气化活动描述了人的耗散活动和熵变化,用阴平阳秘来表达人的有序稳定,各种"证"则是有序稳定的各种偏离或破坏。

第四,动态性。系统论认为自然系统是自我产生、自我发展、自我完成的,生命科学证实生命是自我更新、自我复制、自我调节的。中医把握了人的这种自我组织、自我调节的规律,主张养生知本、治病求本,注意遵循机体"阴阳自和"的规律,运用各种手段"调阴阳之所在",推动机体自我调节以达到"以平为期"愈病的目的。

因此,我们在提出"保持中医特色"的口号时,所倡导的是保持中医合理的思维方式,而不是具体的理论、方法和技术手段;同时,也要意识到中医特色既有其合理性,又存在着历史局限性。总体来看,中医的思维方式属于古代朴素系统论,与现代系统论存在着时代差距。从朴素系统论向现代系统论转变,还有个"补课"的问题,即要"补"上还原研究之"课"。从这个意义上,中医药现代化要大力吸收现代医学的解剖学、生理学、病理学等"还原性"知识并加以运用,用历史上已经取得的还原研究的成就来弥补中医还原研究的不足。

二、中医发展需要多元模式互补

承认中西医结合存在着必然性,但这并不意味着当前中西医结合是中医学发展的唯一模式。当我们回过头来重新审视近代中医发展的历程时,会很容易地发现,中医的发展一直没有跳出科学主义的怪圈,并在苦苦追求医学一元主义的理想目标。从"中西医汇通"开始到"废止中医"议案的提出,从中西医结合的努力到中医药现代化的尝试,虽然各种思潮所主张和提倡的内容各有不同,但目的只有一个,就是使医学走上一种一元化的道路。从实践结果来看,当前要实现医学一元化的目标是不现实的。"中西医汇通",但"汇而未通","废止中医"议案被否定,"中西医结合"直到目前还是"结而未合",中医药现代化的道路曲折迂回,沿着这条路再走下去前途茫茫。20世纪中国医学一元主义失败的教训告诉我们,就目前中医与西医结合的现实状况来看,医学的发展道路应是多元的。

我们不妨以时间发展为纵坐标,以地理位置为横坐标建立坐标系,来对医学进行比较考察。从纵轴上,我们可以看到,医学的发展体现出阶段性,所以我们可以得出这样的结论,医学在时间上是多元的。不论是中医学还是西医学,在不同的发展阶段都表现出不同的特征。古代医学是带有整体经验和哲学思辨特征的医学,从轴心时代的代表性巨著《黄帝内经》和《希波克拉底文集》可以发现,古代医学"基本上处于现象的描述、经验的总结和猜测性思辨阶段"。中西医学概莫能外。到了张仲景和盖伦时期,中西医学开始真正地分道扬镳。中医学在张仲景的发扬下走上了辨证施治的实践医学道路,虽然后期的变革性、超越性不大,但各个时期也都体现出不同的特征。如"金元四大家"的学术争鸣,明清时期解剖学、人痘接种术对传统的试图超越等。西医学的发展更体现出极强的阶段性，西医学在盖伦的引领下走上了实验医学的道路，用解剖、实验、分析、定量等还原的方法来研究人体、治疗疾病。到了近代前期，西医学更与其他门类的科学技术相结合，形成了机械论生命观和生物医学模式。随着时间轴的向上推移，西医学在不断分化的基础上开始了新的综合，医学家们看到了影响人体健康的因素不只导致生物学意义上的病变，而且看到了有些疾病根源于有害的心理社会因素，而没有器质性的改变。用生物-心理-社会医学模式来认识人体，治疗疾病，强调对人的整体性、动态性和有机性的考察，成为现代医学发展的新模式。

可见，医学模式是随着历史的发展不断进步的，当代的医学不可能是医学发展的最终形态，未来医学将以更新的面貌呈现于世。所以，我们不能因为某一医学在某一阶段表现出来的优越性而去否定其他形态的医学，也不能试图用一种医学模式作为标准去衡量所有医学模式，这些做法都是错误的。

医学在横向比较上也呈现出多元性的特征。中西医学分别诞生于不同的地理环境，它们的文化背景也大不相同，尤其是在价值观念、思维方式和科学传统上都是大异其趣的。而恰恰是这些风格迥异的方方面面，对中医学的发展方向起着决定性的作用。中西医学的范式差异从本质上说是中西两种不同的文化基质造成的。虽然现代自然科学越来越呈现出世界性，而削弱了民族性，但由于医学研究对象的复杂性和医学性质的特殊性，我们不得不承认，当前中西医学的范式差异还不能消除，也就意味着现在必须面对医学的多元性。

中西医学由于价值观念、思维方式和科学传统不同，对人体生命现象的研究角度也不相同。中医重整体而轻局部，西医重局部而轻整体。另外，人体的生命现象是复杂多样的，中医和西医各自揭开的还只是冰山一角,在目前的医学水平下,我们必须允许医学多元并存,这样才能使医学从不同的角度为人类的生命健康做出贡献。那些企图用一元的方法揭示人体和生命所有奥秘的努力在当前注定是失败的。

未来的中医发展必须走出一元主义的樊篱,正确面对医学多元主义的本体论、方法论、价值论和发展论的观念。当前,能够引领中医走出困境的唯一选择就是对各种模式的宽容和尊重。21世纪将是多元文化并存与互补的世纪。随着"欧洲中心论"的完结,中医将与整个中国文化一起走向一个多元化的世界,并以自己特有的魅力引领风光。

主要参考文献

[1] 宛金,周莎,王彦晖,等.中医现代化新论[J].中华中医药杂志,2019,34(1):217-220.

[2] 周东浩,夏菲菲,刘震超,等.论"中医西化"的理论悖谬及其解决之道[J].医学争鸣,2018,9(4):9-12.

[3] 郭鑫,刘佳丽,王淑艳,等.中医的科学性与现代化发展之分析[J].中医药导报,2018,24(13):28-31.

[4] 韩素君.中医科学性问题论析[D].南昌:南昌大学,2018.

[5] 吴寒斌,高虹.现代化国际化背景下中医思维特色刍议[J].中华中医药杂志,2018,33(1):30-32.

[6] 陶永鹏,刘朝霞,顼聪.大数据背景下有关中医药现代化思路的探讨[J].中华中医药杂志,2019,34(2):470-473.

[7] 李雪,李福凤.中医目诊现代化研究进展[J].中华中医药学刊,2017,35(11):2858-2860.

[8] 杨云松.关于中医现代化及传统中医未来发展的思考[J].中华中医药杂志,2017,32(3):920-922.

[9] 马骁. 中医理论现代化途径探讨［D］. 广州: 广州中医药大学, 2015.

[10] 张方. 中医药现代化研究方法论［D］. 沈阳: 沈阳药科大学, 2005.

[11] 罗荣渠. 现代化新论——世界与中国的现代化进程［M］. 北京: 商务印书馆, 2004.

[12] 蓝青强, 庞军. 对中医药现代化的若干思考[J]. 广西中医学院学报, 2001, 4(4): 20-21.

[13] 闫海军. 论中医药的现代化与传统继承[J]. 中医药学刊, 2006, 24(6): 1076-1077.

[14] 王咪咪. 陆渊雷医学论文集［M］. 北京: 学苑出版社, 2011.

（帅李娜　李习平）

第七章

中医药服务国际化

中医药是中华民族的瑰宝,发展至今已有五千多年的历史。作为中华文明的重要组成部分,中医药近些年日益受到世界各国的瞩目。中医药的研究逐渐被各国医学界所认同,中医药服务逐步在国际上被确认为合法的医疗行为,并予以广泛运用。据世界卫生组织统计,截至2016年底,中医药已传播到183个国家和地区。103个世界卫生组织会员国认可使用针灸,其中29个国家和地区设立了传统医学的法律法规,18个国家和地区将针灸纳入医疗保险体系。有30多个国家和地区开办了数百所中医药院校,培养本土化中医药人才。

随着中医药服务在世界范围内日益广泛的传播和逐步深入的应用,与20世纪相比,其国际地位已有显著提升。积极推动中医药海外发展已被列为2016—2030年我国中医药事业发展的重点任务之一。在"十三五"期间,中医药服务国际化继续受到政府的大力支持和中医药界的高度重视。

第一节
中医药服务国际化概况

中医药已经传播到世界各地,但普遍难以打入国际医药的主流市场,大多作为替代医学而存在,难以与西医药平起平坐。中医药服务想要真正获得应有的国际地位,在世界范围内被广泛接受还需要一个相当长的过程,虽任重道远,但前景乐观。

一、中医药服务在欧美市场的发展概况

(一)中医药服务在美国的发展概况

早在19世纪中叶,随着大批华工进入美国,中医药便开始传入美国。但由于文化差异等诸多原因,中医作为补充及替代医学的一部分而长期存在,一直没有获得合法地位。随着尼克松访华逐步掀起的"中国热",更多的美国民众愿意接受以针灸为代表的中医药服务。

从20世纪70年代初期开始,内华达、俄勒冈、马里兰、纽约等各州相继承认中医针灸合法化。1976年,新英格兰针灸学校作为第一所由美国政府认可的中医针灸学校正式成立,美国中医高等教育的体系逐步完善。从20世纪90年代开始,哈佛、斯坦福、耶鲁等美国著名大学及医学院相继开设了中医课程,中医教育正式走进全美的医学院课堂,并显现出良好的发展态势。

经过四十多年的发展,以针灸为代表的中医药服务在美国逐渐获得更高的社会地位。1991年美国国立卫生研究院(NIH)对几十种传统医学进行了统一的定名以方便管理,特别设立了替代医学办公室。

NIH 承认中医针灸,并允许其在美国运用于临床治疗。2002 年,白宫发布一份医学政策报告,对补充替代医学的医疗价值给予了充分肯定,并将"中国传统医学"列属于独立的医学体系,而不再仅仅列为"一种疗法",也不再笼统地归到"东方医学"中。据美国食品药品监督管理局(FDA)估计,随着对中医针灸认可度的提升,美国每年有 1500 万人选择针灸治疗。目前全美至少有 44 个州已承认针灸合法化,上百所中医针灸学院提供可获得学士或硕士学位的职业培训。

美国人的医疗费部分由医疗保险公司支付。目前,越来越多的保险公司已经开始支付针灸、按摩等中医药服务的费用。2018 年 10 月,美国总统特朗普签署了一项名为 H. R. 6 的法案,旨在寻找治疗疼痛的替代性药物和疗法,遏制阿片类止痛药物在美国的泛滥。该法案将针灸、医疗按摩等都列入待评估的替代性疗法。中医药服务有望获得美国卫生部的认可,成为联邦保险支付的疼痛替代疗法之一,这不失为中医药发展的一个良机。

(二) 中医药服务在英国的发展概况

中医在英国也称为补充医学或替代医学。回顾其发展历程,中医药最早是由传教士于 17 世纪带至英国的。在 20 世纪 60 年代已有英国人来中国学习针灸,回国后开办诊所。当时英国还有十几家私立针灸学校。20 世纪 80 年代末至 90 年代初,随着中国改革开放的深入,到英国发展的华人中医师越来越多,中医起到了很重要的文化交流作用。

大概从 20 世纪 80 年代到 2000 年前后,英国政府一直没有专门针对补充及替代医学的法律,对各种辅助疗法持宽松态度。中医发展环境极为宽松,中医诊所遍地开花,任何人都能开设中医诊所,不需要资质审核,如同开商铺一样简单。因针灸已被英国国民广为接受,在市场利益的驱动下,开设针灸课程的大学较多。其中最为知名的中医药教学大学主要有两所:一是密德萨斯大学(Middlesex University)的中医药本科学位课程,二是威斯敏斯特大学综合健康学院(School of Integrated Health, University of Westminster)的中医本科与研究生证书课程。此时的英国不限制工签,许多未真正学过中医的人也办理了工签到英国从业。

英国政府的开明,促进了中医的蓬勃发展,但同时由于缺乏有效监管,中医诊所诊疗水平参差不齐,中医药行业发展失控。2004年英国政府决定对中医药进行立法管理,也就是实行欧盟的《传统植物药指令》,要求包括中药在内的传统植物药必须向成员国主管部门申请注册,经审批同意才可以在欧盟市场上继续作为药品销售和使用。依据该法令,所有中成药进口必须申请许可,而许可的前提是对中成药中的每一种成分进行检验。由于此项检测的成本太高,直到2014年也没有中药通过注册。

2008年英国中医药的发展受到金融危机的严重冲击。因为中医药在全民医疗免费的英国没有被纳入国民医疗保健系统,金融危机后,一些英国民众把中医药服务从家庭消费中删去。密德萨斯大学的中医药班招生人数下滑,一方面是因为政府提高了公立大学的收费,由以前的免费到现在每年支付9000英镑学费;另一方面是毕业后不能确保找到工作。

从2012年开始,英国提高了对工签的要求,首先要求英语雅思成绩要在7分以上,其次提高了最低工资水平,后来干脆取消了中医店申请办理工签的资格。此后,所有的中医店都无法再从国内聘请医生。中医药服务业从巅峰跌入低谷,在大浪淘沙的洗牌过程中,那些浑水摸鱼的"江湖郎中"逐渐被清洗出局,真正有资质的中医师得以留存下来。

在中医药的研发方面,英国大型制药企业在草药上仅有少量研究,一般不做复方的研究和开发具体的草药制品,而主要集中在单体研究上,主要是因为西方药管当局到目前为止还没有过批准复方草药的先例,这导致复方草药不能进入主流市场,使得大型制药企业缺少研究动力。而英国的一些中小型草药研发和生产公司,主要的商务模式是期望能够找到或开发出具有市场前景的新药,然后将专利授权或将整个公司卖给大型制药企业。因此,以少量投资做探测性研究是英国企业目前的基本心态。

(三)中医药服务在加拿大的发展概况

华人将中医带往世界各地,加拿大亦是如此。在 19 世纪末,中国的移民将中医带往加拿大。尼克松访华之后,加拿大和美国类似,也掀起了针灸的热潮。经过中医师们几十年的努力,针灸和中医药才在加拿大被较多民众接受,并受到认可。

加拿大尚未在全国实现对中医药及针灸的统一立法与机构管理,多为各省的自主规管。作为联邦制国家,加拿大各省政府与中央各自拥有一定的立法权。目前实行中医药或针灸立法的省有不列颠哥伦比亚省、阿尔伯塔省、魁北克省以及安大略省。其中只有不列颠哥伦比亚省完成了中医药立法,它于 1996 年成立了中医针灸管理局,并制定了相关法律,从而为中医师、针灸师在该省的开业和发展提供了法律保障。按照规定,依据中医药服务的种类,中医执业人员的证书分为四种——注册针灸师、注册中药师、注册中医师、高级中医师。

加拿大实行考试注册制度,部分省设有专门的针灸管理局。如阿尔伯塔省目前的针灸管理是由阿尔伯塔省卫生厅下属的针灸注册办公室负责,阿尔伯塔省卫生厅针灸考试委员会每年举办一次执照考试,经考试合格登记后,颁发注册针灸师行医执照。针灸师的注册,各个省之间的管理局互相认可,不需要重复参加当地的考试。

中医有了监管部门与法律法规后,越来越多的人开始接纳并使用中医,中医教育问题渐渐进入公众的视野。一直以来,中医针灸教育在加拿大的开展主要依托于各省开设的私立中医针灸学校,教学质量良莠不齐。经加拿大华人中医师的努力,阿尔伯塔等地大学开设了中医系和针灸系。中医成为这些大学里的正式院系之一。加拿大的中医教育机构数量多,规模却普遍偏小。

二、中医药服务在"一带一路"沿线国家的传播与发展

(一)中医药服务在东南亚地区的发展概况

中医药在海外华人中拥有广阔的市场,作为我国"一带一路"战略的重点实施区域,东南亚地区聚集了约 80％ 的海外华人,人数多达两三千万,拥有巨大的中医药消费市场。同时东南亚与我国关系密切,深受我国传统文化影响,当地民众对中医药有一定了解,治病时也愿意选用中医药。新加坡、泰国、马来西亚、越南等国家已在传统医学政策与法规建设方面获得显著进展,为中医药服务在当地的发展提供了政策保障。

在新加坡,2000 年 11 月国会通过了中医师法案,确定了新加坡中医师的法定地位。2001 年卫生部设立中医管理委员会,对中医药事务进行管理,并开始正式推行针灸师注册制度;2002 年开始实施中医师注册制度。截至 2015 年底,新加坡注册中医执业者总人数为 3057 人。1953 年新加坡成立中医专门学校,并于 1976 年更名为新加坡中医学院。此后又建立了十所中医药院校,公办民办皆有。为发展中医药,新

加坡对其公民在中国获得的中医学历予以承认。2018 年 5 月，重庆市中医院承担了国家中医药管理局中医药国际合作专项"中国-新加坡中医药国际合作基地（重庆）"项目，基地建成开放后，与新加坡在中医技术的临床应用与推广、中医培训与进修、中医文化传播、中医健康旅游、海外中医政策研究等方面积极开展了各项交流与合作。

　　中医药传入泰国已有悠久的历史，早在素可泰王朝前就有中医药传入泰国。中医在泰国早就深受当地群众认可，有着较好的疗效和口碑，且许多中医机构一直奉行"赠医赠药"的传统。目前，中医及泰医的门诊量已超过西医。全国有 5000 多位中医领取了行医执照，中药店随处可见。中泰建交以来，泰国取消了对中医中药的限制，中药及中成药在市场上可以公开销售。泰国卫生部于 2000 年开启招考中医师的考试，通过考试者能获得临时的行医执照，且泰国卫生部颁布的《中医合法化的执行条例》宣布中医在泰国合法化。中医药在泰国的推广、普及以及医学交流由泰国卫生部泰医和替代医学发展厅下设的泰中医学交流中心负责；中医诊所、中医师执业审查均须接受卫生部医疗服务厅的监管、考核；泰国卫生部专门成立的行医执照管理委员会负责中医师资格考试认证。中医师证书有两年有效期，期满经考核后再续。在教育方面，泰国卫生部大力推广和加强中医师的培训工作，并设立了中医本科教育。泰国多家高等教育机构也纷纷与中国合作，开设各种中医技能培训和学术交流。同时，泰国有着制造中草药的悠久历史，一直为老挝、柬埔寨和缅甸等邻国输出中药，如"五塔""虎牌"等老字号一直是泰国的拳头产品。随着中医被合法化，中国中药产品也逐步走进了泰国的药店，北京同仁堂也于曼谷开设了分店。

　　尽管东南亚华人有使用中医中药的传统，但中医药在东南亚也面临一些挑战，由于部分假劣或低质量药品在东南亚国家出现，尤其是部分保健药品,当地人花钱买了使用后却无效,极大地影响了声誉。更重要的是中医药面临着西医西药的竞争,西方一些大型制药公司在东南亚的实力非常雄厚,占据了相当重的市场份额,中医药在东南亚面临着强大的竞争压力。与西方的大公司相比,目前中医药的最大优势主要在于成本和价格的低廉。

(二)中医药服务在日本、朝鲜、韩国市场的发展概况

作为中药生产大国,我国拥有丰富的药材资源和庞大的药材体系,且已有几千年中药应用历史,我国的中药优势显而易见。加入世界贸易组织为我国中医药进入国际市场提供了良好的发展机遇。目前,我国中草药市场的主要竞争对手是日本和韩国,这与中医在两国的发展密不可分。

中医在日本被称为"汉方医学"或"汉方",于公元 5 世纪就传入日本,在源自欧洲的西医传入日本前,汉方是日本的主流医学。如今,汉方在日本已经退居补充和替代医学的位置,没有合法的独立地位。日本并没有独立的中医师的法律概念,所有想要从事医生或药师职业的人都要参加全日本统一的医生和药师考试,现代医学和药学理论为主要的考试内容。考试合格取得医生和药师资格后才可开中药。之所以形成这样的局面,和日本的近现代史有关。日本自明治维新后整个国家在经济、军事、文化、教育等方面全部执行"脱亚入欧"政策,医学也不例外,中医从法律上被日本政府废止。1871 年,明治维新后的日本新政府决定按德国模式建立现代医学教育体系。1875 年开始新的医学考试,围绕自然科学和西方医学体系命题。1883 年 10 月新的法律撤销了所有传统中医师的行医执照,从此时起严格来讲继续在民间行医的传统中医师已经处于非法行医的窘境,至此中医药在日本的影响

力大大降低。

日本汉方医学教育有很长的历史,正规的汉方医学教育大约始于20世纪80年代,以专科教育为主。2004年8月,日本文部科学省宣布从2006年起将"中医学概论"列入全国80所专业或综合性大学医学部的必修课程,作为日本医生临床实践考试科目之一,从2008年起纳入日本医生资格考试的试题范围。20世纪后,许多接受了系统现代科学教育的日本医学家开始从科学的角度解释中医、验证中药,在这些医学家和支持汉方的广大医药从业者的不懈努力下,汉方医学课程逐渐进入了日本的大学,汉方药逐渐进入日本的国家健康保险体系,之后汉方医学才开始逐步复兴和发展。其中比较有标志性意义的事件是厚生劳动省在20世纪70年代正式把汉方药列入健康保险,把主要的210个有效方剂及140种生药列为医用药,列入医疗保险,病人采用汉方药个人仅需承担10%~30%的费用,大大鼓励了汉方药的应用。《世界卫生组织传统医学战略(2014—2023)》中资料显示,84%的日本医生在日常实践中使用汉方医学,可见日本医生对汉方医学是较为认可的。

同时,在中药制剂的研发方面日本逐渐呈现出优势,且颇具特色,如在制剂的疗效、剂型的改革、新技术的应用、提高产品质量等方面都领先于中国。在民间,汉方医学更是家喻户晓,被日本人民普遍接受,几乎在所有的城镇中,都可以见到出售汉方药的药店,而针灸更是日本人极为熟悉的一种诊疗方式。

朝鲜的传统医学来源于中国医学。早在公元前2世纪,中医药便传入朝鲜,与当时的传统医学相结合,并发展成为当地的传统医学——东医学。第二次世界大战后,朝鲜半岛分为南北两个国家,南部为大韩民国(韩国)。1951年韩国政府颁布了《国民医药法令》,规定将"东医"

"汉医"统一称为"韩医"。在韩国,韩医和西医地位相同,享受同等待遇,这使东医学在韩国得以稳步发展。且韩国政府保健卫生部允许东、西方两种医药均享受到医疗保险。在韩国,没有专门的针灸医生,在医院里面也没有专门的针灸科。实施针灸术的都是韩医医师。韩国医疗实行二元制,韩医、西医互不兼容,韩医医疗行为只能由韩医执行,非韩医开具韩医处方、使用针灸是违法的。同样,韩医也不能开具西医处方。

1969 年,韩国政府规定 11 种古典医籍上的处方可由药厂生产而不需做临床等各种试验,其中有 4 种分别出自我国的古典文献《本草纲目》《景岳全书》《医学入门》《寿世保元》。韩国目前共有 56 个成方制剂、68 个单方制剂作为药品被纳入健康保险。20 世纪 80 年代末,共建成中药厂 80 个,占中西药厂总数的 22.2%。自 1992 年以来,已逐步实施中药制剂生产的药品生产质量管理规范(GMP),目前估计韩国中药市场已达 10 亿美元以上。我国对韩出口的中药材种类逐年增加,大约有 300 种,其中甘草、桂皮、半夏、茯苓等出口金额较大。

近二十年来,随着两国外交关系的正常化,以及中医药学在世界声誉的提高,韩国医学家与中国中医药学者的交流日益频繁,并成立了各类学术组织。1999 年 6 月成立了大韩中医协会,2010 年 1 月成立了韩国中医针灸学会。韩国也制定了凡在中国学习取得中医大学教育及毕业文凭的人员均可以参加韩国开业医生执照考试的政策。目前来华进修、学习中国传统医学技术已成为韩国医学界的热点。

有数据显示,全世界中成药市场每年销售额达到 300 多亿美元。在世界中药市场,日本、韩国所占份额高达 80%~90%,而拥有全球绝大多数中药材的中国却仅占 5% 的份额。可见我国中成药国际出口面临巨大难题,在加大对中药的研究和开发力度、用疗效和质量占领市场、推动中医药国际化进程方面还有许多问题需要关注和改进。

第二节
中医药服务国际化的展望与建议

随着经济全球化的不断深入,中医药在全球的发展迎来了前所未有的机遇,并已取得一些显著成就。截至 2016 年底,中医药已传播到世界上 183 个国家和地区,我国与外国政府、地区和国际组织已签订 86 项中医药合作协议。通过大力推动中医药海外中心建设,海外中医药发展形势喜人。即便如此,也仍然面临许多问题,如缺乏自身产品标准、认同度低、海外发展贸易壁垒严重等,而且这些问题都将阻碍中医药全球化目标的顺利实现。考虑到中医药服务国际化是一个漫长的过程和浩大工程,我们要具有长期奋斗的思想。今后,在我国中医药服务国际化的进程中,需要从海外布局模式、国际标准、传播载体与途径、业态创新等关键领域进行创新性发展。

一、不断创新海外布局模式

中医药在海外发展所面临的环境是极为复杂的。各国在政治环境、经济环境、文化环境、社会环境等方面均存在着差异,且各国中医药的发展状况千差万别。因此,在考虑海外布局问题时,需要认真研判分析,充分利用"点、线、面"相结合的优势,将中医药发展与我国对外战略加以融合。

中医药海外中心便是海外布局时首先要关注的"点"。新中国成立以来,通过援外医疗、合作办学等多种方式,国内中医药在海外已陆续开展一系列的中医药医、教、研机构建设,并取得了初步的成就。随着国家"一带一路"战略的实施,中医药国际化的地位与作用日益凸显,中医药海外基地建设得到了进一步的支持与发展。2015 年以来，由国家中医药管理局申请、财政部批准设立的中医药国际合作专项，已立项支持了 4 批近 40 个"一带一路"中医药海外中心建设。部分省区市的中医药管理部门、中医药院校、中医医院、中医药企业也以项目合作为基础，自发开展了海外中医药医疗、教育、研发中心建设。2016 年 2 月 22 日《国务院关于印发中医药发展战略规划纲要（2016—2030 年）的通知》中，"探索建设一批中医药海外中心"被列为我国中医药发展的重点任务之一。加快中医药海外中心在世界各国特别是"一带一路"沿线国家的布局，是把中医药工作主动纳入国家经济社会发展大局以及"一带一路"规划的重要举措，不仅有助于促进中医药服务贸易发展，也是体现中华优秀传统文化、增强我国软实力的途径，对于促进对外交往、推动经济发展、保障人类健康等都有极为重要的意义。

现在多家中医药海外中心已经揭牌运行或正在筹建之中。马耳他中医中心的建设便是一个比较成功的案例。马耳他被誉为"地中海的心脏"，人口虽然只有 40 多万，但每年接待 160 多万游客，旅游业十分发达。2015 年该中心建立后，发展中医药健康服务产业成为马耳他政府的一项重要发展规划。该中心以马耳他作为重点，为当地民众提供各类中医药服务，为欧洲培训中医师，传播中医文化。中医药海外中心还要进一步探索"六位一体"的功能，促进医疗、保健、科研、教育、产业、文化协调发展。

此外，"一带一路"六大经济走廊是所谓的"线"。中国推动的六大经济走廊，是"一带一路"构想的物质载体。推动六大经济走廊建设，要全方位推进沿线国家的互联互通和互利合作，实现"一带一路"沿线国家的协同发展、集聚发展和创新发展，推动全方位、立体化、网络状的大联通，建立起政策沟通、设施联通、贸易畅通、资金融通、民心相通五大领域齐头并进、群策群力的开放系统，以惠及沿线国家和世界各国人民。目前，经济走廊除获得了参与国的政策支持外，还取得了丝路基金和亚投行的大量资金支持。中医药海外发展应当依托经济走廊这一强有力的助推器，主动与国家规划相对接。

捷克是"一带一路"经济走廊的重要国家，也是我国在中东欧的第二大贸易伙伴，它与德国、波兰、斯洛伐克、奥地利等国山水相连。由上海中医药大学附属曙光医院和捷克赫拉德茨·克拉洛韦大学医院合作建立的中捷中医中心门诊部已在捷克开张。这是中国医疗界实施推动"一带一路"战略的第一个医疗合作项目。该项目不是孤立的，它是"一带一路"战略中的众多亮点之一。中捷中医中心的成立，在捷克掀起了中国风，既能看到银联、华为、联想的大幅广告，也能看到兵马俑、熊猫、中国龙等带有中国印记的文化旅游项目。但值得关注的是，这个成功不是仅靠中医自身取得的，而是分享了"一带一路"战略的红利。

所谓的"面"，则是指我国外交几十年积累下来的多边合作机制。当前我国对外签署的协定大多包括中医药的相关内容。这些成果取得的重要途径就是多边合作机制。中医药没有足够的力量，也没有必要去新建合作机制，但是需要在已有的合作平台上充分亮相。

《中医药"一带一路"发展规划（2016—2020年）》明确提出要"充分利用现有政府间合作机制"，加强中医药交流与沟通。中医药在改革自身机制的同时，需要摆脱以往过多专注于双边关系的思维模式的限制，在沿线地区助力各国构建多元、多边、多层面合作机制，更为有效地整合资源，动员各方的积极性，消除地缘战略疑虑，为"一带一路"背景下中医药服务国际化的顺利推进创造友善的制度环境。

中医药不仅拥有自主知识产权，还是我国文化历史底蕴的有力名片。中医药的发展如能充分将"点、线、面"三者联动起来，中医药走向全世界将会有无限的发展潜能。

二、积极推广中医国际标准

标准化并非与中医的个性化背道而驰,相反,它是保障和加持,它可顾全整个中医药产业和行业的利益。现在,对于一些慢性病,中医本有优势,但因为在科研检验中的效果极不稳定,中医标准设立受到挑战。

2008 年,WHO 颁布《针灸临床研究指南》,其中 90％以上的穴位都采用了中国标准。这意味着在世界范围内,按照中国标准施行针灸治疗将会有据可依,且受到 WHO 的政策保护。目前,WHO 主导的《针灸实践标准》正在制定,中国仍然在主导。国际标准化组织批准中医药技术委员会成立以来,至今已有 45 项中医药国际标准发布,其中 23 项由我国专家主持制定,包括"一次性使用无菌针灸针""中医药——中药材重金属检测方法"等国际标准,实现了中医药国际标准零的突破。

积极推进中医药国际标准建设的一个附加红利就是"以外促内"。目前,我国国家、地方和企业的中医相关标准已超过 600 个。受到不同利益因素和历史原因的影响,很多标准都独立存在,经常互不认可,导致书面上有标准,实际操作中莫衷一是。这种"定而不用""用而不一"的现象严重影响到中医自身发展,也使中医药活动在国际上的利益得不到有效保护。

各行各业的实践证明,积极推广和应用国际标准,能大力驱动产业的发展。中医药的发展亦是如此。2016 年《中药编码系统——第一部分:中药编码规则》正式出版,为中医药和各国传统医药提供了数字化编码依据和技术标准,填补了国内以及国际上的空白,对中药贸易的进一步发展与规范起到了积极作用。我国"一带一路"倡议的提出和实施，也为中医药"走出去"提供了难得的契机。《中医药"一带一路"发展规划（2016—2020 年）》要求，到 2020 年，颁布 20 项中医药国际标准，注册 100 种中药产品，建设 50 家中医药对外交流合作示范基地。

三、继续丰富传播载体与途径

要把争取国际舞台的话语权作为中医药服务国际化的重要策略，而中医的话语权便是中医软实力和硬实力在全球范围的展现。

就传播的角度而言，印度具有明显优势。韩国也持之以恒地向海外派遣"大韩韩医义诊团"二十多年。中医也参与了众多国际救助，2016 年中国国际应急医疗队（上海）还通过了 WHO 的首批认证。诸多媒体也对其进行了报道，但往往是报道医疗队，并非中医。这是一个思考方式和宣传策略的问题。中医药服务国际化过程中，传播途径可在以下几个方面创新。

一是自我传播。大到整个中国，小到一所中医药院校往往都思考过一个问题——如何在国际上宣传中医。以上海中医药大学为例，其因得不到国际传媒的关注，学校就通过自媒体自我推广。目前已取得一些成效：①学校的官方微信平台拥有来自全世界 360 个城市的 6 万多粉丝，每月的阅读量在 25 万以上。学校还建立了"中医药文化"中英双语的微信平台，目标人群锁定海外中医粉丝，充分发挥新媒体平台优势。②学校《中医药文化》杂志的海外版是全球唯一一本具有国际刊号、推广中医药文化知识的英文期刊，已通过 iBooks 平台覆盖了 57 国的苹果客户端，同时登陆亚马逊全球等国际网购平台，并与国家汉办、海外中医孔子学院、中医药中心、美国纽约中医学院等官方网站进行链接推广。

二是海外推广展示。中医药是有实体的中国文化的代表，"阴阳""平衡"等中国文化在中医药理论中均有体现。中医药海外发展自然代表了中国文化的海外传播，二者相辅相成，相互促进。比如同仁堂在海外建立的销售中心、同仁堂门店等，其装修设计等都体现了中医药文化。通过这种方式，在治病救人的同时也宣传了中国的文化。当前很多企业在海外建立中医中心，也是中国文化和中医药的一种结合。2015年米兰世博会上，上海中医药大学展出了自己具有完全知识产权的"云中医智能系统"，受到媒体和海外人士的广泛关注。2016年中医药博物馆在英国伦敦威斯敏斯特大学举办的中医药养生文化展，让国外友人从展览、讲座、民乐和互动项目中体验中医学的博大精深。

三是国际组织传播。很多话语权是被国际组织所拥有的。2016年5月13日，WHO与印度的传统医学部签署协议，着手制定阿育吠陀、瑜伽、尤纳尼、帕奇卡玛等医学实践指南。外文媒体以"印度传统医学获WHO认可"为题竞相报道。这是印度借用WHO的话语权为本国的传统医学进行宣传。印度官员甚至还提出阿育吠陀医学有5000多年的历史，在很早以前就传入中国，这种说法值得我们警惕和关注。中医人要站在世界卫生话语权的战略高度充分认识问题的严重性，想方设法地通过外交途径，通过中国使团发出中国清晰的诉求，从组织构架上改变这一现状，提升中医药在国际上的地位。

四、大力发展跨领域的业态创新

要对中医药和供给侧改革的紧密关系给予足够重视。一来，供给侧改革的提出是我国政府处理复杂经济局面的创新，从需求侧转移到供给侧来思考问题，本身就有"阴阳互根互用"传统哲学意蕴。二来，供给侧改革涉及各行各业，通过供给侧改革可以更好地满足人民群众的需要,中医药行业也不例外。在《中医药发展战略规划纲要(2016—2030年)》中明确提出,到2020年,中医药产业成为国民经济重要支柱之一。三是,个性化的中医药服务定制和高品质产品能有效激发需求。随着人民对生活品质要求的不断攀升,很多产品和服务产能过剩,无人问津。但个性化的东西,即便价格不菲,大家也会争相购买。有很大的群体愿意在健康上投入,虫草、藏红花、黑枸杞、野山参等形成了一个又一个巨大的商机。当然,不是说名贵药等于高品质中药,而是说消费者愿意为提升的中药产品品质买单,如食疗、膏方、养生旅游等。

和其他很多产业一样,中医药本身也具有去产能、去库存、去杠杆、降成本、补短板等内在需求。在中医药发展过程中,应优化自身,顺势而为,为对外发展奠定基础。"三去":要淘汰一批靠仿制药、粗加工、低技术药生存的小作坊药企,引导虚拟金融资本向中药产业实体流动。"一降":要通过技术手段降低医疗服务和高质量中药材、中成药的生产成本。"补短":要改变中医药低附加值的状况,在研发上加大资金投入,力争研发国际竞争力强的中药,一方面激活内需,另一方面也为海外市场积累竞争优势,助力国家经济转型。

以中国互联网产业为例,2020年中国数字医疗市场预计将形成6900亿元的规模。但是,目前其正处于抢医生、争端口、拼下线的野蛮生长阶段。腾讯的"智慧医疗"、百度的"百度医生"和阿里的"未来医院"已形成三足鼎立的竞争态势。

然而,目前互联网+医疗并未解决百姓的痛点。原因:一是医学专业性过强,二是难以整合医疗资源,三是VR、AR等新一代技术尚未进入医疗体系闭环。面对谷歌Google Fit、苹果Health Kit、微软Microsoft Health的竞争,中医治未病、慢性病管理、健康理念无疑是全球互联网

＋医疗的特色和亮点。

在互联网＋中医领域，上海中医药大学进行了中医手环、四诊仪、健康镜的有益探索。这只是交叉领域业态创新的冰山一角。中医药可以联姻很多产业共同发展，上海中医药大学的药酒产品、相宜本草、茶品饮料，以及上海中医药大学附属曙光医院正在与迪士尼洽谈的园区合作项目，都属于跨领域的业态创新。

中医药服务国际化是新世纪我国必须面对的一个重要命题，正确的国际化发展战略对于拓展中医药服务的国际发展空间极为重要，并将有利于确保中医药服务在国际医疗保健领域的重要地位。这需政府、中医药行业组织、各类中医机构等社会各界多方的努力和支持。

主要参考文献

[1] 杨渝.针灸在美国发展的历程及对海外中医发展的影响[J].中医药文化,2017(1):36-41.

[2] 陈岩,邹建华.中医药在新加坡的发展现状[J].世界中医药,2013,8(5):575-578.

[3] 王孝蓉.中医药及泰国传统医药在泰国的发展概况[J].中国民族医药杂志,2010(10):48-50.

[4] 朱宏,李晓东,李永强,等.国外补充与替代医学推广对中国中医药发展的启示[J].江西中医药大学学报,2018,30(5):7-10.

[5] 何茂春,郑维伟."一带一路"战略构想从模糊走向清晰——绿色、健康、智力、和平丝绸之路理论内涵及实现路径[J].新疆师范大学学报(哲学社会科学版),2017(6):77-92.

[6] 段资睿.中医药产业国际化发展路径研究——基于"一带一路"战

略的视角[J].国际经济合作,2017(4):76-79.

[7] 张诗钰,黄建元,申俊龙,等."一带一路"战略背景下中医药国际化
区域合作的路径选择与策略优化[J].中国卫生事业管理,2017
(3):172-176.

（李娜　孙宇）

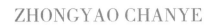

ZHONGYAO CHANYE

下篇
中药产业

第八章

中药产业发展现状与趋势

第一节
中药产业的发展现状

一、中药产业发展历程及政策概况

古有神农尝百草,后世撰写有《神农本草经》,概括论述了君臣佐使、七情和合、四气五味等药物配伍和药性理论,对于合理开处方、安全用药、提高疗效具有十分重要的指导作用,为中药学理论体系的形成与发展奠定了基础。从远古流传下来的《神农本草经》用简练古朴的文字阐述了中药理论的精髓。早在两千多年前,我们的祖先通过大量的治疗实践,发现了许多特效药物,如治疗疟疾的常山、治疗哮喘的麻黄、泻火的大黄等,现代医学技术也证实了这些药物有这些功效,并且沿用至今。在唐代,人们就开始了中药材的栽培种植实践,清代开始大规模种植中药材,在 20 世纪 50 年代开始大量种植多品种药材,从传统的药学家试种、商业性栽培、分散个体种植,到现在的规模化、集约化、产业化栽培基地生产,中药产业从萌芽期到发展期再到成长期,一直走到现在的兴盛时期,经历了时间的考验,融入了我们祖祖辈辈的心血。

20 世纪 80 年代,中药得到初步的发展,中药的科学原理和地位也开始得到世人的认可。1982 年,"发展现代医药和我国传统医药"被写成我国相关法律条文;1988 年,《药品生产质量管理规范》正式颁布。中医和西医被摆在同等重要位置。中药剂型在这个过程中也有所变化,传统的丸、散、膏、丹等剂型渐渐被饮片、口服液、胶囊和颗粒替代,当然传统剂型还是有所保留。中药新药和新制剂的研制和生产逐步走上了科学化、标准化和法制化的轨道。中药生产也从"前堂后坊"走向工业化生产规模，与时代接轨，这为中药现代化做好了前期准备。

20 世纪 90 年代是中药的发展阶段，中药现代化被确定为国家发展战略。1993 年，国务院 18 个部委组成国家新药研究与开发协调领导小组及专家委员会，提出了"1035"工程*，开展具有自主知识产权的创新药物研究和少数中药复方制剂的二次开发。1998 年，国务院明确提出"中药现代化发展战略"。1999 年 3 月，国家科技部正式提出"中药现代化研究与产业化开发"实施方案。国家全方位、大额度出资进行中药现代化基础课题研究，还形成了以科研院校为主导、中药企业积极参加的良好局面，在前有的中药理论上还提出了许多现代化的理论和学说。

21 世纪以来是中药的快速发展阶段，中药在科学化、标准化和法制化的基础上逐步走向产业化。2002 年 10 月 10 日，相关部门制定了《中药现代化发展纲要》。2009 年，《中共中央　国务院关于深化医药卫生体制改革的意见》公布，为中药的发展提供了坚实的保障，药品基本目录里面一半都属于中药品，而且不取消中药 15％ 的加成。2016 年 12 月 25 日，《中华人民共和国中医药法》由中华人民共和国第十二届全国人民代表大会常务委员会第二十五次会议通过，2017 年 7 月 1 日已经正式施行。国家陆续出台的新版《药品生产质量管理规范》《食品药品监管总局公告要求落实中药提取和提取物监督管理有关规定》《中医药发展战略规划纲要（2016—2030 年）》《中华人民共和国国民经济

---

* "1035"工程：为进一步提高我国新药研究与开发水平，由国家新药研究与开发协调领导小组成立的工程。具体内容：到 20 世纪末，开发出 10 个具有专利保护的一类新药；支持建立 5 个新药筛选中心、5 个药物安全性评价中心、5 个药物临床试验研究中心。

和社会发展第十三个五年规划纲要》等政策及我国首部中医药法律《中华人民共和国中医药法》，使中药产业出现爆发式的增长。

二、中药产业规模迅速扩大

传统中药产业包括中药材、中药饮片和中成药三大支柱。中药材是中药饮片和中成药的原始材料，是中医指导下应用的原生药材；中药饮片是由中药材按中医药理论、中药炮制方法加工炮制而成，中药饮片处于中药产业的中间环节，在中药产业中起到承上启下的作用；中成药是单味或多味的中药饮片精制后所得，包括传统的丸、散、膏、丹等剂型和现代的饮片、口服液、胶囊和颗粒等专科用药。

草药受到大自然的洗礼，经过药农的种植采集，通过简单的处理就是我们所见的药材；药厂进一步对原始药材进行加工，向我们输出中药饮片和中成药，既方便了我们使用，又为我们的健康加分；最后，这些药品通过特定的流通渠道送达到我们中药消费者手中，这就形成了中药产业链。它包括中药农业、中药工业、中药流通业和中药知识业四个主体环节，其中中药农业、中药工业和中药流通业分别是上、中、下游产业环节，中药知识业作为非生产环节位于中药产业链的高端部位，贯穿整条产业链的始终（图 8-1）。

中药产业是中国传统民族产业，独具特色，是我们的优势产业之一。不积跬步无以至千里，不积小流无以成江海。中药产业长期受到我国医药政策的扶持，随着我国经济的高速发展，已经成为国民经济和社会发展中不可或缺的一部分，有着良好的发展势头和广阔的发展前景。中药产业是中华民族劳动人民的智慧结晶，在时间的推移中形成、发展与完善。

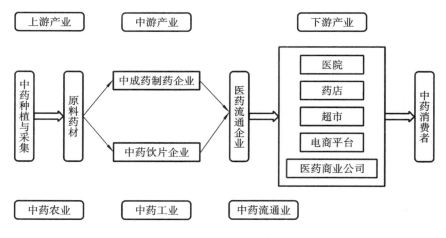

图 8-1　中药产业链示意图

（1）中药产业工业产值总的发展速度：国家统计局数据显示，2006年至今，我国中药产业工业产值一直保持年均 10％以上的增长速度。尤其是在 2009 年新医改之后，中药产业总体发展速度都在稳步提升。尽管是在我国宏观经济增速放缓的背景下，中药产业仍然保持较高的增长速度，产值增速在 2013 年一度超过 20％，中药工业产值占国民生产总值的比重不断提高。中药工业在中药产业链中担任着重要的角色，有着承上启下、举足轻重的作用，中药产业工业产值这一指标是中药产业发展速度的重要衡量指标。

（2）医药行业的整体结构分析：截至 2016 年，整个医药行业中，中药行业的中药饮片销售收入占比 6.60％，中成药销售收入占比22.60％，总的中药行业销售收入占比接近 30％。而且中成药的销售收入仅次于化学药品制剂制造，与之相比也只少 2.83％，可见现在中药市场需求量在不断上升，已经在向西药逐步靠拢。近几年中药行业可谓是呈爆发式的增长，在未来几年也将稳步地发展（图 8-2）。

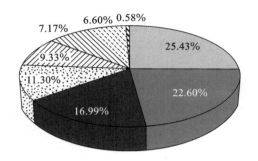

图例：
- 化学药品制剂制造
- 中成药制造
- 化学药品原料药制造
- 生物药品制造
- 医疗仪器设备及器械制造
- 卫生材料及医药用品制造
- 中药饮片加工
- 制药专用设备制造

饼图数据：25.43%、22.60%、16.99%、11.30%、9.33%、7.17%、6.60%、0.58%

图 8-2　2016 年我国医药行业销售收入比重

数据来源：中国产业信息网。

（3）中药材行业发展现状：我国中药材种植主要分布在湖南、贵州、甘肃、陕西、辽宁、广东等地。据统计，2015 年我国中药材种植面积约 5045.5 万亩（1 亩≈666.67 m²）。虽然种植面积增大幅度不是特别显著，但是自 21 世纪以来，我国中药材种植面积一直在增大（图8-3），在全国的覆盖面也在不断扩宽。2014 年我国中药材产量达到 352 万吨，产量较上年同期增长 6.0%。2015 年我国中药材产量为 363.8 万吨，产量较上年同期增长 3.35%，如图 8-4 所示。从整个中药材产量走势来看，只有在 2010 年至 2011 年中药材产量出现了短暂回落，之后又迅速上升，连续保持高位增长。目前我国中药材行业保持着稳步上升的状态。

（4）中药饮片加工行业发展现状：截至 2015 年 10 月，我国从事中药饮片加工行业规模以上企业为 1006 家。目前，我国共有 17 家中药材市场通过国家审批，中药饮片市场也已经形成了相对公平的竞争环境，价格透明度相对来说有所提高，行业市场化程度较高。人们可以通过多种渠道来获得不同时间、不同地区、不同种类中药饮片的公开价格信息。随着中药行业市场规模的扩大，从企业的主营业务收入和利润

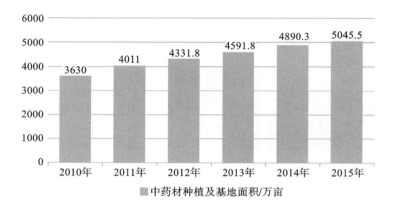

图 8-3　2010—2015 年我国中药材种植及基地面积情况

数据来源：中国产业信息网。

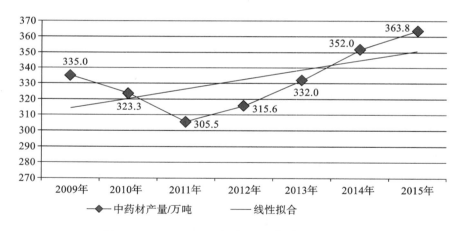

图 8-4　2009—2015 年我国中药材产量走势图

数据来源：中国产业信息网。

来看,企业经济效益得到了不断提高。作为中药制造业的重要组成部分,中药饮片加工行业的销售收入也保持多年稳步上升。如图 8-5 所示,2011 年至 2014 年中药饮片加工企业主营业务收入累计值从 853.72 亿元增加到 2014 年的 1495.63 亿元。2013 年行业利润增长

速度达到 32.57％的高峰值。2014 年和 2015 年利润增长速度虽然有
一定的下降,但是这些年中药饮片加工行业无论是企业数目,还是销售
额都呈增长趋势。

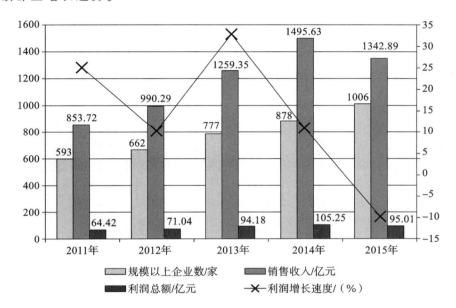

图 8-5 2011—2015 年我国中药饮片加工行业经营数据分析

数据来源:中国产业信息网。

(5)中成药生产行业发展现状:截至 2015 年 10 月,中成药生产行
业销售收入为 4866.96 亿元,较上年同期增长 6.07％。如图 8-6 所
示,2015 年 1—10 月行业利润总额为 506.01 亿元。从销售收入和利
润角度来看中成药的发展现状,中成药利润增长速度的周期性波动明
显,但是主营业务收入累计值稳步上升。与中药饮片加工行业相比,中
成药生产行业主营业务收入的基点更高。2013 年,中成药利润增长速
度达到 23.35％,主要原因在于之前利润总额基数较小,在新版《药品
生产质量管理规范》限制下、市场准入的契机下,企业利润额增幅较大。

而中成药生产行业的原料供应者中药材、中药饮片加工行业,它们的供应数量、质量和价格也直接影响到中成药生产行业的生产经营。

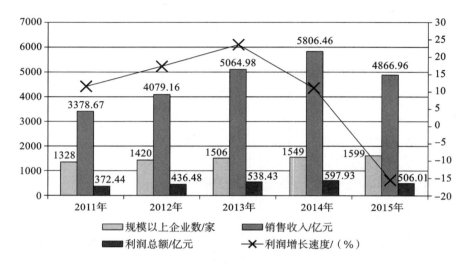

图 8-6   2011—2015 年我国中成药生产行业经营数据分析

数据来源:中国产业信息网。

我国中药制造企业主要由中成药生产企业和中药饮片加工企业组成,其中中成药生产企业所占比重较大,中药饮片加工企业占比较小。我国中药制造企业数量由 2004 年的 1484 家增加到 2015 年的 2605 家,增幅 75.54%。其中,中药饮片加工企业数量从 429 家增加到 1006 家,增幅 134.50%;中成药生产企业数量从 1055 家增加到 1599 家,增幅 51.56%。伴随着中药产业快速发展,中药产业的规模迅速扩大。

(6) 中药类产品进出口情况分析:随着经济文化全球化不断加深,国际社会开始有更多的机会接触并认识中医药文化,越来越多的中药产品也开始走出国门,亮相国际舞台。受到 2008 年国际金融危机的影响,国际医药市场整体需求趋于疲软,而我国的中药产品却顶住较大的下行压力,逆势而上,屡创外贸佳绩,近五年的进出口贸易额年均增幅近两成。海关统计数据显示,2015 年,我国中药类产品进出口额达47.95 亿美元,同比增长 3.56%。其中,出口额 37.70 亿美元,同比增长 4.95%,高于同期整体医药出口增幅 2.25 个百分点;进口额 10.25亿美元,同比小幅下挫 1.26%,较 2014 年同期下滑 3.84 个百分点,有所收窄。我国中药产业不仅在国内规模扩大迅速,在国际舞台也同样如此。

无论是从中药产业的工业发展速度,还是从中药产业在医药行业中的比重,或是从中药产业三大支柱的现状,或是从进出口状况,都可以看出中药产业总体水平在不断提升,生产更加细节化、科技化。中药生产规模扩大,发展速度增快,在稳健中发展。中药产业的发展,在国民经济和社会发展中起到的作用越来越大,是未来发展的重要势头。

三、中药取得的国际化突破

在这个经济全球化、文化国际化的时代,中药作为具有我国民族特色的传统药材,也在积极参与入世后的国际化竞争。具有中华民族传统文化特色的古老产业——中药产业也是当今全球范围内快速发展的新兴产业。我国是世界上最大的中药研究、生产、应用的国家,拥有丰富的自然资源,有着先天的优势,即使按照天然植物药的口径衡量,我国也是目前最大的单一国家市场。但是要使我们的中药走出国门,走向国际,得到国际的认可,关键还在于中药的安全性、有效性、质量稳定性与质量标准能否完全控制。目前大多数中药制剂缺乏被国际公认和接受的质量控制标准,缺乏明确的有效成分含量和规范的检测方法,无法达到药品的稳定性和均一性,制约了其国际化发展。

"精诚所至,金石为开",在 2015 年 10 月 5 日,诺贝尔奖评审委员会宣布:中国药学家屠呦呦获得诺贝尔生理学或医学奖。这是我国本土首个诺贝尔生理学或医学奖,而屠呦呦教授研制的药物正是中药青蒿的提取物青蒿素。青蒿素能够高效抑制疟原虫,这一发现在全球范围内挽救了数以百万人的生命,这一伟大成就轰动了整个中医药界,广为世人所知。这既是中药界的伟大实践,也是我们中国的骄傲,同时也促进了中药走上国际的舞台。

在 2016 年 12 月 23 日,相关部门正式公布,天士力复方丹参滴丸成为全球首个圆满完成美国食品药品监督管理局三期临床试验的复方中药。复方丹参滴丸于 1993 年获得国家新药证书和生产批件,目前作为国家行政保护品种、国家基本药物、国家医疗保险药物和中医急救必备药物,已成为治疗冠心病心绞痛的临床一线基本用药,得到广泛使用,深受广大医生与病人的好评。1998 年 2 月,复方丹参滴丸以药品身份正式通过美国食品药品监督管理局的临床研究(IND)申请。2006 年公司重新向 FDA 申请了新的 IND,明确了适应证,以预防和治疗慢性稳定型心绞痛作为适应证,临床研究所用复方丹参滴丸药品代码为 T89。2010 年,美国食品药品监督管理局二期临床试验顺利完成,并取得良好的试验结果。

抗疟疾药物青蒿素挽救了全球数百万人的生命、天士力复方丹参滴丸得到认可、"中医针灸"列入联合国教科文组织人类非物质文化遗产代表作名录、《黄帝内经》和《本草纲目》入选世界记忆名录……随着中医药"走出去"力度不断加大,中医药在全球的认可度与日俱增,截至 2016 年底已经传播到了 183 个国家和地区。

目前,美国约有 5% 的病人服用包括中药在内的天然药物。全美约有 1.2 万家中药店、中西医药店或者出售中药的保健品店,年销售额

20 多亿美元。1975 年 7 月 12 日,时任加州州长布朗签署了"针灸职业合法化"的法规,为中医针灸师在美国行医确立了合法地位,针灸合法化是中医药在美国兴起的标志。美国的相关法规将中药限定为膳食补充剂的范畴,不可提及其医疗功能,可在一般超市与保健品商店出售,无需医生处方即可购买使用。在食品药品监管如此严格的美国,虽然我们的中药发展不是立竿见影,发展中有各个方面的阻碍,但是在我们不懈的努力、不断的创新下,中药产业也在他国一展风采。

中药在日本被称为"汉方药",几乎所有的药店都有汉方药柜台,医生也经常会根据病人的症状开出汉方药处方,病人也多乐意接受。日本的汉方药都是成品,包装上详细标明成分、适应证及用量、注意事项等。随着日本步入老龄化社会,慢性病、综合性病证多发,中医中药由此有了更多的用武之地。近年来,日本对中医学的应用发展迅速。据统计,日本现有 65% 的医生会使用汉方药,从事汉方医学、针灸及按摩的医生已超过 10 万人,全日本有 85% 的人服过汉方药或接受过针灸治疗。特别是 20 世纪 70 年代,汉方药被日本政府承认后,大部分汉方药可在健康保险中报销,大大促进了汉方医药的发展。目前,日本有近 4 万人从事中医药研究,每年研究 10 多个品种。汉方制剂品种比较集中,日本厚生劳动省将新的一般用汉方制剂承认标准增加为 236 个处方,这些处方主要出自《伤寒论》《金匮要略》《千金方》等中国古籍,此外,还有《汉方诊疗医典》《临床应用汉方处方解说》等现代汉方书籍。日本生产的医疗用汉方制剂有近 150 种,其中产值最高、用量最大的"特列药品"就有 80 多种。目前,这些汉方药大部分被列入日本公共医疗保险的用药范围,每年的销售额达 1000 亿日元以上。古有鉴真东渡,将我们的文化、医学、服饰、建筑等特色传去日本,到如今,日本也保留着我们中国的许多传统特色。如今经济文化全球化,科学信息交流技术先进，更是促进中药产业在日本的发展，也使中药走出国门，去往世界各地。

中药国际化发展少不了中药研制技术的创新和中药的系统化、标准化，同时我们还需要打造中药国际品牌，引领中药产业的发展；经过持续不懈的工艺摸索和装备研发，逐步打造出国际水平的现代中药先进技术制造平台；通过智能化装备使数据集成化，保证制药技术数据的完整性。中药现代化取得的突出成绩，为中药及相关产业发展奠定了坚实的基础，同时培育了新型大中药企业，不但促进了中医药事业发展，也推动中医药走向国际。

四、引导大健康产业的发展

健康是我们人类的基本保障，是我们全面发展的前提。健康产业的发展，一面联系着广大人民群众，另一面联系着我国的经济发展。随着人们物质文化水平日益提高，人们对健康的需求日益迫切。特别是疾病谱的改变、老龄化社会的到来、生活方式的转变和对健康的不断追求，给健康服务业带来了巨大的市场需求和发展机遇。目前，我国健康服务业产值仅占国内生产总值（GDP）的 5％ 左右，而发达国家的健康服务业产值占 GDP 的 10％ 以上，我国健康服务业的发展潜力巨大。

我国经济形成新常态，健康中国战略已经实施，人们对健康服务的需求快速增长，在此背景下，发展大健康产业是历史的必然选择。中医药作为我国独特的卫生资源、潜力巨大的经济资源、具有原创优势的科技资源、优秀的文化资源和重要的生态资源，在经济社会发展中发挥着重要作用。发展中医药是我国大健康产业的优势与特色。中医药健康服务主要包括养生、保健、医疗、康复等，但核心是以中药相关产品为主体的健康服务供给。中药现代化进程的推进，也促进了中药大健康产业的悄然形成，形成了涉及中药种植，产品研发、生产、流通、销售在内的跨行业、跨区域的产业链，并具有调整产业结构、增加就业、使农民增收、服务医改、惠及民生及保护生态等综合优势。

目前，我国有 2000 多家制药企业通过 GMP 认证，可以生产中成药，市值超过 100 亿元的中药企业有 30 余家。年销售额超过 1 亿元的重点品种近 500 个；中药工业产值不断攀升，从 1996 年的 235.4 亿元增长到 2015 年的 7867 亿元，占医药产业规模的 28.55％。同时，也催生了中药大健康产业，包括中药工业、中药农业、中药商业、中药保健品和食品以及日化用品等，2013 年，中药大健康产业已经达到 1.2 万亿元的规模。我国中药材达 1 万多种，经营药材 1200 多种，常用药材约600 种；人工种植品种达 300 余种，全国药材种植面积超过 5000 万亩，其中符合规范化种植的基地达 100 万余亩，为中药大健康产业发展提供资源保障。

近几年，中药大健康产业规模随着中药产业的发展不断扩大，市场规模日益壮大。2014 年，规模以上中药饮片加工企业实现销售收入约1500 亿元。中药日化用品市场快速增长，2010 年含中药或植物的日化用品的市场需求规模为 610 亿元，2014 年达到 1100 亿元。保健品市场也是销量翻番，销售额从 2012 年的 2800 亿元增长到 2014 年的4000 亿元。其中含中药的保健品和保健食品产值约为 3000 亿元。不难看出，包括中药工业、中药农业、中药商业以及食品、保健品、日化用品、中药装备等不同业态和产品的中药大健康产业快速发展，取得了突出的成绩。中药及相关产业产值从 2009 年的 7000 余亿元，增长到2013 年的 1.2 万亿元，并呈现出快速增长的势头，预计到 2020 年达到

3 万亿元,成为我国健康服务业的重要支撑。

"一带一路"的推进,有力带动了中药大健康产业的发展和国际贸易的增长。2012 年 3 月,出台的《商务部等十四部门关于促进中医药服务贸易发展的若干意见》对中药大健康产品国际市场的不断扩大起到了重要的推动作用。自从我们进入小康社会以来,人们对自身健康水平的要求越来越高,对健康产业产生了巨大的需求。加上科学技术的创新,国民生产总值的提升,我们的民族产业——中药产业不断发展,中药产业在健康产业中占有很大比重。随着中药产业步入正轨,中药大健康产业也连连创下前所未有的高绩效。

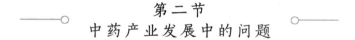

第二节
中药产业发展中的问题

一、中药产业集中度较低

中药产业属于医药产业的子项产业,也是医药产业中的重要组成部分,我们都知道医药产业是有诸多特殊性的产业,在全球,新药研究被公认有"三高一长"的突出特征,即高风险、高投入、高回报,周期长。要想做到"高投入",相对较高的产业集中度是必要的基础与前提。据美国人口普查局统计,2007 年美国共有 1000 多家医药制造企业,排名前 4 位的企业的集中度为 29.5%,前 8 位的企业的集中度为 47.1%。据日本厚生劳动省统计,2014 年,日本共有 300 多家医药制造企业,排名前 5 位的企业的集中度为 37.1%,前 10 位的企业的集中度为

51.9％。可以非常直观地看出,美国、日本医药制造企业排名前列企业的集中度都比较高。而我国医药产业集中度一直徘徊在较低水平,市场分散,资源配置效率低;无论是企业集中度或是市场集中度还是区域集中度,我国都处于较低水平,与发达国家相比,我们差距还很大。

据《中国药学年鉴》(2013),2012 年,我国排名前 5 位的企业的集中度为 8.82％,前 10 位的企业的集中度为 18.63％。我国排名前 5 位的企业的集中度不到 10％,美国和日本排名前 4 位的企业的集中度都要比我们高 2～4 倍。中药产业链中,中药工业起到承上启下的作用,有着举足轻重的作用,从中药工业集中度详细看我们国家中药产业集中度,凸显出我国中药产业集中度较低。中药工业包括中成药生产企业和中药饮片加工企业,从集中率(CRn)、企业集中度、市场集中度和区域集中度直观看,我国中药产业集中度现阶段徘徊在较低水平。

我国中成药生产企业集中度,2007—2015 年排名前 4 位的企业的 CR4 徘徊在 10％～15％,均未超过 15％;前 8 位企业的 CR8 则徘徊在 15％～21％,最高为 20.3％左右。按照贝恩的市场结构分类标准,我国中成药市场仍属于典型的原子型市场,CR4 和 CR8 分别在 30％以下和 40％以下,企业数量多但是不存在集中现象,企业间竞争激烈,但是缺乏有效竞争(表 8-1)。这一方面说明尽管我国中成药生产企业已经初步规模化,但是中成药生产企业的规模经济效应却未得到良好的发挥,不能高效地运作;另一方面也说明我国中成药生产企业的实力较弱,没有形成强有力的龙头企业,众多的企业争夺有限的中成药市场,容易导致无序竞争。

表 8-1　贝恩对产业垄断和竞争类型的划分

类　　型	CR4	CR8	该产业的企业总数
极高寡占型　　A	75% 以上	—	20 家以内
极高寡占型　　B	75% 以上	—	20～40 家
高集中寡占型	65%～75%	85% 以上	20～100 家
中(上)集中寡占型	50%～65%	75%～85%	企业数量较多
中(下)集中寡占型	35%～50%	45%～75%	企业数量很多
低集中寡占型	30%～35%	40%～45%	企业数量很多
原子型(竞争型)	30% 以下	40% 以下	企业数量极多,不存在集中现象

　　我国中药饮片加工行业虽然已经有千百年的发展历程,久经时间的考验,依然不断发展,但是我国中药饮片加工真正开始产业化的时间并不长。在整个行业中,有大量中药饮片加工企业存在,尚无真正优势龙头企业出现,行业领先企业康美药业市场占有率也仅约为 3%。从市场集中度的角度来看,中药饮片加工企业集中度处于非常低的水平,市场竞争十分激烈。这些竞争往往都是无效竞争,并不能够有效地促进整个中药产业的发展,使我国的中药产业在国际上得到更大的市场份额。

　　目前,我国中药产业发展依然面临着企业数量较多、规模较小、产品缺乏自身特色且结构不合理的问题。根据《2013 年度食品药品监管统计年报》,截至 2013 年底,全国共有原料药和制剂生产企业 4875 家。2014 年,在《国务院关于进一步优化企业兼并重组市场环境的意见》中,也就产业集中度低提出了解决办法,为企业兼并重组和资源整合创造条件,但这些还不够。所以,如何优化产业布局,发掘中药产业发展潜力,应用先进适用技术改造、提升传统中药产业,推动资源集约利用、产业合理聚集,培育出一批特色突出、技术尖端、产业配套、效益优良、竞争力强、辐射面广的产业集群,成为中药产业发展决策者面临的一道难题。

二、中药材开发遭遇瓶颈

中药材是中药农业发展的物质基础,也是中药产业的原始材料。随着中药产业的发展,对中药材的需求也越来越大,以中药材为原料的制造企业不断地增加对药材种植的投入,逐步形成中药种植、采购、加工、分销和推广等多个环节的产业链条。在发展过程中,中药材开发并非一帆风顺,也受到各种险阻,遭遇到各种瓶颈:品种选择存在盲目性,野生药用资源日渐枯竭,药材种植技术缺乏创新性,质量安全监控不系统化,各地区组织经营模式滞后。

(1)盲目引种。中药材是大自然的杰作,是特殊的经济作物,对自然环境和地理位置有着严格的选择性。但是现在很多中药材制造企业为了确保品种多元化和有效预防市场风险,盲目进行引种,不充分考虑中药材的特殊区域性和天然道地性,不仅违背了生态适应性和道地性原理,而且很难保证中药材的适宜生长、产量和质量。而且,对引种成功的品种,未能做到科学布局,即没有把适宜品种向最佳适宜区集中,结果造成增产不保质或产量下降或有效成分含量降低。盲目地选择引种品种,不但不能保证产量的持续增长,而且不能保证药材的质量。

(2)资源危机。我国地大物博,有着先天的资源优势,长期以来,我国是全球中药原料的第一产出国和消费大国,中药产业也得到快速发展,但在中药产业空前繁荣的背后,我国也为之付出了巨大的资源、生态和环境代价。由于缺乏资源保护意识及可持续开发规划,对野生药用动植物乱捕滥猎、乱采滥挖的行为屡禁不止,野生药用资源日渐枯竭。加上道地药材产量有限、人工种养药材质量参差不齐等因素,部分药材原料供给量不断收缩,供给不足与需求膨胀间的矛盾持续加深,转而进一步加速了药用野生动植物走向濒危乃至灭绝的进程,造成了严重的资源危机。资源过度消耗已经严重危及中药产业的可持续发展。

(3)技术缺乏创新性。整个产业链(中药材的种植、采摘和加工)中都少不了技术的支撑,如果仅仅依靠传统技术,而不研发新的技术来对中药材进行开发,中药产业也无法得到更好的发展。千百年来,中药材在自然状态下生长发育,同一品种在不同的生态环境条件下,分异类型比较多,同时品种混杂,纯度低、类型多,因此需要进行人工系统选育和提纯。这都需要技术的支撑,只有提纯度高,药品产值才能够提升。但是,目前我们国家人工驯化并成功栽培的药材仅占3.1%,大多数为野生的。野生资源,特别是特稀品种的人工驯化栽培,不仅关系到生态保护和市场供求关系问题,更关系到中华民族医学瑰宝的存续问题。技术创新也是中药材开发的重点投入对象。

(4)质量问题。中药材不仅仅是特殊的经济作物,更是直接影响人们身体健康的农业产品,而且品质优劣影响药理药效,涉及中药制剂的质量安全。但是我们的药农只注重提高单位面积产量,种植过程中难以分辨种子种苗的优劣,超量滥用化肥、农药和植物生长激素,忽略中药材的内在质量,造成产品品质下降,有害残留物超标。虽然政府相关部门大力宣传和推行中药材良好农业规范种植,但因大多数企业建设基地的积极性不高,已制定出台的良好农业规范操作规程得不到有效落实。无标生产、无规约束,加上一家一户的分散种植,使得相关人员难以对中药材种植实施全面质量管理。

(5)经营模式滞后。以农村农户个体、基层政府行政引导下组织的小集体、企业采取订单方式组织的中药材生产仍是目前我国中药材基地建设的主要模式。农民的分散经营很难应对千变万化的大市场。由于中药材产区专业协会等合作组织数量少，且带动力弱，药农在生产交易中，由于不掌握市场行情，经常会出现盲目种植、价格下跌、影响收益和互相压级压价、相互倾销等无序化问题。中药产业组织化也是我们需要突破的瓶颈之一。

盲目引种、资源危机、技术缺乏创新性、质量问题、经营模式滞后都是中药材资源开发遇到的瓶颈，只有突破这些瓶颈，我们的中药产业才能够取得更大的进步，获得更快的发展。

三、缺乏有效的政府监管

经济的发展离不开政府政策性的指导，我们只有在国家社会的大背景下才能快速发展我们的中药产业。只有政府有效地管理与监督，才能为中药产业发展创造良好的环境，促使中药产业不断创造新的辉煌。然而现阶段，我国中药产业中政府管理越位缺位、违法行为屡禁不绝、政府引导缺乏，都使政府监管效率严重下降，从而阻碍着中药产业的发展。

（1）政府管理越位缺位。医药主管部门出现多头管理、缺失管理的现象，各部门间职能与责任不明晰，协调和沟通机制缺乏；管理模式不够完善，管理人员综合素质有待提高；这些因素共同制约和影响了中药产业的健康发展。就整个产业链的梳理来看，中药市场直接涉及药监、卫生、工商、质监、农业、林业等多个监管部门，造成中药市场监管部门职能分散，责任主体不明确，市场信息模糊且不对称，导致监管难以形成合力。"谁都管"到最后变成了"谁都难管""谁都不管"，监管部门面对市场乱象"睁一只眼闭一只眼"，在客观上纵容了不法商贩的违法行为，并最终造成中药市场上违法活动的泛滥与猖獗。

（2）违法行为屡禁不绝。政府监管不严谨，没能及时采取有效措施，在 2013 年 7 月，国家食品药品监督管理总局通过对部分中药材市场的明察暗访，发现全国 17 个中药材专业市场均不同程度地存在假冒伪劣、违规经营的现象。市场上有人用锁阳代替肉苁蓉，用次等品代替上等品药物，在虫草中灌入金属粉、青黛里掺进孔雀石绿增加重量，种种非法牟利行为让人触目惊心。违法行为屡禁不止的原因除了部分中药材供需失衡，不法分子为了高额利润铤而走险外，违法行为愈发隐蔽导致执法取证困难、执法人手不足致使监管存在盲区等也在很大程度上催生了市场中的种种乱象。

（3）政府引导缺乏。中药产业是一个系统性很强的产业，需要大量复合型人才，但是由于政府管理机制不健全，没能够有效地培养复合型人才，也使产业未能高效快速发展。尽管现在每年有数以万计的本科、硕士、博士毕业生进入制药行业，但与整个医药行业发展的需要仍有差距，这种差距就表现在具有创新意识和创新能力的复合型人才缺乏。而且政府对中药科研投入不足，也使得产业发展缺乏原发动力。目前我国还未能建立适合中药特点的质量控制标准体系，而中药复方是一个复杂的系统，需要深厚的研究和标准的体系，需要不断地创新和健全评价体系，才能促使产业综合性的发展。近几年，国家政府加大了对中药质量安全监测体系建设方面的投入，同时也配备了一些检查手段；但是政府监督体系不完善，下面执行力度不够，实施效果不太明显。政府在对国际市场开拓方面的能力也待加强，因为中西文化的差异和中西医药理论基础的迥异，国际医药市场与传统的中药市场难以融合，要想让更多的有西方文化背景的人接受、理解中药，政府必须加大宣传引导的力度。政府加强有效的管理与监督，是中药产业发展前进的前提和基础。

第三节
中药产业未来发展趋势

一、中药行业管理标准化

20 世纪以来,随着现代生物技术的创新与发展,医药领域开始呈现中西药相互融合、互相补充的新迹象,中药生产模式也已经从传统的"前堂后坊"走向现代的"中药西制"。整个中药领域呈现出行业管理标准化的发展趋势。目前我国中药领域需要不断发展,其质量要想提升就必须大力推行行业管理标准化战略,使其竞争力得到提升,进而使之能够在激烈的国际竞争中获得一席之地。在中药行业管理标准化进程中,主要需要突破的难题就是补充完善国家标准、规范地方标准、缩小国内外标准差异。

(一) 创新投入增加,技术标准化

中药产业作为我们的传统产业,我们已经不能按照古老的方式进行生产经营。在信息和依据方面,我们要使新药的生产研究工作能够得到技术方面的支撑,使开发新药的工作更加规范、科学和有序,使相关工作效率以及水平得到提升。这不仅仅要使技术标准化,更是要将技术标准执行到底,在先进技术支撑下,使成本得到控制,产量得到增加。目前我国中药领域因为技术创新不够,资源浪费严重,许多多成分药物都只提取了一种成分作为药用;必须在技术标准上予以提升,提高设备的先进性,才能够使重要药物资源得到最大限度的利用。在中药领域创建属于其领域内的标准化技术系统,是中药产业未来发展形势

所趋。

（二）内在品质提高，质量标准化

中药的质量直接影响其药理效应和人们的健康，间接影响中药产业经济发展和国际竞争。目前我国中药质量标准在许多新方法和创新技术的支持下得到提升，大部分中药已经说明其活性成分，使得中药的疗效与质量能够有效结合。国家发布了《药品生产质量管理规范》《药品经营质量管理规范》《中药材生产质量管理规范（试行）》等行业规范来使中药质量标准化。到 2013 年底，我国相对独立完整的中医药标准体系框架已初步构建完成，体系共涵盖中医药国家标准 27 项，行业及行业组织标准 470 多项，为今后进一步与世界标准双向接轨奠定了理论基础。

（三）国内外差距缩小，国际标准化

国内外标准相异的主要根源在于行业主导权之争，再者是文化的差异，从目前的发展趋势来看，国内与国际标准的双向融合不可避免，我们在发扬我国优良文化的同时也在融合国际文化，逐步走上国际化标准。2007 年，世界中医药学会联合会发布了全球首部《中医基本名词术语中英对照国际标准》，书中汇集了我国多位专家的辛劳与智慧，收录了 6500 条中医基本名词术语，现在已经完成英、法、西班牙、葡萄牙、意大利、匈牙利等多个语种的翻译，同时世界中医药学会联合会还发布了 11 部中医药国际标准。我国中药产业迈出了中医药行业管理标准国际化的重要一步，得到世界各国业界的广泛肯定。

二、中药知识产权制度化

知识产权已经不是一个新的名词，但是加强中药知识产权保护力度,形成全国统一产权保护制度,使中药知识产权制度化,似乎是当下形势所趋。相关数据显示,中国在重要制剂方面的拥有量是四千多种,重要资源是一万多种,但是在申请专利方面,中国只有一千多项,国外这一专利的申请则是中国的十倍以上;而且我国中药产业在西方专利战略的围堵下,已经陷入了前所未有的产权危机。日韩及欧美等国凭借先进的技术优势,利用国际产权注册的漏洞抢注中药专利多达一千多项,现在超过八成中成药处方的国际产权掌握在日韩与德国的手中。全国人大常委会副委员长陈昌智在十二届全国人大常委会第十二次会议中提出"国家要重视保护中医药知识产权"。我国在 2016 年 12 月25 日颁布了首部中医药法律《中华人民共和国中医药法》,并于 2017年 7 月 1 日已经开始实施。就现在局势来看,我国已经意识到,提高知识产权制度化水平、提升相关从业者的产权保护意识、加快道地药材原产地的保护步伐、推进中国传统医药申报世界非物质文化遗产的进程,在世界范围内努力提高我国中医药文化发源地的认知程度、全面提升我国中药产业的国际影响力和市场竞争力是我国中药产业未来发展的趋势。

三、中药材资源开发持续化

中药材资源是我国中药产业后续加工、发展的前提和物质基础,据统计,我国中药材品种有 12000 多种,中药材资源极其丰富。但是由于生态环境的破坏和中药材市场需求的加大,人工种养的中药材规模和产量均严重不足;常用的 600 多种中药中完全取材于野生的就有 400多种,而野生药用资源却因过度消耗导致产量锐减,中药材资源短缺问题已经越来越严重。身为朝阳产业的中药行业面临着无药可用的资源危机,转变中药材资源的开发利用方式已刻不容缓。

　　针对中药材资源短缺危机,2015 年,工业和信息化部、国家食品药品监管总局等 12 个部门出台的《中药材保护和发展规划(2015—2020年)》,将中药材上升到国家战略性资源的高度。规划明确了包括实施野生中药材资源保护工程、实施优质中药材生产工程、实施中药材技术创新行动、实施中药材生产组织创新工程,以及构建中药材质量保障体系在内的七项主要任务。为提高中药材质量,国家食品药品监督管理局于 2003 年开始实施中药材生产质量管理规范(GAP)认证,截至2016 年取消 GAP 认证为止,全国共有 187 个基地通过了 GAP 认证。近年来,国家药品监督管理局通过不断完善中药注册管理相关法规,将中药材资源保护和可持续发展内容纳入中药产品研发注册过程。《药品注册管理办法》以及《中药注册管理补充规定》要求,中药的注册申请应当明确处方组成、药材基原、药材产地与资源状况;新药的研制应当保障中药材来源的稳定和资源的可持续利用,并且应关注对环境保护等因素的影响。只有中药材资源持续供应,才能保证中药产业不断地发展和前进。中药材资源开发持续化,不应该为了眼前的利益,而是应该放眼于未来,放眼于整个自然界;只有保证了源头才会有活水来。

四、政府行业监管规范化

　　随着国民经济提升和社会不断发展,中药产业也取得了优异的成绩,这给我国医药行业发展带来了不少信心和启示,但是功不可盖失,我国政府行业监管中存在的诸多不足,已经成为制约中药产业健康可持续发展的障碍。面对这些障碍,政府已经意识到规范化的监督体系势在必行,今后中药市场监督管理的职能整合将是形势所趋,依循权责一致、失责必究的理念,属地管辖原则会被进一步强化。

　　国家食品药品监督管理总局针对 2013 年 7 月查访到的问题,约谈了相关中药材市场所在地的政府负责人,明确不再新增中药材专业市场数量,同时要求现有市场所在地的政府要切实履行属地监管职责,对于假冒伪劣、违规经营、非法加工、囤积炒作等违法行为予以严厉打击。2014 年 4 月,全国人大进一步明确了将购买食用珍稀濒危野生动物行为入刑的信息,表明今后购买食用珍稀濒危野生动物或将与非法猎杀、收购一样面临刑事追责。此外,政府还将充分发挥立法监督职能,引导市场管理者树立敢于作为、主动作为、科学作为的信念,以法治促进中药市场监管体系改革,为中药市场监管规范化建设提供法律保障。我们要发展,中药产业要壮大,政府的监督管理必不可少,但是我们要杜绝"良莠不齐"的政府监管,要逐步形成规范化的政府监管。

主要参考文献

[1] 刘维军,王继斌.我国中药产品 2005—2012 年出口结构分析[J].
　　现代药物与临床,2013,28(4):608-611.

[2] 段晓敏,孙利华.我国中成药产业集中度及其影响因素的实证研究
　　[J].中草药,2017,48(17):3662-3668.

[3] 华鹰.中药知识产权的流失与保护策略[J].中国科技论坛,2008
　　(1):67-70.

参考网址

2017 年中国中药行业发展现状分析及未来发展趋势预测【图】

http://www.chyxx.com/industry/201707/545303.html

2017 年中国中药行业发展现状分析【图】

http://www.chyxx.com/industry/201708/547836.html

2017年中国中药产业未来发展趋势分析【图】

http://www.chyxx.com/industry/201705/526664.html

（张晓香）

第九章

中药产业发展的资源与动力

第一节
中药产业发展的资源分析

一、中药产业发展的自然资源

（一）中药材分类

中药产业资源主要由中药、种植药材的土地、资本和相关的人力、技术组成。我国中药资源不仅品种繁多，而且资源存量很大。中药资源作为中药产业的物质基础，其质量和数量决定着中药饮片及中成药工业的发展，也影响着中药现代化和国际化进程。因此，中药自然资源的可持续发展刻不容缓。

我国地域辽阔，气候多样；地势地貌复杂，有平原、山地、丘陵、盆地、高原等，所以自然资源极为丰富，蕴藏量大。文化源远流长、药材资源丰富是中草药材发展的有力支撑。中草药材是中药发展的源头，中国传统药学奉神农为始祖，古典药学书籍也常以"本草"命名。中国对"本草"的研究已有两千多年的历史，积累了上千种本草文献、数千种本草药物和约三百种"古本草"专著，形成了中草药材独特的文化内涵。从最初《神农本草经》记载的 365 种药物，到现在发现的中草药资源已达到 12000 余种，其中，药用植物 11146 种，药用动物 1581 种，矿物药的种类也有 80 多种（万德光和王文全，2009）。中国是世界上天然中草药资源最丰富的国家之一，有十大道地药材产区，种类繁多、蕴藏丰富（表 9-1）。

表 9-1　我国中药资源分类表

分类	种类	数量
按来源分类	药用植物	11146 种
	药用动物	1581 种
	药用矿物	80 余种
按使用情况分类	中药材	1200 余种
	民间药	4000 余种
	民族药	7000 余种

数据来源:《2018—2024 年中国中药材行业分析与投资决策咨询报告》。

（二）中药材种植

我国自然环境多样,使得我国有适合多种植物药材生长的自然条件。我国的中药材种植面积广阔,中药材专业化、规模化种植基地已有600多个,有很多常规中药材品种实行生产基地专业化种植。2016 年我国中药材种植面积约 4768 万亩,各地区根据自身自然条件不同,种植不同品种药材;我国中药材种植地区基本遍布全国,只有极少数地区仅有小面积种植,绝大多数地区都有中药材规模种植基地。2010—2016 年我国中药材种植面积情况如图 9-1 所示。

我国中药材种植主要分布在云南、湖南、湖北、甘肃、辽宁等省区市,并且各个中药主产地区都有自己擅长种植的中药品种。药材品种以黄芪、板蓝根、当归、大黄、党参等最为著名。例如云南,2016 年中药材种植面积达 665 万亩,位居全国第一。因此,在中药产业的土地要素方面我国有着很大优势。2016 年中国中药材种植面积规模如图 9-2 所示。

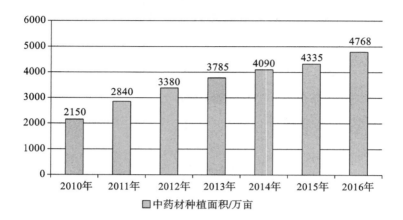

图 9-1 2010—2016 年中国中药材种植面积

数据来源:《2018—2024 年中国中药材行业分析与投资决策咨询报告》。

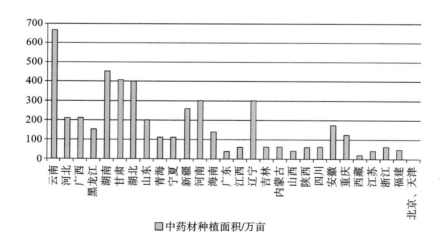

图 9-2 2016 年中国中药材种植面积规模

数据来源:《2018—2024 年中国中药材行业分析与投资决策咨询报告》。

二、中药产业发展的技术资源

（一）中药材良好农业规范种植模式

中药材是中药饮片、中成药生产的基础原料。为保证中药材质量稳定、可控，推进中药材规范化种植（养殖），2002年3月18日经国家药品监督管理局局务会审议通过《中药材生产质量管理规范（试行）》，2002年4月17日正式发布，自2002年6月1日起实施。涉及从种植资源选择、种植地选择一直到中药材的播种、田间管理、采购、产品初加工、包装运输以及入库整个过程的规范化管理。2016年2月3日，《国务院关于取消13项国务院部门行政许可事项的决定》（国发〔2016〕10号）规定取消中药材生产质量管理规范（GAP）认证。值得注意的是，此次国务院取消GAP认证，并非取消GAP本身。

中药材生产是一项复杂的工程，涉及医药、农艺、生物、管理等，影响中药质量的因素也是多方面的。通过实施GAP控制中药材质量的影响因素，规范中药生产的各个环节和全过程，以实现对中药材质量的有效保证。对于作为基础生产材料的中药材，其质量差异可运用GAP以控制中药材质量的各种因子，实现稳定和可控的高质量，这是中药生产和质量管理的基本要求。其核心和目标是生产高质量的中药材。

中药材生产过程采用GAP以有效控制质量，是保证中药临床用药安全有效的重要措施，为中药健康发展创造条件。GAP的实施促进中药标准化生产的实现，中药材生产步入规范化管理的阶段，为我国中药标准化、现代化和国际化奠定了基础；同时，促进中药种植（养殖）规模化和产业化，有利于中药资源保护和可持续发展。

（二）中药标准化项目

中药标准化项目重点任务是推动中药产业链的标准化建设，系统构建中药标准化服务支撑体系，促进中药产业"种好药、产好药、造好药"。这是一项基础性、战略性、全局性工作，对引领和支撑中药事业发展具有重要意义。

首先，提高和完善中药材标准。结合药品标准及《中华人民共和国药典》，规范中药材名称和基原，完善中药材性状、鉴别、检查、含量测定等项目，建立较完善的中药材外源性有害残留物限量标准，健全以药效为核心的中药材质量整体控制模式，提升中药材质量控制水平。其次，完善中药材生产、经营质量管理规范。完善相关配套措施，提升中药材生产质量管理水平。严格实施《药品经营质量管理规范》，提高中药材经营、仓储、养护、运输等流通环节质量保障水平。最后，完善中药材质量检验检测体系。加强药品检验机构人才队伍、设备、设施建设，加大对中药材专业市场经销的中药材、中药生产企业使用的原料中药材、中药饮片的抽样检验力度，鼓励第三方检验检测机构发展。

（三）中药材资源网络全覆盖

"十二五"期间中药材资源逐步实现可持续健康发展。中药材资源普查试点全面展开，初步建成中药材资源动态监测信息和技术服务体系，建立了大宗中药材、道地药材、濒危药材种子种苗繁育基地。全国有200多种常用大宗中药材实现规模化种植，种植面积超过3000万亩。逐步实现生态环境保护与中药产业持续发展的良性互动。为实现中药材资源网络全覆盖，仍需开展以下重点工作。

（1）建设生产技术服务网络。发挥农业技术推广体系作用，依托科研机构，构建全国性中药材生产技术服务网络，加强中药材生产先进适用技术转化和推广应用,促进中药材基地建设整体水平提高。

(2)建立覆盖主要中药材品种的动态监测网络。建立中药材从种植(养殖)、加工、收购、储存、运输、销售到使用全过程追溯体系,实现来源可查、去向可追、责任可究。推动中药生产企业使用源头明确的中药材原料。

(3)建设生产信息服务平台。建设全国性中药材生产信息采集网络,提供全面、准确、及时的中药材生产信息及趋势预测,促进产需有效衔接,防止生产大起大落和价格暴涨暴跌。

(四)中药材物流基地规划建设

构建中药材现代物流体系。完善中药材流通行业规范。完善常用中药材商品规格等级,建立中药材包装、仓储、养护、运输行业标准,为中药材流通健康发展夯实基础。规划和建设现代化中药材仓储物流中心,配套建设电子商务交易平台及现代物流配送系统,引导产销双方无缝对接,推进中药材物流体系标准化、现代化发展,初步形成从中药材种植(养殖)到中药材初加工、包装、仓储和运输一体化的现代物流体系。

三、中药产业发展的知识资源

知识资源是指人类智力劳动发现和创造的,并以一些形式表现,经物化可为人类带来巨大财富的创新成果。知识资源是指主体拥有的可反复利用的,建立在知识和信息技术基础上,能给组织带来财富增长的一类资源。

(一)中医药科研迈上新台阶

我国不仅有超过3000所的中医类医院,还有30余所中医药院校,除此之外，专门的医药科研机构也有 70 余家，它们承担中药的研究工作，同时，我国还有很多机构专门从事中药新药研发，是中药产业创新的主体。

"十二五"期间，我国建立起以 16 个国家中医临床研究基地为重点平台的临床科研体系，中医药防治传染病和慢性病的临床科研网络得到完善。45 项中医药科研成果获得国家科技奖励，科研成果转化为临床诊疗标准规范、关键技术和一批拥有自主知识产权的中药新药，取得了显著的社会效益和经济效益。

（二）中医药人才建设新高度

人力资源对经济增长与社会发展的贡献，比实物资本、货币等具有更大的增值空间。中药产业发展的生产要素不能脱离人力资源，这也是后天的生产要素。我国符合中医药人才特点的教育模式得到加强，所以中药产业的从业人员逐步增多。"十二五"期间，医教协同深化中医药教育改革初显成效，中医专业学位独立设置，评选出第二届国医大师，名老中医药专家、中医学术流派传承成效显著，建成国医大师传承工作室 60 个、全国名老中医药专家传承工作室 956 个、基层名老中医药专家传承工作室 200 个、中医学术流派传承工作室 64 个、中医药各层次培训基地 1140 个，多层次多类型的中医药师承教育模式初步建立，继续教育覆盖率显著提高。更可观的是，国家每年培养大量的专门从事医药研究的复合型人才，他们属于高学历人才并综合生物、化学、计算机等其他发展现代化的学科知识，从事中药的研发，是中药产业发展的后劲动力。

（三）中医药海外发展开辟新空间

从古至今，大自然赐予中华民族丰富的天然药物资源，同时中华民族又创造出了丰富的中医药文化。浩瀚的本草古籍是中药继承、发展和创新的基础,也是现代中药研究与开发的重要资源。在当代,需要充分利用中华民族祖先留下的古代医药典籍等宝贵中医药文化资源,为人类的健康事业做出新的贡献,提升中医药海外影响力。

第 67 届世界卫生大会通过我国提出的《传统医学决议》。2019 年 5 月 25 日,第 72 届世界卫生大会审议通过《国际疾病分类第十一次修订本(ICD-11)》,首次纳入起源于中医药的传统医学章节。

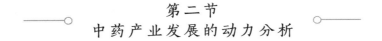

第二节
中药产业发展的动力分析

一、中药产业发展的市场调节动力

(一) 中药产业发展的需求分析

需求分析可划分为国内市场需求和国际市场需求,国内经济发展带动中药产业发展,从而影响市场运行状况。因此,中药产品的需求状况是评价我国中药产业发展市场动力的重要指标。我国中医药文化久远而悠长,因此国民对中药产品有特殊偏爱,国内市场对中药产品的需求呈现较为稳定的态势。中医医院和中医类医疗机构是中药产品的重要消费主体,并且需求持续上升。2015 年我国中药材消费量为 350.6 万吨,消费规模同比增长 2.3%。2016 年我国中药材消费量为 388.9 万吨,2017 年增加到 412.5 万吨。同时,市场对中药提取生产的化妆品、护肤品以及中成药和保健品消费也不断增长(图 9-3)。

近年来,中药产业工业销售值总体保持上升趋势且增速加快,2011 年销售值约为 17877 亿元,2012 年销售值达到 18764 亿元。2015 年

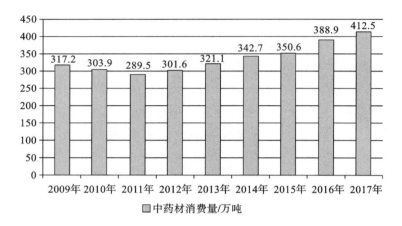

图 9-3　2009—2017 年中国中药材消费量走势图

数据来源:《2018—2024 年中国中药材行业分析与投资决策咨询报告》。

中药工业规模以上企业主营业务收入超过了 7800 亿元,约占我国医药工业规模以上企业主营业务收入的 1/3。2016 年医药工业规模以上企业实现主营业务收入 29635.86 亿元,同比增长 9.92%,增速较上年同期提高 0.90 个百分点,增速高于全国工业整体增速 5.02 个百分点;各子行业中,化学药品原料药制造、中成药制造、制药专用设备制造的增速低于行业平均水平。2017 年 1—9 月,医药工业规模以上企业实现主营业务收入 22936.45 亿元,同比增长 11.70%,增速较上年同期提高 1.61 个百分点。各子行业中,增长最快的是中药饮片加工,增速为 17.20%(表9-2)。

表 9-2　2017 年 1—9 月医药工业规模以上企业主营业务收入完成情况

行业	主营业务收入 /亿元	同比 /(%)	2016 年同期增速 /(%)
化学药品原料药制造	3927.88	14.13	9.31
化学药品制剂制造	6249.90	10.85	10.82

行业	主营业务收入 /亿元	同比 /（%）	2016 年同期增速 /（%）
中药饮片加工	1592.60	17.20	12.45
中成药制造	4548.13	9.69	7.93
生物药品制造	2562.61	11.17	10.22
卫生材料及医药用品制造	1753.85	14.09	11.90
制药专用设备制造	134.27	9.86	5.34
医疗仪器设备及器械制造	2167.21	9.24	12.03
医药工业	22936.45	11.70	10.09

数据来源：中华人民共和国工业和信息化部消费品工业司。

（二）中药产业发展的供给分析

2014 年我国中药材产量达到 352.0 万吨，产量较上年同期增长 6.0%；2015 年中药材产量达到 363.8 万吨，产量较上年同期增长 3.35%；2016 年中药材产量达到 400.2 万吨，产量较上年同期增长 10.0%。供给规模从 2011 年起呈现逐步提升态势，2017 年中药材产量达 424.3 万吨。从长远来看，国家出台的一系列政策将有助于净化中药行业，推动中药行业重新洗牌，促进中药行业资源、产能的优化整合，从而有助于中药市场进入良性发展的轨道。因此，在医药行业整体增长的环境因素促进下，中药行业供给表现出稳中有升的势头（图 9-4）。

利润是企业生存之本，只有具备持续盈利能力，企业才能获得稳定发展，保障市场供给。2016 年医药工业规模以上企业实现利润总额 3216.43 亿元，同比增长 15.57%，增速较上年同期提高 3.35 个百分点，高于全国工业整体增速 7.07 个百分点。各子行业中，增长较快的

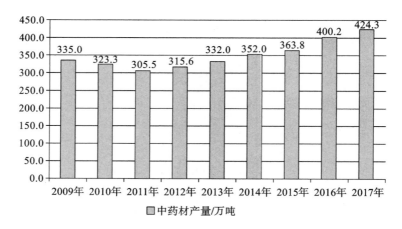

图 9-4　2009—2017 年中国中药材产量走势图

数据来源：《2018—2024 年中国中药材行业分析与投资决策咨询报告》。

是医疗仪器设备及器械制造、化学药品原料药制造,制药专用设备制造出现负增长。2016 年医药工业规模以上企业主营收入利润率为10.85%,较上年有所提升,高于全国工业整体水平 4.88 个百分点。2017 年 1—9 月,医药工业规模以上企业实现利润总额 2557.26 亿元,同比增长 17.54%,增速较上年同期提高 1.90 个百分点。各子行业中,增长较快的是生物药品制造和化学药品制剂制造。2017 年 1—9月,医药工业规模以上企业主营收入利润率为 11.15%,较上年同期提升 0.69 个百分点,高于全国工业整体水平 4.98 个百分点(表 9-3)。

表 9-3　2017 年 1—9 月医药工业利润总额完成情况

行业	利润总额 /亿元	同比 /(%)	2016 年同期增速 /(%)
化学药品原料药制造	307.24	9.25	32.85
化学药品制剂制造	878.79	24.79	18.76
中药饮片加工	110.89	18.32	10.45

行业	利润总额/亿元	同比/(%)	2016 年同期增速/(%)
中成药制造	499.50	10.89	5.67
生物药品制造	361.91	26.26	6.13
卫生材料及医药用品制造	163.75	17.15	8.11
制药专用设备制造	10.30	0.32	−9.99
医疗仪器设备及器械制造	224.87	7.40	36.63
医药工业	2557.26	17.54	15.64

数据来源：中华人民共和国工业和信息化部消费品工业司。

（三）中药产业进出口分析

中药产业是典型的出口导向型产业，是我国重要的创汇产业。因此，国际市场是中药产业最终目标市场，国际市场不断扩张是中药产业发展的强大动力。2009—2015 年我国中药产品的出口额不断上升，从 14.6 亿美元增加到 37.7 亿美元，贸易局面良好，但 2016 年出口额下降至 34.26 亿美元。中药出口增长率也从 2013 年开始呈现直线下降趋势，从 25.50％下降到 2016 年的 −9.12％。相比较而言，中药进口规模表现出小幅波动上涨，进口额由 2009 年的 5.4 亿美元增加到 2016 年的 11.74 亿美元。中药进口增长率历经波动，在 2009—2016 年间由 22.70％下降至 14.50％（图 9-5）。

随着时代发展，纯天然植物药受到世界消费者的追捧，逐渐取代部分西药的地位，正在慢慢改变医药体系的结构。世界范围内植物药的需求量飞速增大，势头迅猛，国际市场天然植物药品的贸易额从 20 世纪末刚超过 100 亿美元，飞涨到最近这些年的 300 多亿美元，而且贸易金额还在不断上升，形势大好。

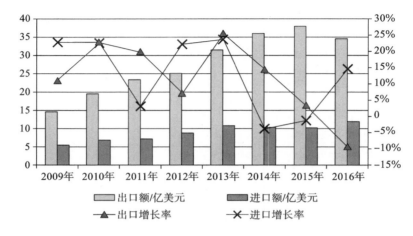

图 9-5　我国中药进出口规模及增长率变化情况

资料来源:国家统计局,中国海关总署统计数据。

　　国际市场热衷的中药材主要是人参、茯苓、菊花、枸杞、党参等常规中药材及饮片,这些药材不仅畅销国内市场,而且在国际植物药品消费市场上也很受欢迎。2015 年中药进出口额达到 47.95 亿美元,同比增长 3.56%,其中,出口额 37.7 亿美元,同比增长 4.95%。从出口地域来看,日本、韩国等亚洲国家和地区仍然是主力军,美国、德国等发达国家的中药市场仍待拓展。作为潜力巨大的经济资源,中药贸易为推动健康产业发展做出了积极贡献。

(四)全球中药材进出口贸易分析

　　据统计,2016 年全球中药材(HS:1211)进出口贸易总额为 60.98 亿美元,较 2015 年的 61.28 亿美元下降 0.49%。2016 年全球中药材(HS:1211)进口总额为 30.55 亿美元,较 2015 年增长 0.20%;出口总额为 30.43 亿美元,较 2015 年下降 1.17%(图 9-6)。

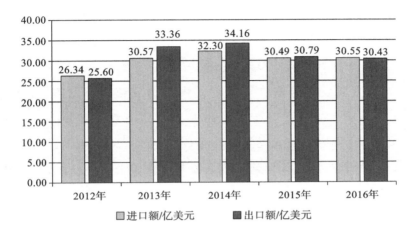

图 9-6　2012—2016 年全球中药材(HS:1211)进出口分析

资料来源:联合国数据统计中心。

2012—2016 年间,美国是全球最大的中药材进口国,进口总额达 19.26 亿美元,加拿大、美国、德国出口总额依次为 10.11 亿美元、7.58 亿美元、7.54 亿美元。中国在全球中药材出口贸易中占据重要地位,这为中国中药产业的发展提供了持续动力。

二、中药产业发展的产业链接动力

(一)中药产业链现存问题

中药产品生产过程的复杂性造成中药产业的产业链较长。生产涉及许多不同部门,从药材的种植、采购、加工、流通、包装等方面,直至市场投放,都与许多子行业有关。产业链的前期是中药材种植培育部门,原材料主要由农民种植和初级加工的小企业生产。中药产业链的中上游部门主要是一些研究机构、制药公司和生物技术公司等技术研发部门,发挥连接原材料和商品市场的功能。它们负责提升制药精炼技术、新药研发、中药药理的研究和制药生产设备升级的需要。传统中药产业链下游的后期部门主要负责中药材成品和半成品流通，涵盖了中药产品在流通中的仓库装卸、运输、产品分配等活动。

中药产业的发展存在许多问题。中药产业链并不完善，许多部门职能与劳动分工不相称。产业链的中上游部门承担着技术和产品研发，涉及政府科研机构、大学科研院所、生物技术公司和企业研发部门。长期以来，政府在指导其他部门方面发挥了主导作用，这也反映了早期计划经济的遗留问题。政府行为作用于制定产业政策，直接参与或实施技术创新和新药研发。目前的情况是，高校和专业研究机构是技术创新和产品开发的支柱，企业只是购买他们的产品，而不是引导或参与科学技术的研究。企业掌握市场动态，但不参与技术研发的产品创新，这就导致新技术和新产品是否能准确满足市场的需求有待衡量。技术和市场的脱节会阻碍产业化的发展，造成新的研究不能应用于可销售的产品。此外，中药材的栽培和加工也与市场存在脱节问题。

（二）中药产业集聚与产业发展的关联性

中药产业呈现出集中度偏低的趋势。传统中药产业快速发展的形势面临着一些问题，产业的低集中度尤为凸显。虽然近年来中国医药市场和管理体制的改革发挥了重要作用，中药企业通过资源整合，产业集中度略有上升，但实际上中药产业集中度仍处于较低水平。截至2014年底，我国还没有拥有超过100亿元资产的中药企业，甚至资产超过10亿元的中药企业也相对较少（魏金曼，2015）。企业不具规模性意味着一些优势不能发挥，例如，不利于技术创新，缺乏研究和开发新药的动因。公司规模也会影响到产品质量标准和企业管理等问题，未能形成比较优势的中药企业在一定程度上阻碍了中药产业的可持续发展。

市场环境伴随经济的快速发展逐渐趋于成熟，中药产业及其相关配套产业正以不同的速度发展。中药产业及其配套产业集群的形成，使其发展环境逐步优化，能够增强彼此竞争力。在现阶段，我国已有17个经国家批准认证的初具规模的中药材市场，它们分布在各大中药材生产地区，将中药产业及其相关产业连接起来，创建良好的中药产业发展环境；可通过中药产业集群的推动力来提升我国的经济实力。其中，河北省安国中药材市场、江西省樟树中药材市场、河南省禹州中药材专业市场、安徽省中国（亳州）中药材交易中心历史悠久，具有"中国四大药都"之称，是中药材传统交易市场。由于国内外天然植物药需求增加，要完全满足公众消费需求不能仅仅依赖这些传统市场。因此，大量的非正式中药材市场应运而生，在市场上与大型企业共同发挥作用，为中药产业及其相关行业发展提供服务。

（三）相关支持产业与中药产业链接效应

相关支持产业是产业发展的外部环境条件，主要是指与该产业商品或服务的工业生产、加工、流通相联系的其他相关领域，如原材料、燃料、零部件等位于产业链上游的供应商。能提供支持或合作等服务的相关产业有仓储、劳务、物流、金融、通信等行业。相关支持产业是与产业联系最密切的行业，相关支持行业的强弱或与产业发展环境有关，相关支持产业之间合作与交流可以提高产业的国际竞争力。产业整体实力的增强能通过合作实现，产业集聚效应可以产生良好的外部效应，从而有利于彼此竞争力的增长。中药产业的相关支持产业包括中药材种植、仓储运输、医药制造业等。对其产业支持作用最为明显的是医药制造业，因为药品生产环节涵盖了新药研发、加工技术和质量安全控制等核心步骤,是中药产业发展的关键。

我国中药产业所占医药制造业比重逐年降低。2014—2016 年,中药产业所占医药制造业比重一直呈缓慢下降状态,2016 年,中药产业所占医药制造业比重为 29.20%,较上年下降了 0.06 个百分点(表 9-4)。从整个医药行业的结构看,除去中药产业所占比重下降以外,其他子行业所占比重均有增长。因此相关支持产业对我国中药产业发展的影响不容忽视。

表 9-4 医药各行业所占比重　　　　　　　　　　　(单位:%)

年份	中药产业	生物化学药品	医药卫生用品	制药及医疗设备
2014 年	29.74	54.14	6.77	9.35
2015 年	29.26	54.29	6.91	9.54
2016 年	29.20	53.72	7.17	9.91

数据来源:中华人民共和国工业和信息化部消费品工业司。

三、中药产业发展的自主创新动力

(一)自主创新与中药产业发展的科技支撑

1. 中药材技术创新行动　首先,强化中药材基础研究。开展中药材生长发育特性、药效成分形成及其与环境条件的关联性研究,深入分析中药材道地性成因,完善中药材生产的基础理论,指导中药材科学生产。其次,继承创新传统中药材生产技术。挖掘和继承道地中药材生产和产地加工技术,结合现代农业生物技术创新,形成优质中药材标准化生产和产地加工技术规范,加大在适宜地区推广应用的力度。再次,发展中药材现代化生产技术。选育优良品种,研发病虫草害绿色防治技术,发展中药材精准作业、生态种植养殖、机械化生产和现代加工等技术,提升中药材现代化生产水平。最后,促进中药材综合开发利用。充分发挥中药现代化科技产业基地优势,加强协同创新,积极开展中药材功效的科学内涵研究,为开发相关健康产品提供技术支撑。

2.中药材生产组织创新工程 培育现代中药材生产企业。支持发达地区资本、技术、市场等资源与中药材产区自然禀赋、劳动力等优势有机结合,引入现代生产要素和经营模式,发展中药材产业化生产经营,推动现代中药材生产企业逐步成为市场供应主体,进而推进中药材基地共建共享。支持中药生产流通企业、中药材生产企业强强联合,因地制宜,共建跨省区市的集中连片中药材生产基地,最终提高中药材生产组织化水平。推动专业大户、家庭农场、合作社发展,实现中药材从分散生产向组织化生产转变。支持中药企业和社会资本积极参与、联合发展,进一步优化组织结构,提高产业化水平。

(二)技术提升与中药产业发展的方式选择

(1)中药资源循环经济方式:传统中药产业的持续健康发展必须依靠高科技,从而实现中药资源的高效利用。运用高科技在一定程度可以解决环境污染问题。中药产业最有可能发展为绿色产业,企业通过技术的创新实现在中药资源种植培育、生产流通和消费等过程,不破坏环境和不损害人类健康的目标。考虑到中药资源再生和承载能力,在非碱性条件下的生态环境中选择有利于人与自然和谐的技术(称为绿色技术),以利于人类健康。中药产业发展需要绿色技术创新。选择使用环境友好的技术,确保创新技术是以保护生态环境为前提,多用途开发和循环利用中药资源,以达到最大利用效率(许舒诚,2016)。

由于科学研究实践和技术发展的滞后,在过去相当长一段时期,药材加工过程中往往只选择一部分进行药用，基于传统认知的"非药用部分"应被废弃，导致中药的生产也会造成很多废气、废液、废渣等排放（施建勇，2002）。如：在加工过程中，当归只使用它的根部而茎和叶被丢弃；白芍的根头、根皮等组织被废弃；甘草酸从甘草中提取后其余部分被丢弃。这是中国传统中药生产过程中形成的废渣。据统计，中国每年的药物残渣总量高达约百万吨。中药资源的浪费也对生态环境产生了负面的外部性影响。因此，必须选择适宜的技术将中药废物回收利用，或使它成为可再生资源。通过提高中药资源的利用率和延长产业链，实现中药大健康产业资源与环境经济发展相协调，促进我国中药产业健康可持续发展。

（2）绿色供应链管理模式：全社会对环境保护的意识随着经济发展不断增强，使得传统的供应链管理模式不断转变为绿色供应链管理模式。绿色供应链管理是将环境经济与管理、可持续发展理论、逆向物流和传统供应链管理理论综合而成的现代供应链管理理论，有利于健康的消费生活并促进经济社会发展。绿色供应链管理系统将绿色经济和可持续发展理念带入产品的整个生命周期。全面考虑资源利用效率和生态环境等因素的绿色供应链管理理论是建立在循环经济和供应链技术的理论基础上的理论。它可使供应链中每个生产企业不仅可以采取"共赢"的策略，还能最大限度降低对资源和环境的负面影响，最终通过提高资源利用效率来增强企业的竞争力。绿色供应链管理是一种现代管理模式，它基于供应链技术与可持续发展理论，涉及不同的主体即制造商、加工商、经销商和消费者，衡量包括原料生产、加工、处理、储存、运输、销售和废物处理各个环节对资源和环境的影响，其目的是减少环境破坏，实现最大化资源利用。

中药和西药制造存在显著差别，西药原料成分明确，而中药资源包含很多成分，需要研究和判别分类，正确与高效使用中药资源是中药产业的核心内容。中药大健康产业应以中药资源为中心，构建以药材培育、采集、加工等为环节的绿色供应链；不同类型中药饮片加工企业和中药制造企业展开协作，传统中药制造企业和供应商之间配合以建立良好的关系。中药大健康产业绿色供应链运营战略的制定以社会福利最大化和效率最优为前提，充分考虑政府的引导机制，最终优化绿色供应链管理。

（三）体系完善与中药产业发展的配套措施

中药产业发展的根本是技术创新，而在中药前期研发中投入成本巨大，并一定程度上存在较大的风险，因此单个企业缺乏必要的动力和研发实力进行中药的研发工作，在这种背景下，政府的资金支持和技术支持是中药技术创新发展的推动力。同时，为提升医药企业的研发水平，鼓励科研院所与企业共同开发，国家应制定相应保障体系与配套措施。

首先，建立多渠道、多元化的投资体系。政府可以通过直接提供大量资金，增加对中药研发工作的投入，此外，政府可以鼓励大型企业参与到新药的开发中去。同时，也可以鼓励银行给予药企更多的信贷支撑，鼓励其他机构和风险投资基金加入新药的研发中来。通过分散风险来提升企业的研发水平。其次，中药研发需要建立强有力的知识产权法律保障体系。虽然新药的研发需要投入大量资金，但是一旦投入生产则所需的成本很低，因而知识产权占据了企业大部分的成本份额，如果缺乏强有力的法律保障体系，一些企业就会仿制药品，使得研发企业经济利益受损。同时，政府应完善市场体系，杜绝单纯的价格竞争等市场主体之间不良竞争手段和行为，培育可持续的市场业态。最后，推动建立国际性中医药认证认可体系。中药的发展中质量是关键，质量认证制度由于其科学性和公正性，已被世界大多数国家广泛采用，已经成为世界各国规范市场行为、促进贸易发展和保护消费者合法权益的有效手段。政府利用认证制度作为产品和服务市场准入的手段和提高质量的措施，正成为国际通行的做法。

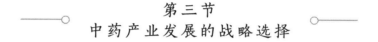

第三节
中药产业发展的战略选择

一、培育中药产业发展新动能

（一）产学研结合推动产业创新

长期以来，中药产业创新能力不足，成果转化能力较低。完整的中医药创新体系应包括大型中医药企业集团及中医药高新技术企业、中医医院、国立和地方中医药科研机构、高等中医药院校等。企业在国家创新系统中处于骨干地位，并应成为技术创新的核心。但是现有环境下企业的主体地位未能有效体现，中药创新与市场脱节，产业化程度不高，产品的高新技术含量不足。同时，中药研究也没能很好地与新兴学科紧密合作，这也限制了具有突破性意义的高水平成果的涌现。

中药产业创新能力受到产业发展影响，自主创新能力是中药产业持续健康发展的有力保障。近年来，国家对于中药创新研究的投入越来越多，在"十二五"时期大力推行的新药重大专项政策，加快了中药领域创新的进程，使得中药产业整体创新能力提升。产业创新能力建设的下一步是优化创新能力布局，促进产学研相结合。构建中药自主创新体系,在继承和创新的基础上,完善以国家科研机构为核心,以企业为主体,多学科、跨部门共同参与的协同创新体系。通过产学研融合以加快中药创新自主知识产权的形成,推动创新成果转变为实际生产力,实现商业化和产业化。

(二)保障药物资源持续供给能力

在中药产业的发展过程中,我国生态环境为此付出了巨大代价。由于缺乏资源保护和合理发展规划,药用野生动植物被滥捕滥伐,同时,土壤、空气污染和重金属超标等因素也对中药产品质量产生负面影响。中药产业的未来发展主要依赖于资源的可持续性和高效利用,通过中药资源动态监测体系的建立,保证中药资源可持续性成为产业发展亟须解决的问题。2015年4月颁布的《中药材保护和发展规划(2015—2020年)》是我国第一个中药材保护和发展的国家级专项规划。该规划有利于促进中药材种植、流通、加工等环节质量标准的提升,对中药企业的发展起到积极作用。

今后,应从产业战略的高度重视中药资源,构建中药种质资源保护体系。建设濒危野生药用动植物保护区、药用动植物园、药用动植物种质资源库,保护药用种质资源及生物多样性。建设濒危稀缺中药材种植养殖基地。重点针对资源紧缺、濒危野生中药材,按照相关物种采种规范,加快人工繁育,降低对野生资源的依赖程度。建设大宗优质中药材生产基地。建设常用大宗中药材规范化、规模化、产业化基地,鼓励野生抚育和利用山地、林地、荒地、沙漠建设中药材种植养殖生态基地,保障中成药大品种和中药饮片的原料供应。建设中药材良种繁育基地。推广使用优良品种,推动制定中药材种子种苗标准,在适宜产区开展标准化、规模化、产业化的种子种苗繁育,从源头保证优质中药材生产。

（三）健全药材安全性评价和产品溯源体系

中药资源质量直接关系到中药产业的健康发展和病人的用药安全，中药资源安全性问题会损害中药产业的社会公信力。回顾近年来中药产业的发展，质量与安全性问题一直是困扰产业发展的难题。种植中药材讲究道地性，中药材不能离开它生长的地理环境。由于各大药材区域所处的生态、地理环境不同，药物本身的治疗作用也存在显著的差异。

相较于化药行业所确立的一致性评价体系，对于中药产业的管理不能照本宣科，而要从产业固有特点出发，建立全方位的质量监督管理体系。在质量监督的全过程中，实行对中药材种植培育、饮片加工到中成药生产实施全面质量控制；通过建立产品追溯体系，形成中药产业质量标准体系。同时，加快推进中药材种植和栽培技术标准的制定，加强中药产品的领域地理标志保护。开展中药材良种繁育、现代种植和生产技术的推广，在环境条件适宜地区建立标准化种植和大规模加工集成基地。

二、构建中药产业发展新优势

（一）构建"大中药"产业群

世界卫生组织近年来逐步提出实现全民覆盖的医疗保健、卫生健康的公平性和经济社会因素等新思路、新理念。在快速变革的社会卫生事业中，中医药也应该突破初级保健的限制，研究中药产业在改善医疗服务覆盖范围、缓解医疗卫生服务在现阶段所体现的地域非均衡性和非公平性、整合和配置卫生资源等方面可发挥的作用，这是时代发展进程中亟待解决的问题。

2016 年是"十三五"规划的开局之年,随着医药卫生体制改革的进一步深化,大健康产业的快速发展,中药市场容量不断释放。当前,如何抓住市场机遇,集中优势资源,完善产业布局,构建符合医疗卫生保健需求的个性化和便利化服务组合,成为领域内的热点与难点。通过发展中医保健服务,加强中医在国家卫生系统中的服务功能,促进中国传统医药和相关健康产业集成发展,如养老保健、旅游文化等方面,在实践中不断健全中药产业发展的支持系统,推动"大中药"产业群建设的顺利进行。

（二）推动中药进入发展中国家市场

针对防治危害发展中国家人民健康的艾滋病、登革热、疟疾等重大传染病和慢性病,利用我国中药在发展中国家已有的良好信誉,通过优选优质中药材,以经济技术援助形式进入其医药体系,结合选派医疗人员进行服务,发挥中药在帮助提高发展中国家人民健康水平中的重要作用,建立与发展中国家的密切友好关系,开拓中药广阔市场。

研制开发适合国际市场需求的中药产品。根据不同国家和地区的疾病流行特点,考虑其法律法规环境及过往药用品种,充分利用长期积累的中药资源,结合现代医药科学技术,开展多种模式的中药新药研发、中药产品的再评价和开发。支持中药企业以自有品牌、自主知识产权开展中药产品国际化示范项目,开展在工艺改进、设备升级、质控研究、知识产权保护、临床验证、国际融资等多领域的国际协作。

（三）中药大健康产业可持续发展

中药生产加工主体、产业与政府密不可分,相互作用,三者共同促进中药大健康产业的可持续发展。中药材种植农户、生产加工企业作为微观主体推动中药大健康产业的可持续发展，而作为中观主体的中药产业和宏观主体的政府都对其发展起到促进作用。中药大健康产业的可持续发展是经济、社会、环境、资源、人口和其他元素之间相互补充、协调以实现的。应使中药大健康产业成为一个生态平衡系统，实现人与自然、社会协调发展。

考虑到中药大健康产业链较长，可以根据中药种植、收集和生产过程产生的废物展开回收和利用，政府、研究机构、社会团体发挥各自力量，建立统一的中药废物回收和处理机构，采用可持续发展的模式和运行机制，实现资源的高效利用和生态环境保护。例如，可在全国范围内建立一个"中药废弃资源回收系统"，对回收的中药废物，使用绿色技术进行处置，以确保充分利用资源创造新的价值。通过建立循环经济产业链，促进中药废物循环利用，平衡经济发展与生态环境的矛盾，推动中药大健康产业可持续发展。

三、创造中药产业发展新契机

（一）中医药战略地位显著提升

《中共中央关于全面深化改革若干重大问题的决定》明确要"完善中医药事业发展政策和机制"，《中华人民共和国中医药法》颁布，国务院办公厅首次印发《中医药健康服务发展规划（2015—2020年）》《中药材保护和发展规划（2015—2020年）》等中医药发展领域的专项规划。中央财政投入力度大幅提升，为中医药创造了良好的发展与提高的物质条件。

中医药文化影响力进一步提升。我国深入开展"中医中药中国行——进乡村·进社区·进家庭"活动,科普宣传 4 万余场,现场受益群众 1700 余万人次;建设了 300 多个国家级、省级中医药文化宣传教育基地,组建了一支中医药文化科普专家队伍,开发了一批形式多样的文化科普作品。首次开展的中医健康素养普及率调查显示,公民中医养生保健素养不断提升,中医药作为中华民族优秀传统文化得到广泛传播。

(二)中医药投入和政策扶持加强

现阶段我国已经建立起基础性医药管理制度,但是在中医药管理领域还存在政策规则设定不清的情况,相关政策没有根据中药资源的具体特点进行规定,这直接限制了中药产业的可持续健康发展。

2015 年,国务院印发《中医药健康服务发展规划(2015—2020年)》(以下简称"规划"),规划首次提出中医药可参与"一带一路"建设,与丝绸之路经济带、21 世纪海上丝绸之路沿线国家开展中医药交流与合作,提升中医药健康服务国际影响力。规划中明确了中医药健康服务是运用中医药理念、方法、技术维护和增进人民群众身心健康的活动,主要包括中医药养生、保健、医疗、康复服务,涉及健康养老、中医药文化、健康旅游等相关服务。国家产业政策对于产业布局和发展方向有直接影响,发展中药产业还应准确把握国家相关政策,处于中药产业链不同阶段的各企业应基于自身特点,发挥优势,加强自身建设,与促进整个行业的发展相融合,实现个体和整个行业的可持续健康发展。

（三）推动中药国际化标准建立

国外市场在筛选新药时开始更多地关注中药材和中药产品，而从中药产品中提取有效成分研制成新的化学药品的思路已被提上跨国药企的研发日程，这也给国内的中药研发带来了巨大压力。在中药国际化进程中，为积极应对所面临的在国际标准和生物制品监管中的挑战，政府有关部门要加快完善中医诊断和中药质量标准，为进入世界医学主流和医药市场奠定基础。应当制定具有中国特色、为国际所接受和承认的质量标准和规范，用传统与现代相结合的药品检验办法，严格控制中药饮片及中成药的质量。利用国际通行标准对中药和中药制品进行安全性评估，使得中药的药性及安全性为众人所了解和接受。

在中医药国际标准化的基础上，协助各国的中医执业者进行中医、中药的立法工作，使中医药相关法律逐渐融入各国的医疗体系中。只有中医中药在国际上有标准化和合法化的地位，中药产品才会被世界各国病人和消费者接受。因此，构建中药认证体系，在中药产品质量和管理体系方面，通过认证手段全面提高中药行业的整体质量水平和市场竞争力，是中药产业发展战略的重要组成部分。

主要参考文献

［1］万德光，王文全.中药资源学专论［M］.北京：人民卫生出版社，2009.

［2］魏金曼.中药产业国际竞争力及其影响因素分析［D］.宁波：宁波大学，2015.

［3］施建勇.中药产业经济与发展［M］.上海：上海科学技术出版

社,2002.

[4] 许舒诚.基于新公共管理理论的中医药健康产业绿色发展政策研
究[D].南京:南京中医药大学,2016.

[5] 郝刚.我国中药产业发展策略研究——基于SCP的分析视角[D].
武汉:华中科技大学,2011.

[6] 马月光.从自然生态观看待中药资源的可持续发展[J].中医药管
理杂志,2012,20(3):213-214.

[7] 陆铭.我国中药产业的发展现状及趋势[J].中国医药工业杂志,
2013,44(2):214-216.

（**杨希　景浩**）

第十章

中药产业发展的政策与规划

　　中医药政策是中医药事业发展的重要保障,进一步完善中医药政策体系是实现中医药治理能力和治理体系现代化的重要基础性工作之一。当前,中医药事业发展处于难得的战略机遇期,中医药工作面临着许多新形势、新任务和新问题,对中医药行业管理工作和政策制定提出了新的更高的要求。为全面贯彻落实党的十八届三中全会提出的"完善中医药事业发展政策和机制"有关要求,我国将加快完善中医药政策体系建设。

　　中药产业政策是中医药政策的重要组成部分,广义的中药产业政策包括和中药产业有关的中药材种植,中药饮片流通,以及中成药生产、流通、销售企业方面的政策。中药产业政策是按照政策制定的原则和规律,以经济学相关理论为基础,以国家中医药发展政策为依据,保障中药产业健康发展的多维度的政策体系,而规划是政策制定和执行科学性的保障。本章将介绍中药产业发展的相关政策与规划的出台背景、具体内容,分析中药产业发展相关政策的问题,最后提出相关对策。

　　由于中医和中药是不可分割的,国家在制定相关政策时经常将两个部分放在一起,所以本章在讨论现状和问题时称之为"中药产业",有时也称为"中医药产业"。

第一节
中药产业政策相关的经济学理论

一、中药产业发展的博弈理论

博弈论是指研究多个个体或团队之间在特定条件制约下的对局中利用相关方的策略，而实施对应策略的学科。主要研究公式化的激励结构（游戏或者博弈）间的相互作用，是研究具有斗争或竞争性质现象的数学理论和方法，也是运筹学的一个重要学科。

中药产业的博弈主要体现在种植户、中药工商企业（比如工业生产企业和商业流通销售企业）的利益博弈，企业与政府的转移方与承接方非对称演化博弈方面。双方受到合作产生的超额收益在双方之间的分配比例影响。比如中药企业和地方政府之间关于产业转移的博弈，转移能否发生取决于中药企业在产业转移的净收益和地方政府给予优惠政策后的净收益之间的平衡。关于中药工商企业的利益博弈，产业界普遍认为医药工商应该是战略伙伴关系，首先，工业企业应站在商业的角度为其提供服务，这是合作的基础，如在优质管理、优势产品的输出、财务管理以及输出强大的动销体系和品类分析等方面为商业服务，而商业企业毛利低的现实可以通过工业的资源撬动新的增长点，最终达到共赢的战略合作伙伴关系。

二、中药产业发展的生命周期理论

产业生命周期理论的起源，可追溯到 20 世纪 60 年代美国经济学家雷蒙德·弗农提出的产品生命周期模型及其理论。产业生命周期理论认为，每一产业均需要经历由产生、成长到衰退的历史变化过程，从产业的出现到完全退出社会经济活动，其所经历的全部时间，就是产业生命周期，通常为初创阶段、成长阶段、成熟阶段和衰退阶段四个阶段。它通常用一条位于以销售收入为纵轴、以时间为横轴的坐标中的"S"形的曲线表示，该曲线包含产业生命周期的导入期、成长期、成熟期与衰退期四个阶段。当产业处于导入期时，企业数目小，产值比重低，管理不完善；当产业处于成长期时，该产业的产出在整个产业系统中的比重迅速增长，在产业结构中的作用也日益体现；当产业处于成熟期时，技术趋于成熟，市场需求缓慢扩大，市场容量相对稳定；而到了衰退期，技术落后，需求萎缩，产出减小。

我国中药产业已经形成，并处于产业生命周期的导入期，生产成本较高，每个企业各自市场占有率低，销售持续增加，竞争加剧但不充分，正在从垄断向竞争过渡。当一个产业处于产业生命周期的导入期时具有如下特点：该产业符合社会的需要，能为消费者所接受而获得生存的空间；该产业生产已经进入商业领域，具有一定的规模；该产业具有专利化的生产技术、装备技术。

三、中药产业可持续发展理论

1972 年，联合国在斯德哥尔摩召开了联合国人类环境会议，通过了《联合国人类环境宣言》，呼吁各国政府和人民为维护、改善人类环境，造福全体民众和子孙后代而努力。1992 年，在巴西里约热内卢召开了联合国环境与发展大会，通过了《里约热内卢环境与发展宣言》和《21 世纪议程》等纲领性文件，把环境保护的关注热点从单纯重视环境保护转移到环境保护与经济社会的可持续发展方面，将可持续发展由理论和概念推向一个全球范围的行动。"可持续发展"概念一经提出，很快得到全球范围内从政府到社会以及学术机构的高度关注，越来越多的学者从不同学科、各种角度阐释了可持续发展理论的框架和应用，这些研究主要涉及生态学、社会学、经济学和系统学四个方面。

从经济学上看，产业系统的发展是在内外两种控制力量共同作用下的结果，当某一产业系统的发展周期接近临界点时，产业系统演化将存在多种发展方向：或停滞、或倒退、或循环发展、或可持续发展。产业系统的可持续发展统一在发展周期内的演化递增和各发展周期间的永续突变之中，产业系统实现可持续发展的关键在于突破阈值限制，从而进入更高层次的发展周期，并持续深入向前推进。

根据相关研究，中药产业的可持续发展取决于四个系统能够协调运行。第一是动力投入系统，包括人力资源（特别是高质量人力资源培养供应能力）、产业资金吸纳使用能力、中药材原料特别是道地药材的持续供应能力；第二是研发创新系统，包括技术创新能力、市场创新能力、产品创新能力、管理体系的创新能力；第三是政策支撑系统，包括政策制定、整合、执行体系；第四是循环交换系统，包括产业供应链运行能力，具体包括中药物流体系和中药信息平台建设。

四、中药产业集群发展理论

关于集群的概念，不同学者的理解和定义不同，产业集群的概念是由波特首先提出来的，他指出集群是相关企业和机构在某一特定区域的地理集中现象，集群由一系列相关联的企业和其他对竞争有重要影响的实体组成。之后，克鲁格曼又对波特的理论加以补充和完善。

比较有代表性的理论是波特的"竞争钻石"理论，他认为一个地区产业集群的竞争力与六个相互关联的因素有关：要素条件，需求条件，相关产业和支持产业,企业的战略、结构和竞争以及政府和机遇。他认为正是这六个因素的相互作用形成了产业集群的竞争力。波特认为多个企业在地理上的集中形成的产业集群从三个方面影响竞争:一是提高区域企业的生产率;二是指明创新方向和提高创新速率;三是促进新企业的建立,从而扩大和加强集群本身。这种理论认为,产业集群一旦形成,企业数目达到最初的关键多数时,就会触发自我强化的工程,而新的产业集群最好是从既有的集群中萌芽。

另外一个是克鲁格曼的产业集聚理论。克鲁格曼把空间思想引入正式的经济分析,是马歇尔以后第一个把区位问题同规模经济、竞争、均衡这些经济学研究的问题结合起来的学者。他认为经济活动的聚集与规模经济有关,能够导致收益递增。克鲁格曼从理论上证明了工业活动倾向于空间集聚的一般趋势,如贸易保护、地理分割等原因。他还指出产业集聚的空间格局可以是多样的,特殊的历史事件起了很大作用,他还认为产业集群的形成是具有路径依赖的,而且空间集聚一旦形成,就会自我延续下去。

国外生物医药产业开始集群发展。从空间布局来看,生物医药产业的世界性潮流和趋势就是集群化发展。医药产业是后金融危机时代我国政府提出的七大战略性新兴产业——生物产业的一个子产业,可参照国外生物医药产业的发展规律。我国的医药产业集群形成虽然比较晚,但在医药产业集群的发展方面具有后发优势。据不完全统计,我国目前具有一定规模的医药产业集群有 100 多个。比如:中关村形成了以生物制药、天然药物和中药等为核心,配套行业齐全、体系完善的高效生物产业集聚区;上海张江高科技园区是我国目前研发机构最多、创新实力最强、创新成果最集中的标志性生物产业园区。另外,随着我国对中西部一系列政策的倾斜,我国中西部地区医药产业园也在发展中,比如成都天河生物医药科技园、西安生物科研示范区、湖南浏阳生物医药园、武汉光谷生物城等。

五、中药产业转移理论

产业转移是指由于资源供给或产品需求条件的变化,引起产业在一国内部以企业为主导的转移活动,是一个具有时间和空间维度的动态过程,是通过生产要素的流动从一个区域转移到另一个区域的经济行为和过程,是国家或地区产业结构调整和升级的重要途径。广义上的产业转移,包括产业的生产环节以及产业的研发设计、服务、销售等环节发生的转移,也就是说同一产业内部的不同层次、不同方式、不同规模、不同阶段的生产、销售、服务、研发等发生的转移。产业转移本质上是要素的空间转移,要素在产业转移的过程中,从形式上看是发生了空间的迁移;从本质上看则是实现了要素配置效率的改进和要素流动的外部性;从目的上看是企业追求自身利益最大化。

我国医药产业的跨区转移受到转出企业和承接区政府的正向力量(促使转移的力量)、反向力量(阻止转移的力量)的不断制衡,当正向力量大于反向力量时,医药产业跨区转移才能成功实现。

近年来,随着中国中西部地区经济的发展、内需市场的扩大及产业结构的整体提升,国内产业转移进入了产业链布局优化及转移与转型协调新阶段。东部地区向中西部转移的产业结构不断提升,医药行业主要向东北地区转移和聚集。产业基础雄厚和产业配套能力强的地区往往是产业转移的首选地,东北地区拥有沈阳、抚顺化学原料药产业集群,沈阳、大连生物制药及数字化医疗器械产业集群,辽东地区中药产业集群,哈尔滨医药产业集群,以及通化医药集群等,在承接医药产业转移和壮大医药产业集群中表现突出。

第二节

中药产业政策与规划的现状

一、影响中药产业政策的国内外政策法规

（一）影响中药产业政策的国内政策法规环境

中药产业政策发展依赖于国内外政策法规环境，对产业影响由近到远的依次是中医药产业政策与规划、中医药行业政策与规划、我国其他和医药行业相关的政策与规划和国外与中医药有关的政策与规划，以及国外和医药相关的政策、规划及法规。影响我国中药产业政策的国内政策法规主要如下。

《中华人民共和国中医药法》为中药产业发展的主要行业政策法规参考；2009 年国务院发布的《关于扶持和促进中医药事业发展的若干意见》推动了中药行业的系列政策与规划的出台；2017 年 1 月 1 日起施行的《医疗器械优先审批程序》，将对临床急需且在我国尚无同品种产品获准注册的医疗器械、列入国家科技重大专项或者国家重点研发计划的医疗器械优先审批；食品药品监管总局、国家卫生计生委联合下发《关于贯彻实施新修订〈疫苗流通和预防接种管理条例〉的通知》，严格规范疫苗销售和采购行为；《国家食品药品监管总局办公厅关于开展特殊药品生产流通信息报告系统试运行工作的通知》要求所有特药生产、经营企业应于 2017 年起通过特药信息报告系统填报其生产、流通、库存药品的数量和流向；《中华人民共和国环境保护税法》于 2018 年 1

月 1 日起施行,作为我国第一部专门体现"绿色税制"、推进生态文明建设的单行税法,《中华人民共和国环境保护税法》的落地,意味着我国环保治污、"绿色税收"的法律体系进一步完善。另外,地方性的政策还有北京市、云南省等开放医药服务价格、自主定价政策,实施市场调节价;湖南省等实施新型农村合作医疗保险制度;广东省试行的"两票制"等。这些政策法规规范了中药产业发展,促进了中药产业种植、生产、流通和销售与国际标准接轨。

（二）影响中药产业政策的国际政策法规环境

2014 年第 67 届世界卫生大会讨论通过了《传统医学决议》,实施了《2014—2023 年传统医学发展战略》,这标志着传统医学在世界上的地位确立,对中医药的发展也有推动促进作用。以中医药为代表的传统医学首次被纳入世界卫生组织国际疾病分类代码（ICD-11）。中医药相继被纳入中美战略经济对话框架、中英经济财经对话框架,《中国对非洲政策文件》明确支持"开展中非传统医药交流与合作"。

近几年,《中医药健康服务发展规划（2015—2020 年）》《中药材保护和发展规划（2015—2020 年）》等中医药发展领域的专项规划,促进了中医药健康服务产业的发展和中药材产业的发展,《中共中央关于全面深化改革若干重大问题的决定》等重要文件中明确要求"完善中医药事业发展政策和机制",中药产业政策环境不断优化。

二、产业政策内涵、体系及基本原则

（一）中药产业政策内涵

关于产业政策比较系统的研究最早始于 19 世纪 40 年代,德国历史学派的代表李斯特发表了他的名著《政治经济学的国民体系》。该著作从历史的角度对各国的经济与产业政策进行了比较分析。日本经济学界为了给产业政策的制定与实施提供理论依据,对产业经济理论进行了广泛而深入的研究,取得了丰富成果,如筱原三代平的《产业结构论》、宫泽健一的《产业经济学》、小宫隆太郎的《日本的产业政策》等。

中文"产业政策"一词最早出现的标志是 1970 年日本通产省代表在世界经济合作与发展组织(OECD)大会上所作的题为《日本的产业政策》的演讲。一般认为产业政策是对以制造业为中心的产业部门之间的资源配置实行干预的各种政策以及个别产业内部的产业组织对私人企业的活动水平施加影响的政策的总和。产业政策是政府为了实现一定的经济和社会目标,对产业活动干预而制定的各种政策总和,包括产业组织政策、产业技术政策、产业结构政策、产业布局政策及其他对产业发展影响重大的政策法规。

广义上中药产业指由中草药、中医治疗使用的药物为核心技术资源的行业,简称为中药产业。如中草药种植、中草药加工和深加工、中草药销售、中医医院、中医教育机构、中医药科研机构、中药市场等单位,都属于中药产业发展的要素范畴之一。狭义上的中药产业主要是指中药材种植,中药饮片流通,以及中成药生产、流通、销售企业。

综上所述,中药产业政策是指在一定历史发展时期内为实现一定的中药产业发展目标而制定的行动准则,它是某单位或某部门为干预中药产业发展的一种经济政策,也是单位各部门实现宏观领导、调控和监督产业的发展和运作的重要依据和手段,中药产业政策对发展中药产业起到规范管理的积极作用。

（二）中药产业政策体系

《完善中医药政策体系建设规划（2015—2020 年）》中提出的中医

药行业政策体系包括中医药政策体系框架、中医药健康服务政策、中西医结合与民族医药政策、中医药科技创新政策、中医药人才队伍建设政策、中医药文化传承和传播政策、中药产业发展政策、中医药国际交流与合作政策、中医药法治体系建设政策、中医药事业发展保障政策、中医药政策研究支撑建设共十一项政策。

中药产业政策体系指同中药产业相关的各项政策的总和。中药产业是一个同许多行业、许多学科领域相联系的产业系统，如中药产业联结到科教业、加工业、种植业、销售业等，彼此之间互相依赖而存在，并涉及人、财、物三个生产要素，受国家总体产业政策所制约。下属的各个产业部门又可分解为许多企业，这些企业又受到方方面面的限制。从总体产业到相关的各个产业部门都需要有相应的政策，以规范自身发展的行为准则。这样，总体产业政策和各个相关产业政策即可组合形成一个较大的系统，这个系统就是我们所说的政策体系。只有用全面的系统的政策体系来约束产业发展的行业规范，才能对中药产业进行有效的管理和调控。

中药产业政策体系包括中药产业组织政策、产业技术政策、产业结构政策、产业布局政策及其他对中药产业发展影响重大的政策，各类产业政策之间相互联系、相互交叉，形成一个有机的政策体系。

（三）中药产业政策制定的基本原则

《完善中医药政策体系建设规划（2015—2020 年）》提出中医药政策体系建设的基本原则如下。

（1）注重统筹现实性与前瞻性。立足落实《国务院关于扶持和促进中医药事业发展的若干意见》《中医药健康服务发展规划（2015—2020 年）》《中药材保护和发展规划（2015—2020 年）》以及深化医改等一系列政策措施的基本现实,在强化具体实践问题研究的同时,进一步加强相关领域的战略研究,做好长远谋划和战略储备。

(2)注重兼顾全局性与系统性。以政策体系的构建统领研究专题,以政策系统的整体优化统领总体目标,充分发挥政策研究时效性强的特点,科学合理地组织、协调、安排研究任务。

(3)注重突出重点与问题导向。以解决制约中医药事业发展的瓶颈、难点问题为重点,从中医药事业发展实际情况出发,坚持问题导向,在重大政策机制方面力争取得显著进展。

(4)注重学术支撑与成果转化。充分发挥相关专业领域学术进展对政策研究的支撑作用,进一步促进政策研究的成果转化,使政策研究成果能够转化为实实在在的政策措施,为行政管理和科学决策提供坚实基础。

中药产业政策可参考中医药政策体系制定的基本原则,具体政策结合中医药产业的特殊性和已有关于中医药产业的相关规定制定和执行。

（四）中药产业政策体系目标

中医药政策体系建设的目标是围绕建立健全中医药政策体系、不断完善中医药事业发展政策和机制的目标,通过组织实施一批政策研究项目,产生一批具有较高水平的研究成果,进一步提高转化应用水平;建设一支中医药政策研究骨干队伍和一批研究基地;搭建中医药政策交流传播平台,构建良好的协调运行机制。中药产业政策目标可参照此目标。

三、中药产业代表性政策、规划及简介

近年来,国家已先后几次对中医药的发展实行了扶持政策,比较有

影响力的如下。

(1) 2006 年,国家出台《国家中长期科学和技术发展规划纲要(2006—2020 年)》。其中要求在中医药产业中重点开展理论创新和研究。

(2) 2007 年,科学技术部牵头出台《中医药创新发展规划纲要(2006—2020 年)》,指出要建立中医药标准规范体系。

(3) 2009 年 5 月,《国务院关于扶持和促进中医药事业发展的若干意见》中指出要加大中医药产业的扶持力度,建设现代中药工业体系。这项政策的提出对我国中医药产业的中长期发展产生了极为深远的影响。

(4) 2015 年 4 月,国务院办公厅转发工业和信息化部、国家中医药管理局等部门制定的《中药材保护和发展规划(2015—2020 年)》。其中对当前和今后一个时期,我国中药材资源保护和中药材产业发展进行了全面部署。这是我国第一个关于中药材保护和发展的国家级规划。

(5) 2015 年,国务院办公厅发布了《中医药健康服务发展规划(2015—2020 年)》。其中专门提到要"积极促进中医药健康服务相关支撑产业发展"。重点项目:协同创新能力建设;中医药健康产品开发,探索发展用于中医诊疗的便携式健康数据采集设备;第三方平台建设。

(6) 2015 年 11 月,国家中医药管理局发布了《完善中医药政策体系建设规划(2015—2020 年)》,提出了中医药体系建设的十一个主要任务和十一项工程,以及组织实施和保障措施。其中第七个主要任务是"中药产业发展政策研究",主要是关于中药资源保护、开发利用,中药农业发展,中药工业产业发展,以及现代中药商业发展。

(7) 2016 年 2 月,国务院印发了《中医药发展战略规划纲要(2016—2030 年)》。其围绕我国中医药发展的现实需求和未来发展趋势,明确了未来 15 年中医药的发展目标和工作重点,制定了较为完善的保障措施和组织措施,在中医药发展任务和措施方面进行了系统规划,是新时期推进中国中医药事业发展的纲领性文件。该文件包括了体系机制、规划计划、项目基地建设,共提出 26 个体系、22 个机制(制度)、7 个规划、3 个计划、29 个项目、20 个基地,明确了今后一个时期中医药产业发展的重点任务——切实提高中医医疗服务能力,大力发展中医养生保健服务,扎实推进中医药继承,着力推进中医药创新,全面提升中药产业发展水平,大力弘扬中医药文化,积极推动中医药海外发展。

(8) 2016 年 8 月,国家中医药管理局发布《中医药发展"十三五"规划》。此规划是根据《中华人民共和国国民经济和社会发展第十三个五年规划纲要》和《中医药发展战略规划纲要(2016—2030 年)》制定的,明确了今后五年中医药发展的指导思想、基本原则和发展目标,提出要使"中医药产业成为国民经济重要支柱之一"。

(9)《中华人民共和国中医药法》由全国人民代表大会常务委员会于 2016 年 12 月 25 日发布,自 2017 年 7 月 1 日起施行。《中华人民共和国中医药法》共 9 章 63 条。其中明确了要加强对中医医疗服务和中药生产经营的监管,加大了中医师超范围执业、中药制剂违规生产、中药材种植使用高毒农药的处罚力度。

四、中药产业政策现状

(一)中药产业政策环境利好

随着医药工业的快速发展,国家为推动中药行业结构优化与发展,近几年出台了新版《药品生产质量管理规范》《食品药品监管总局公告要求落实中药提取和提取物监督管理有关规定》《中医药发展战略规划纲要（2016—2030年）》及《中医药发展"十三五"规划》等政策。中国中医科学院屠呦呦研究员因发现青蒿素获得2015年诺贝尔生理学或医学奖，突显了中医药对人类健康的重大贡献，国际上对中医药的认同有了显著提升。乘此东风，2017年7月1日，我国首部中医药法律《中华人民共和国中医药法》开始施行，中成药行业迎来政策红利推动发展的时期，政策环境对中药产业的扶持成果显著，中央财政投入力度大幅提升，为中医药发展创造了良好的物质条件。

（二）中药产业政策与规划已初步形成系统

我国关于中医药的政策体系中都有专门提到中药产业发展的相关政策。比如：引导中药种植产业的《中药材保护和发展规划（2015—2020年）》，引导中医药健康产业的《中医药健康服务发展规划（2015—2020年）》等，也有与产业整体发展有关的《国务院关于扶持和促进中医药事业发展的若干意见》《中医药发展战略规划纲要（2016—2030年）》《中医药发展"十三五"规划》，《完善中医药政策体系建设规划（2015—2020年）》更是提出了可操作性的政策体系建设意见。

（三）中药产业政策明显促进了相关产业发展

（1）中药产业政策促进了中药工业规模快速增长。"十二五"规划期间，中药工业规模以上企业主营业务收入达到7867亿元，与2010年的3172亿元相比，年均增长率达到19.92%。

（2）中医药政策促进了中医药科研迈上新台阶。《国家中长期科学和技术发展规划纲要（2006—2020年）》《中医药创新发展规划纲要（2006—2020年）》等政策强调了中医科研的重要性。我国"十二五"期间建立起以16个国家中医临床研究基地为重点平台的临床科研体系，中医药防治传染病和慢性病的临床科研网络得到完善。45 项中医药成果获得国家科技奖励,科研成果转化为临床诊疗标准规范、关键技术和一批拥有自主知识产权的中药新药,取得了显著的社会效益和经济效益。

(3)中医药政策促进了中医药文化影响力进一步提升。《国务院关于扶持和促进中医药事业发展的若干意见》提出了中医药文化认同和科普的重要性。"十二五"以来,全国深入开展"中医中药中国行——进乡村·进社区·进家庭"活动。

(4)中医药政策促进了中药资源逐步实现可持续健康发展。《国务院关于扶持和促进中医药事业发展的若干意见》《中医药创新发展规划纲要(2006—2020 年)》推动中药资源普查试点全面展开,初步建成中药资源动态监测信息和技术服务体系,建立了大宗中药材、道地药材、濒危药材种子种苗繁育基地。2015 年中药工业规模以上企业主营业务收入超过了 7800 亿元,占我国医药工业规模以上企业主营业务收入近 1/3,中药进出口额达到 48.0 亿美元。作为潜力巨大的经济资源,中医药为推动健康产业发展做出了积极贡献。

(5)中医药产业政策促进了民族医药工作进一步加强。《国务院关于扶持和促进中医药事业发展的若干意见》促进了民族医药的文化的推广和传承、民族医药资源的利用。"十二五"期间全国民族医医院增加到 253 所,建成国家中医(藏医)临床研究基地,筛选推广 140 项民族医药适宜技术,建立民族医药古籍文献基础数据库,国家集中整理出版 150 部民族医药文献,形成《全国民族医药古籍文献总目》,民族医药保护传承取得实效。

五、中药产业政策的问题

国家中医药管理局 2015 年发布的《完善中医药政策体系建设规划（2015—2020 年）》提出，中医药政策体系的问题是中医药政策体系还未全面形成，政策框架尚未建立，相关政策还不完善，政策研究缺乏统筹规划，投入力度不够，研究力量匮乏，研究水平不高，还不能适应事业发展的要求。

中药产业政策的主要问题：中药产业政策基础研究缺乏，研究队伍和研究平台尚显不足；中药产业政策过于分散而没有形成自身独立完善的体系；中药产业政策体系可操作性有待提高；中药产业政策体系对于企业的支持力度不够，缺乏中药企业的参与。

第三节
完善中药产业政策的对策

《中医药发展"十三五"规划》指出，我国中医药产业的发展目标是中医药健康产业快速发展，中医药健康服务新业态不断涌现，服务技术不断创新，产品种类更加丰富，品质更加优良，带动相关支撑产业发展，促进中药资源可持续发展和中药全产业链提质增效，到 2020 年，中药工业规模以上企业主营业务收入达到 15823 亿元，年均增长达到 15%。

结合 2015 年颁布的《完善中医药政策体系建设规划（2015—2020 年）》及中药产业政策问题的前期研究，特提出如下对策。

一、深化产业政策基础研究

中药产业政策的基础研究是中医药产业政策制定的理论和实践基础。参照《完善中医药政策体系建设规划（2015—2020 年）》，具体包括：准确把握中医药产业自身发展规律，深入挖掘中医药特色优势的内涵，明确中医药产业在国家经济社会发展中的地位和作用，全面系统研究分析中医药产业发展面临的新形势、新任务，围绕中医药产业发展中的重大问题、难点问题，对中医药产业发展方式、模式以及中医药产业发展的指标体系等开展深入研究，提出中医药产业政策体系框架，力争在相关理论和实践问题的研究方面取得显著进展。

针对研究队伍匮乏，《完善中医药政策体系建设规划（2015—2020年）》提出，积极探索各种有效渠道和方式方法，不断加大培养、培训力度，努力打造一支高素质、高水平的政策研究骨干队伍，完善中医药政策研究专家咨询机制，建立中医药政策研究首席专家和特约研究员制度，加强中医药政策研究专家库建设。关于中医药政策研究交流平台建设，《完善中医药政策体系建设规划（2015—2020 年）》提出，建设 20个左右中医药政策研究基地，在中华中医药学会设立"中医药政策研究专业委员会"，开展中医药政策研究成果评选，在《中国中医药报》《中医药管理杂志》及《卫生政策研究》等报刊开设中医药政策研究专栏，促进中医药政策研究成果交流推广、学习借鉴。

二、完善整合产业政策体系

《完善中医药政策体系建设规划（2015—2020 年）》中关于中医药产业发展的政策制定的目标：以调整我国经济结构、促进就业、改善民生、保障中医药事业可持续发展为目标，深入开展中药资源保护、中药农业、现代中药产业体系、商业流通体系等相关政策研究,促进中药产业健康发展。中药产业发展政策研究包括中药资源保护、开发利用研究,中药农业发展研究,中药工业产业发展研究,现代中药商业发展研究。

（一）中药资源保护、开发利用研究

开展中药资源保护与开发利用、道地药材保护发展政策研究,推动中药资源保障体系建设,修订《野生药材资源保护管理条例》,实行野生中药材物种分级保护制度,开展中药资源动态监测体系、信息采集网络和中药资源预警系统建设,建立野生中药材保护区、资源培育基地、种子库、基因库。

（二）中药农业发展研究

重点研究促进中药材种植产业规范化标准化发展、加强道地药材良种繁育基地和规范化种植养殖基地建设、实行道地药材专用标志制度以及中药材种植鼓励措施等方面的政策措施。

（三）中药工业产业发展研究

围绕中药剂型和品种创新、鼓励培育中药大品种以及中药饮片加工业、中成药工业、中药保健品产业发展等问题,开展政策研究,推动建立完善的中药质量标准体系。

（四）现代中药商业发展研究

开展以电子商务和现代仓储物流体系为特征的规范化、现代化中药材流通体系建设相关政策研究,探索中药材期货交易等现代金融交易手段,研究建立中药材质量可追溯制度、中药材价格动态监测制度以及大品种中药材及饮片国家储备制度等方面的政策措施。

政策体系除了以上分项目的体系外,还应包括目标体系、财务体系、责任体系、问责体系、配套体系、激励体系等。综合以上的研究,中药产业发展政策体系应该是一个包括政策维度、保障维度、产业项目维度三个维度的综合体系(图 10-1)。

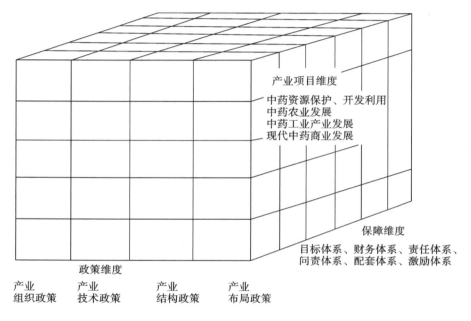

产业项目维度
中药资源保护、开发利用
中药农业发展
中药工业产业发展
现代中药商业发展

保障维度
目标体系、财务体系、责任体系、
问责体系、配套体系、激励体系

政策维度

产业
组织政策
产业
技术政策
产业
结构政策
产业
布局政策

图 10-1　中药产业发展政策体系

三、增强产业政策执行能力

结合《中医药发展"十三五"规划》的相关要求,中药产业政策有效实施需要四个条件。

(一)明确管理角色

《中医药发展"十三五"规划》中明确了各级政府和各级中医药管理部门的责任。其中各级政府的责任是"要从中医药发展国家战略的高度,进一步提高认识,加强领导,将中医药工作纳入重要议事日程,列入当地国民经济和社会发展规划",而中医药管理部门的责任是"要牵头做好《规划》的组织实施工作,加强跟踪监测、督促检查和考核评估,促进规划目标顺利实现"。《完善中医药政策体系建设规划(2015—2020年)》中提到"加强规划实施组织领导。中医药政策体系建设是中医药工作的重要组成部分,通过有效统筹、有序推进,切实保障本规划的完成。本规划由国家中医药管理局组织实施,法监司牵头,局机关各部门和有关直属单位承担相应任务,动员各省(区、市)中医药管理部门、高等中医药院校和科研院所、中医医院以及社会各方面广泛参与"。

（二）协同发展

《中医药发展"十三五"规划》中强调"以区域发展总体战略为基础,以一带一路、京津冀、长江经济带发展为引领,推动中医药协同发展"。协同发展既包括区域之间的协同发展,也包括各部门间的协同发展。部门间的协同发展有利于政策顺利实施,特别是经费保障方面。《完善中医药政策体系建设规划(2015—2020年)》里提到"加强规划实施经费保障"。国家中医药管理局在全国性中医药事业经费中设立中医药政策研究专项,并制定专项经费管理办法,提高使用效率。同时整合有关研究经费,积极支持相关单位和专家学者向有关方面申请相关课题(如科技部的软科学研究课题、自然科学基金的相关课题、地方政府及其相关部门设立的课题等),并加强与相关部门以及企业等的沟通合作,拓宽筹资渠道。

（三）广泛参与,由点带面

吸纳中医药工作企业、中医药服务产业和行业协会负责人参与到产业政策制定当中,广泛调研,深入研讨,保证产业政策利国利民,同时保障企业的合法收益,从而有利于政策执行。

《中医药发展"十三五"规划》中提出"建设一批国家中医药综合改革试验区,确保各项措施落到实处"。《完善中医药政策体系建设规划(2015—2020年)》中明确提出"研究提出将各类中医服务项目逐步纳入基本医疗保险支付范围、降低中医药报销起付线以及提高中医药报销比例的政策措施""深入开展中医药行业治理能力和治理体系现代化建设以及发展投入保障机制、投融资政策、财税价格等政策研究""研究在政府引导下,引进战略投资、拓宽融资渠道、打造金融平台等促进中医药健康服务发展的相关投融资政策""重点是对中医医疗机构建设、促进社会办中医、中医药价格形成机制、医保付费方式等相关财税优惠政策研究""重点开展中医药健康服务用地供需、审批及相关优惠措施等政策研究"。可以肯定的是这些措施将会首先在试验区进行,各级政府及相关管理部门应将试验区建设纳入城市发展规划,积极推动中医药试验区发展,及时总结并推广,发挥区域中医药产业以点带面的作用。

（四）跟踪监测、督促检查和考核评估

《中医药发展"十三五"规划》提出,中医药管理部门要牵头做好《规划》的组织实施工作,加强跟踪监测、督促检查和考核评估。这也是对保证政策执行可行性、执行质量的要求。《完善中医药政策体系建设规划(2015—2020年)》中指出,加强规划,实施监督检查,建立健全规划实施目标管理责任制和监督检查机制,确保规划各项任务和重点项目落到实处。法监司作为牵头部门,要切实履行职责,加强组织协调,定期及时向局领导报告规划实施情况。其中需要明确的是"跟踪监测""督促检查"需要科学可靠的监测体系,"考核评估"需要和目标密切结合、可量化及需要有效度的考核标准、考核技术、考核反馈及应用机制，这些都需要以专门的课题形式由各研究机构和科研院所及高校有组织、有计划地加快开展。

主要参考文献

[1] 桑滨生.《中医药发展战略规划纲要(2016—2030年)》解读[J].世界科学技术—中医药现代化,2016,18(7):1088-1092.

[2] 王海燕.中国西部中医药产业可持续发展研究[D].天津:天津大学,2014.

[3] 蓝毓营,韦兆钧,徐方明,等.广西中医药产业政策法规体系研究[J].大众科技,2012,14(156):159-161.

[4] 孙春梅,褚淑贞.基于产业生命周期理论探讨我国医药产业发展[J].上海医药,2011,32(4):193-195.

（程　潇　唐昌敏）

第十一章

"一带一路"与我国中药产业国际化

第一节
我国中药产业国际化进程中的影响因素

《国家中长期科学和技术发展规划纲要（2006—2020 年）》提出"加强中医药继承和创新，推进中医药现代化和国际化"。2016 年 2 月，国务院印发了《中医药发展战略规划纲要（2016—2030 年）》，明确提出了加快中医药国际化进程，争取在中医药进入国际主流市场方面取得突破。中药产业现代化和国际化是中医药发展的目标和要求，所谓中药产业国际化，指利用全球科技和医药学资源，推进中药产业知识化、信息化和全球化，实现世界范围的资源配置，并进入国际医药保健主流市场；具体而言，中药产业国际化就是中药类产品以药品身份进入全球医药主流市场，实现中药产业经济持续增长和国际竞争力提高，其既是过程又是目的。我国中药产业国际化进程包括中药产品出口和提供服务、向世界范围内投资设厂和配置资源、中药产品进入国际医药主流市场并占有相当的份额。毫无疑问，目前我国中药产业国际化进程将伴随"一带一路"的建设面临最佳机遇，但仍旧是一个相对漫长的过程，受到多方面因素的影响。这些因素主要包括中药产业基础资源、中药企业能力、法律法规、社会文化、国际贸易壁垒等。

一、中药产业基础资源

（一）生产要素

中药产业生产要素包括初级生产要素和高级生产要素，其中初级生产要素是指地理位置、天然资源、气候、非技术工人等；高级生产要素则是指现代通信、信息、交通等基础设施,受过高等教育的人力资源,研究机构等。

我国贸易中的中药产品主要为中药材及中药饮片、植物提取物和中成药,而中药材又是中药饮片、植物提取物和中成药的生产原料。作为中药的发源地,我国有着丰富的中药材资源,这一独特的资源优势,为我国发展中药产业、实现中药产业国际化奠定了坚实的基础。我国地域广阔,自然环境多样,第三次全国中药资源普查结果统计显示,我国有中药资源 12807 种,其中药用植物 11146 种,药用动物 1581 种,药用矿物 80 种,中药材专业化、规模化种植基地已有 600 多个。有很多常规中药材品种实行专业化种植,实行生产基地专业化种植。中药材种植地区基本遍布全国,各地区根据自身自然条件不同,种植不同品种中药材,大多数省区市都有中药材规模种植基地。例如甘肃,中药材种植面积最广,2012 年达到 185640 公顷,药材品种以黄芪、板蓝根、当归、大黄、党参等最为著名。河南省是中药材种植面积第二大省,种植面积达 123100 公顷,种植品种以地黄、怀菊花、怀牛膝、白附子、怀山药等为主。四川、陕西、湖北、重庆等地区中药材种植的历史也很悠久,种植面积广阔。

众所周知,我国劳动力资源丰富且成本相对较低,中药产业从业人员至 2012 年已达到 245.7 万人。同时中药应用方面的人才也很丰富,中医药人才资源在全国分布广泛。2006 年起中医执业医师、中药师人数基本保持在 20 万人以上,2012 年人数达到 32.6 万。这些人员有的分布于企业,有的在中医类医院或医疗机构,有些分布在各大高校,他们都是中药产业的科研人才,是药品创新和技术升级的主要推力。更可观的是,国家每年培养大量的专门从事医药研究的复合型人才,他们属于高学历人才并综合生物、化学、计算机等其他学科知识,且应用于中药的研发,是我国中药产业实现国际化发展的持续动力。

(二)相关支持产业

中药产业的发展涉及中药材的种植、加工,药品的生产、销售以及消费等环节。其竞争力的形成需要整个产业链配合,如种植业、环境保护、化学、药用机械、交通运输、金融业等,相关支持产业的强弱将直接影响我国中药产业的国际化进程。随着我国经济的发展,中药产业和相关支持产业都有了比较大的发展,互动关系明显,但目前的主要问题在于,长期以来,我国注重对中药产业链本身上下游的技术提升与监督管理,如:按照《药用植物种植和采集质量管理规范(GACP)》管理,按照新版《药品生产质量管理规范》认证,但对上述中药制药配套产业重视不够,使得很多正在探索国际化的企业不得不把产业链越做越长,不仅要完成企业国际化品种全过程的国际化技术标准研究及体系完善,同时还要承担其品种涉及的相关配套产业的国际化水平提升。这种情形如果持续下去,将会影响中药制造产业链国际化的升级改造和水平提升,难以支撑中药国际化大产业的打造和形成。

二、中药企业能力

我国中药产业国际化进程关键要通过中药企业来实现,中药企业的规模、运营方式、策略及公司的组织结构都会影响产业竞争力。目前,虽然我国中药产业集中度相对偏低,大型中药企业数量还不多,但近年来,规模以上的大型中药企业竞争力提升较快,已涌现出了一些国内外市场知名的中药企业品牌。比如:中国北京同仁堂(集团)有限责任公司、天津天士力国际营销控股有限公司、山东东阿阿胶股份有限公司等企业在中成药生产方面历史悠久,品牌影响力遍及中外。虽然我国涌现出这批较具有实力的中药企业，但是中药产业整体发展状况还存在明显的问题，体现出的特点是行业整体集中度偏低、存在大量的小规模企业、出口的中药产品结构不合理。2015 年，我国共有中药企业约 1600 家。但这些企业往往规模较小，差异较小，缺乏自创品牌和自有特色。多数企业在科技研发和新药开发以及创新方面的投入不足，致使产业转型动力不足，与发达国家在药品研发和创新中的投入差距甚大，因此在国际竞争中艰难前进。

现阶段，日本和韩国的天然植物制药企业是我国中药企业最有力的竞争对手。其中，日本的汉方药与我国的传统中药药性和药理很接近，是我国中药产品的替代品，长期成为中药复方的强劲竞争者。近些年来，日本对高新制药机械设备的利用和研发力度都有所增加，把传统医学与现代化先进科技结合，向产业注入新活力；日本还建立企业、政府和大学沟通渠道，使新药研发主体相互结合与合作，为产品研发和技术进步创造良好的发展环境，因此，其竞争优势比我国中药产业更加突出。虽然我国对草药药理、药性的基础研究更早，较日本有相对的历史文化优势，但却在研发与制造环节存在脱节现象，未能有效地做到科学合理的资源分配，尤其是在高新技术方面最为明显，政府、企业和研发机构还需做出很大的改善。因此，在中药行业激烈竞争的背景下，我国中药企业还需要学习他国各方面的经验，尤其是新药研发、产品分销和知识产权保护等。

三、法律法规

法律法规也是制约中药产业国际化的重要外部因素。世界各国的历史和文化背景大相径庭，医药理念与使用习惯不同，这就使得各国有关医药的法律、法规存在较大程度差异,尤其是对医药的界定及认识与行为方式存在区别。这种差异导致世界上大多数国家对中医、中药的合法身份与地位不予认同。目前,各国对植物药的管理越来越重视,很多国家已经制定了植物药法律和法规。由于中药产品的特殊性,至今还无法完全按照化学药物的评审程序标准进行药品注册,只能以食品补充剂的身份进行销售。

此外,由于中医在很多国家尚无合法地位,一方面,无法对中药的使用进行及时、有效的指导,所以国外因中药使用不当而发生中毒的现象时有发生,进而也使中药的出口受到更多的限制。外国政府和民众对中药本来就知之甚少,中毒现象的发生更加剧了他们对中医药的误解,这对中药国际化造成了不利影响。另一方面,由于中医药不在医疗保险范围之内,费用只能由消费者自己支付,使得看中医、用中药的病人缺乏法律保护下的安全感;最后,中药以非药品的身份出口,没有完全发挥其主要疗效,使用范围更是极大地受到限制。

四、社会文化

中药属于天然药物,其使用必须有中医药理论的指导。中西医理论和临床实践是不同文化背景下的产物,不同时期、不同文化环境造就了这两种异质的医学文明。中医理论,如阴阳五行、气血经络、寒热虚实讲究治疗上的辨证论治,中药的性味归经、君臣佐使。而西药大部分是化学合成药物,更注重从微观角度分析具体的化学成分。西医是以实验为基础,注重微观与局部的研究,向分子水平深入,以现代医药理论为指导,对症下药,药品成分明确,西药见效非常快,更容易被人们接受。而中医药理论及中医概念难以用西医理论的词语准确表达,比如药品的名称，由于中华民族自身具有悠久的历史文化，我国大多数中药名称都是在这种文化背景下产生的，具有独特的表达方式，当被翻译成拼音销售给西方人时，由于文化背景的差异，他们很难理解其中的含义，这样必然造成中药国际化的障碍。西方人对中医药理论存在不解，甚至扭曲中医药理论，把其当成是东方巫术。有相当一部分欧洲人不理解为什么把许多中药材混在一起就可以治病。中药大多是复方药，无法明确说明各种药材的定量，每种药材起什么作用，其中的化学成分更是无法得知，这对于西方人来说是无法接受的。由于东西方文化的差异，西方社会在短时间内还无法完全理解中药，要实现中药像西药一样被广泛使用的目标，还需要一个漫长的过程。

五、国际贸易壁垒

在国际贸易活动中，技术性贸易壁垒措施呈现出复杂化、多样化、隐蔽性等特点，其也已成为我国中药产业国际化进程中的阻碍因素。中药领域的技术性贸易壁垒是指那些对中药的国际交易构成不合理限制的技术法规、技术标准，或其他技术要求的程序等一系列的技术性措施。各发达国家对进口药品的管制较多，主要通过用药安全和环境保护等措施来制定、实施，以提高中药进口的相关技术要求，包括农药残留量的规定、重金属含量的规定、中药成分的规定以及中药认证的规定。但现阶段我国中药生产还缺乏规范化、一致性的生产操作规程，重金属残留、农药残留等一直是制约我国中药产品国际化的重要因素之一。除上述技术性贸易壁垒外，在某些国家一些极端保护组织反对用动植物入药，而野生动植物却是我国中药的一类原料来源，这种保护力量构成了中药国际化一道无形的贸易壁垒。另外，我国现有的传统中药配方缺乏专利保护,这主要是由于中药来源于天然原料,目前仍然无法明确中药产品的原料最终由什么组成。中药大多是复方药,由多味中药材制成。这给中药的知识产权保护带来了一定难度。因此出口企业为了防止药方外流,采取保密措施,包装上标示的定性或定量组成与实际处方不符,在药品进入国外进行进口检测时被禁止入关。

第二节
我国中药产业国际竞争力的测算与评估

由于种种原因,我国大多数中药企业对相关产业海外投资环境不够了解,缺乏海外投资实践经验,且产业走出国门的第一步多是通过产品出口来体现,目前中药产业在国际市场上主要是通过出口来扩大市场和国际影响力。因此,下面将主要从中药的进出口贸易情况来测算和评估我国中药产业国际竞争力的表现。

一、我国中药产业国际竞争力测算

(一)国际市场占有率

国际市场占有率是反映一国特定产业发展最直观和最重要的指标之一,指一国的出口总额占世界出口总额的比重,可反映一国某产业或产品的国际竞争力或竞争地位的变化,比重提高说明该国该产业或产品的出口竞争力增强。国际市场占有率的计算公式为

$$\mathrm{MS}_c = X_c / X_{cw}$$

式中:MS_c 是某国 c 产品的国际市场占有率;X_c 为某国 c 产品的出口总额;X_{cw} 为世界 c 产品的出口总额。

如表 10-1 所示,总体来看,我国中药的整体国际市场占有率偏低,2011—2015 年在 5% 的基础上大致平稳,呈轻微上升趋势。中药不同品类之间差异和波动较大。中药材的国际市场占有率稳居最高位。从 2011 年到 2013 年,中药材的国际市场占有率增长近 10%。2014 年维持在近 40%,2015 年下降至 36.29%。中成药国际市场占有率最低,保持在 3% 左右。可以推断我国中药材凭借价格优势和品类优势而具有较强的国际竞争力,而中成药则由于贸易壁垒等外部原因和生产标准化程度较低等内部原因,国际竞争力较弱。而在 2015 年,由于国内人工成本的增加,我国中药材价格优势减弱,国际竞争力相应减弱。植物提取物的国际市场占有率波动较大,整体保持在 30% 上下,受国际市场波动影响较大。而保健品的国际市场占有率则以略高于中成药的态势轻微向上浮动。

表 10-1　中国中药出口国际市场占有率变化(2011—2015 年)

类别	2011 年	2012 年	2013 年	2014 年	2015 年
中药材	31.94%	34.23%	39.02%	39.71%	36.29%
中成药	2.42%	2.71%	2.62%	2.79%	3.15%
植物提取物	30.60%	27.23%	30.71%	32.94%	31.41%
保健品	3.00%	3.14%	3.13%	3.12%	3.35%
中药总量	5.75%	5.84%	6.39%	6.57%	6.54%

（二）显示性比较优势指数

显示性比较优势（revealed comparative advantage，RCA）指数,又称出口绩效指数,是衡量一国某产业是否具有国际竞争力最具说服力的指标,具体是指一个国家某种产品出口额占该国全部产品出口总额的份额与世界该类产品出口额占世界全部产品出口总额的份额的比率。该指数反映一国某产品或某产业相对出口的能力,避免了国家和世界经济总量波动的影响。RCA指数的计算公式为

$$RCA_{ij} = (X_{ij} / X_{it}) / (X_{wj} / X_{wt})$$

式中:X_{ij}表示i国家j产品的出口额;X_{it}表示i国家所有产品的出口总额;X_{wj}表示世界j产品的出口额;X_{wt}表示世界所有产品的出口总额。

当$RCA_{ij} > 1$时,表明i国家j产品的出口比重大于世界水平,该国此产品在国际上具有一定竞争力,且数值越大,竞争力越强,显示比较优势越明显;当$RCA_{ij} = 1$时,国内与国际水平相当;当$RCA_{ij} < 1$时,则i国家j产品不具有国际竞争优势,且数值越小,比较劣势越明显。

2011年到2015年我国中药产业RCA指数如表10-2所示。我国中药出口额占我国所有产品出口总额比率X_{ij} / X_{it}从2011年的0.12%下降到2012年的0.11%,而后保持0.13%的比率直至2015年。世界中药出口额占世界所有产品出口总额比率X_{wj} / X_{wt}则呈明显的上升趋势,从2011年的0.22%上升至2015年的0.28%。相比世界中药出口额占世界所有产品出口总额的比率,我国中药出口额占我国所有产品出口总额的比率较小,RCA指数从2014年的0.52下降至2015年的0.46。由此可见,中药对我国产品出口的贡献率偏低,我国中药产业不具备显示性比较优势,国际竞争力较弱,2011—2015年总体发展较为缓慢,且落后于世界范围中药产业的整体发展速度。

表10-2　中国中药出口显示性比较优势指数(2011—2015年)

类别	2011年	2012年	2013年	2014年	2015年
中国中药出口额	22.91	23.47	29.11	31.25	29.79

类别	2011 年	2012 年	2013 年	2014 年	2015 年
中国所有产品 出口总额	18983.81	20487.14	22090.04	23422.93	22734.68
X_{ij}/X_{it}	0.0012	0.0011	0.0013	0.0013	0.0013
世界中药出口额	398.68	402.09	455.62	475.50	455.28
世界所有产品 出口总额	182910	183230	186345	189350	164820
X_{wj}/X_{wt}	0.0022	0.0022	0.0024	0.0025	0.0028
RCA_{ij}	0.55	0.50	0.54	0.52	0.46

注:出口额单位为亿美元。

（三）贸易竞争力指数

贸易竞争力（trade competitiveness，TC）指数，反映一国某一产业的出口竞争能力，表明一个国家的某类产品是净出口还是净进口，是衡量产业竞争力强弱的主要指标之一。其具体指一个国家某类产品进出口贸易的差额占进出口贸易总额的比重，可用于揭示我国中药外贸在流通领域的相对优势。它剔除了通货膨胀、经济膨胀等宏观总量方面波动的影响，故在不同时期、不同国家之间是可比的。TC 指数的计算公式为

$$TC_i = (X_i - M_i)/(X_i + M_i)$$

式中：X_i 是一个国家的 i 产品出口额，M_i 是该国家的 i 产品进口额。

TC_i 的取值在［-1，1］区间内，包括以下三种情况：当 TC_i 取值［-1，0）时，表明一国 i 产品进口额大于出口额，越接近-1，进口额越大，则该国在 i 产品上属于净进口国，竞争能力较弱；当 TC_i 的取值接近于 0 时，表明一国 i 产品的进出口额相当，生产效率与国际水平持

平；当 TC$_i$ 取值（0，1］时，表明一国 i 产品的生产效率比国际水平高，出口额大于进口额，具有一定的竞争力，TC$_i$ 的值越接近于 1，此产业的国际竞争力越强，属于出口主导型产业。

如表 10-3 所示，中药类产品 TC 指数总体在 0.5 波动，出口竞争力保持中等水平。从 2011 年至 2016 年共出现了两次下降，分别是 2012 年和 2016 年的 0.48、0.49。中成药 TC 指数在 2011 年为 -0.08，2012 年上升至 -0.01，而后下降至 2014 年的 -0.15。2015 年回暖至 -0.05，而后 2016 年又下降至 -0.18，表明我国中药产业中中成药的国际竞争力明显偏弱。中药材及饮片的 TC 指数最高且较为稳定，其次为植物提取物，随市场波动较大。保健品居第三，从 2011 年的 0.14 到 2016 年的 0.13，处于持续的波动。由以上可见，我国中药产业国际竞争力的水平还有待提升，目前中药材及饮片的生产与出口构成了我国中药产业国际竞争力的主要组成部分，而在更依靠科研开发、先进生产工艺和市场营销策略的中成药、植物提取物及保健品领域方面产业竞争力还较低。

表 10-3　中国中药出口贸易竞争力指数（2011—2016 年）

类别		2011 年	2012 年	2013 年	2014 年	2015 年	2016 年
中药材及饮片	进出口总额	8.92	10.02	14.31	15.21	12.04	11.64
	净出口总额	6.48	7.14	9.91	10.69	8.74	8.86
	TC 指数	0.73	0.71	0.69	0.70	0.73	0.76
中成药	进出口总额	5.00	5.33	5.60	5.87	5.52	5.46
	净出口总额	-0.40	-0.03	-0.27	-0.87	-0.30	-0.96
	TC 指数	-0.08	-0.01	-0.05	-0.15	-0.05	-0.18

类别		2011 年	2012 年	2013 年	2014 年	2015 年	2016 年
植物提取物	进出口总额	13.44	14.83	18.00	20.83	25.73	24.50
	净出口总额	9.16	8.45	10.24	14.71	17.55	14.04
	TC 指数	0.68	0.57	0.57	0.71	0.68	0.57
保健品	进出口总额	3.54	3.55	4.25	4.34	4.47	4.39
	净出口总额	0.50	0.71	0.71	0.96	1.27	0.59
	TC 指数	0.14	0.20	0.17	0.22	0.28	0.13
中药类产品	进出口总额	30.90	33.73	42.16	46.25	47.76	45.99
	净出口总额	16.54	16.27	20.59	25.49	27.26	22.53
	TC 指数	0.54	0.48	0.49	0.55	0.57	0.49

出口额单位:亿美元。

二、我国中药产业国际竞争力评估

总体来说,进入 21 世纪以来,我国中药国际化经历了起步低迷期和稳定增长期两个阶段。2001—2006 年为第一个阶段,由于缺乏对国际市场的竞争优势,中药国际贸易遭遇了各种壁垒。商务部报告显示,在世界植物药市场中,日韩的中药工业竞争力很强,同时西方大型跨国公司也在积极争夺该市场,中医药走向世界市场之路不仅荆棘丛生,而且过去传统的中药出口也被日韩等国生产的同类产品所替代。从贸易数据来看,中药在世界植物药总贸易额中的占比约为 3%,中国的中药出口中大多数为人参等中药材和初级加工产品。中成药所占份额较低,且多以原料药材廉价卖出,成为境外利用中药中间体等提取物生产"洋中药"的原料;还有很多中药只能以食品、保健品或化妆品的名义出口。同时,由于中药出口缺乏有效组织,企业各自为战,甚至出现竞相压价。

2006—2015 年为第二个阶段，中药国际化的困境逐渐扭转，出口贸易额实现了持续稳定增长。一是随着中国经济长期保持快速增长和居民生活水平快速提高，进入中药产业的投资逐步增多，一批大型中药企业的技术水平和竞争优势也不断加强，逐步打造出一些享誉海内外的中药产品，产品的畅销使得企业有能力逐步并购国外公司，设立海外工厂，争夺海外医药市场份额。同时，中药企业在通过国际高端质量认证、开发到期专利药物和承接国际研发生产外包等方面也成果显著。二是海外的销售渠道不断拓展，市场开拓方式由过去的委托外商代理销售变为合资成立销售公司，建立完善的销售网络，海外贸易由粗放式的价格竞争向质量、技术和良好服务转变，为中药打开国际市场奠定了基础。据中国医药保健品进出口商会统计，2006—2015 年，中药出口额由 10.88 亿美元增长至 37.7 亿美元，年均复合增长率达到24.65％。2015 年，中药出口除了中药材和饮片外，均呈现增长的态势。植物提取物的出口额实现了 21.71％ 的同比增长，全年出口额达21.63 亿美元，占总出口额的 57.38％，主要产品甜菊提取物、越橘提取物、桉叶油、桂油等的出口额均突破 1 亿美元。保健品和中成药出口额平稳增长，分别为 2.87 亿美元和 2.62 亿美元，同比增长 6.34％和 4.65％。

"十二五"期间，中医药已传播到世界上 180 多个国家和地区，我国与外国政府及国际组织签订 86 项中医药合作协议。据世界卫生组织统计，中医先后在澳大利亚等 29 个国家和地区以立法的形式得到承认，18 个国家和地区将中医药纳入医保。从销售渠道来看，在海外的中药产品批发商有 3000 多家，销售终端包括中医诊所、保健品和草药商店等。除中药出口外，中医药相关健康产业和服务贸易也有了较快发展，中医药养生保健旅游等新的国际贸易模式正在形成。

第三节
"一带一路"背景下我国中药
产业国际化发展

一、我国中药产业国际化发展路径分析

中药产业的国际化所面临的实施路径是一项耗时长、层次多的复杂工程,需要政府、行业部门和企业多方面参与,既有合作,又有分工,彼此影响,相互促进。综合考虑中药产业国际化的内涵、影响因素,并结合目前中药产业国际化现状,我国中药产业国际化的路径设计可分阶段分重点推进。

(1)第一阶段:中药产业标准化阶段。标准化阶段主要是指中药产业在国内达到各项环节标准化发展阶段,中医药虽是中国发展数千年传承下来的医疗体系,但由于发展分散、规模较小、不成体系且不注重中药材资源保护等因素,目前国内中药产业发展较不成熟,标准化、现代化整体水平仍较低。国际化是中药产业的目标,但标准化发展阶段是中药产业走向全球的基础,这是由于此阶段以中药材的出口为主,因而实现中药材的标准化种植是中药产业走向世界的基础阶段。此阶段的主要目标是促进中药材种植业标准化发展、培育核心农户模式和统一行业内部标准。

(2)第二阶段:中药产业现代化阶段。现代化阶段是指中药上游产业逐渐标准化后,产业内部逐渐面临中药产业化和现代化的问题,开始通过产业内部各项要素整合和投入,促进产业现代化和科学化发展。

此阶段主要是通过培育产业龙头企业和构建产学研联盟模式来为产业内部技术创新平台的建设提供支持。目标是搭建中药产业技术创新平台，为产业科学化做好准备，改善目前中药产业粗放型和低效率式的发展模式。此阶段主要是凭借经过现代化发展后的设备和技术发展中药材提取物产业，由上一阶段的附加值低的中药材出口向以植物提取物海外出口为主进行扩展。此阶段可谓是中药产业国际化的中期目标。

（3）第三阶段：中药产业国际化阶段。该阶段主要分为中药产业国际化的前期和后期两个子阶段。

①中药产业国际化的前期阶段：中药产业在国内产业基础逐步成熟的条件下，开始逐渐向海外扩展。此阶段主要目标是中药企业经营的国际化，企业要进行跨国经营，必然要积累一定的海外市场需求、经营管理和营销知识及经验，且国外市场不同于国内市场，其较大的风险、政策环境的差别都对进行国际化的企业有较高的能力要求。国内大多数中药企业现代化时间短，除少数像同仁堂、天士力等领军企业外，中小型中药企业既没有海外经营的传统，又少有可以直接借鉴的经验。伴随着国内部分企业的跨国经营，此时中药输出以附加值高和技术特征明显的中成药出口为主，这可以说是中药产业国际化的长期目标。

②中药产业国际化的后期阶段：中药产业基本上可以在平等开放的环境中进行相关合作与竞争。中药作为中国传统产业，其国际化代表的不仅是经济上的扩张，更体现一种中国传统文化的传播。通过上述阶段的发展，中药产业逐渐由产品输出向产业融合转变，而此时就面临着标准、东西方文化差异和知识产权保护等问题，此阶段目的在于利用世界各国人才资源、技术资源，一方面进行全球资源整合，另一方面完成中医药文化上的输出。伴随着资源整合和文化的传播，此阶段随

着产业链的延伸,中药出口以保健品和中药食品饮料出口为主,中药不仅仅是药类,更是定位为大保健类的产品。在消除海外各国和地区对中药的偏见和疑虑后,中药能够取得与西药的平等地位,能够形成与现代医药间的互补与合作,其价值理念和文化精髓能够得到尊重和理解;同时,加强与海外科研机构的中医药科研合作,构建起世界范围内的中医药联盟。这些可以说是中药产业国际化的最终目标。

（一）中药产业标准化阶段

此标准化阶段主要是指中药产业内的种植、生产、流通、研发等都能够从目前粗放、散乱式发展达到一个标准化水平,尤其是中药材种植业的标准化建设。这是由于此阶段产业国际化的主要特征是此时中药的出口是以原料药即中药材的出口为主。只有实现源头的原料药的标准化体系构建,才能够保证出口原料药质量,打开海外市场。

此阶段重点是以产业联盟合作方式发展,此种模式是以产业联盟＋农户＋种植基地为基本结构的合作模式,目的在于解决药材种植单个农户的力量过于薄弱,且种植标准不够规范,以及中药材种植、销售和流通方面的劣势。主要包括以下内容。

1. 培育核心种植农户 核心种植农户通过对源头上中药材的种植工作保证其品质,因此,此阶段的核心农户应是重点培育的对象。可以通过实地考察或者农户登记在案的信息进行选择,其中种植规模较大且品质较好的农户一般可以作为重点培育对象,政府应加大对这种类型农户中药材种植方面的政策补贴,给予税收减免,且可定期对重点培育农户进行相关中药材种植的培训工作。核心农户应该在国内药材资源优势大的几个省区市重点培养,例如云南、四川、黑龙江和陕西等,可以在已有农户中选取质量相对较好的基地进行后期培育,也可以通过直接选取适合大范围种植中药材的地区进行新的开发。

2. 建立产业联盟　核心种植农户的力量不能够完全实现中药产业的标准化建设,此时产业联盟应运而生。产业联盟既可根据药材种类形成,如"茯苓产业联盟""三七产业联盟"等,也可以根据种植基地的地域性形成,如"亳州产业联盟""四川产业联盟"等。以药材种类形成的产业联盟,能够最大程度上形成某一种中药材的规模效应。而根据地域形成产业联盟,可以就当地的种植基地进行合作与交流,由核心种植农户进行引导,再由政府或行业组织进行规范化管理;此种产业联盟可以方便各个种植基地之间定期进行相关技术、信息的交流,且此时可以选取某一个核心农户进行联盟的运作和管理,而其下所管理的农户信息则可以由其进行汇总。

3. 构建标准体系　质量评价体系即中药的质量标准和规范,标准是国际贸易的基础,通过中药在种植、加工和流通中的标准化,实现出口过程中减少贸易壁垒,便利技术协作。

现阶段,国内现代中药产业标准体系主要涵盖种植、生产、临床试验等在内的六个方面的标准,即中药材生产质量管理规范、中药提取生产质量管理规范、药品生产质量管理规范、药品非临床研究质量管理规范、药品临床试验管理规范、药品经营质量管理规范(GSP)这六大方面。但目前体系建立仍不成熟,推广范围还不够广,多数中药材种植基地、中药制造企业、中药研究机构和中药零售终端等还未普及或普及统一标准的程度不大,因而质量体系的成效还未完全凸显。同时国内标准体系的建立不等于与国际标准的对接,目前,多数国家和地区还未承认国内的中药标准,因而这也是阻挡中药进入国外市场的主要障碍。现阶段,在中药产业国际化发展趋势之下,我国应主动推进与世界卫生组织等国际组织的交流和对国际通行标准的调研,在国内普遍推行中药质量标准体系的同时，努力让中药标准成为国际通用标准。

（二）中药产业现代化阶段

现代化阶段是指产业内各发展要素和环节都达到现代化和科学化发展水平，为中药产业的国际化打好产业基础。此阶段的特征由原料药出口扩展为以原料药和中成药出口为主。

此时的产业组织结构以龙头企业＋产业联盟＋农户＋基地为基本结构。此时的产业联盟不仅是中药材产业联盟，而且是扩展到由中药企业领头，以中药材种植基地为支撑，以政府为主导，以科研机构和高校为动力的产学研联盟，从中药材的合作拓宽至中药产品的技术研发、制药企业的管理、中医药人力资源平台建设等方面。

1. 培育龙头企业　产业内的龙头企业是中药产业走向国际的先决条件，龙头企业不仅规模大、效益好，更重要的是其产品质量高和有品牌优势。产品质量应是现代化阶段企业聚焦的重点，此时应推动企业对生产工艺、研发及成分检测等工序的改造，加强企业管理与创新能力，培育企业的现代营销知识和品牌意识，以促进中药企业全方面发展。培育龙头企业主要有以下两种方式。

（1）通过对当前国内众多中药企业的考察，选择在生产、管理、销售、出口、研发等方面综合实力较强的企业作为龙头企业重点培育对象。这种培育方式优点在于不需要从最原始的状态培育龙头企业，只需在选取的重点企业基础上进一步培育，可以从政策和资金上进行各种扶持。此种方式较为直接和简单，由于选择的企业本身具备一定的能力，因而培育效果和时效都有一定保障。

（2）基于前一阶段的产业联盟，新建企业进行培育，这种方式优点在于通过产业联盟的发展而成立企业，因而新建的企业拥有良好的符合 GAP 的药材基地的支持和供应,不需要耗费成本寻找良好原料。缺点则是新建企业将需要大量资本投入,且将此种企业培育为龙头企业将是一个相对长的过程,需要从小慢慢做大做强。总体来看,以上两种培育龙头企业的方式都符合我国中药产业发展的趋势及要求。

2．搭建创新平台 创新平台的搭建是一个系统工程,包括中医药标准化服务业务平台、现代中药研发平台、中药信息共享平台、人力资源平台等。

（1）中医药标准化服务业务平台:搭建中医药标准化服务业务平台,为中药企业提供政策信息、市场信息和合格评定程序、市场准入流程。搭建多层次标准化交流平台与信息平台,开展广泛多样的学术交流,加强对话与沟通,促进中医药成果共享,整体上长远促进地区中药贸易便利化。

（2）现代中药研发平台:国内应建设中药材种植技术、中成药的生产技术、工艺和质量控制的研发平台。研发平台应考虑由政府主导,相关科研机构联合高校共同推进,同时应重点吸引研发实力较强的国内大型中药企业加入平台建设进程中。同时,对于建设研发平台的资金支持,一方面主要依靠政府的资金和政策投入,另一方面依靠国内融资渠道向社会筹集资金,同时可以通过国际金融市场的融资渠道引进资金。

（3）中药信息共享平台:现代信息产业的迅速发展为中药的信息存储、传播和共享提供了高科技载体。电子终端诸如计算机等、缩微和激光存储中药相关信息,方便对中药研发和市场信息进行分析整理,建立相关中药全球信息库,实现信息共享。建立此平台的重点是首先建立中药的基本数据库系统、高校和科研单位的中药研发成果信息系统、中药市场流通信息系统。通过此三大系统的建设来完善中药信息平台,以通过信息的共享、整合及利用来促进中药产业研发和技术创新。

（4）人力资源平台：首先,大力培养传统型中医药人才,即实现对中医药的继承方面人力资源的培养,中医药在数千年的发展中早已形成自身的医药文化和价值理念,传统型中医药人才则是在整理中医药古籍文献的基础上,学习名老中医药学家的学术思想和临床经验;同时,需要应用现代科学技术和成果,加强中医药的创新性突破。传统型中医药人才需具备深厚的中医药传统基础理论和专业知识,同时具备创新精神,能够在继承中医药文化基础上加强基础性科学研究。其次,中医药复合型人才是目前推动产业走向国际的动力,培养中药研发、加工、经营管理、贸易、知识产权方面的复合型人才,使其成为中药产业国际化的真正后备军。目前我国在中药产业国际化过程中既拥有中医药专业知识,又通晓外语和国际商务规则的中医药国际化人才缺口较大。此种复合型人才培养应借助于国内培养与国外引进相结合的方式进行。国内培养的方式包括在中医药高等院校中增加中医药外语专业、设立中医药双学位专业,同时国内高校和相关单位应通过中医药专业在校学生进行国际交换和国内相关从业人员进行海外进修等方式来推动复合型人才的培养。

3. 建立产学研联盟　针对中药产业在现代化发展阶段面临的问题,单一分散的中药联盟模式无法解决,需要创新产业合作模式,在中药产业联盟基础上组建产学研联盟,统筹联盟资源,实现中药产业的科学化和现代化目标。中药产学研联盟是以中药产业联盟协议为主要契约纽带,以利益共享、风险共担为原则,以成立的中药协会作为联盟主体,以选取出来的理事会为主要运行机构,以合作开发项目为目的的产学研联盟。联盟包括研发机构联盟和经营实体联盟。

（1）研发机构联盟：选取国内相关高校、研发实力较强的中药企业以及科研单位一起参与建设国家级重点研发中心的产学研联盟模式。此种模式一般以联盟内部的中药企业为主导,企业提供成立联盟所需的资金、场地。相应地,联盟内部的高校和科研单位则提供技术、经验和优秀的研发人员。此种联盟模式下,其参与合作的中药企业不断学习和积累研发知识,并及时获取研发成果,继而转化为生产力。

(2)经营实体联盟:当联盟内部的高校与研发机构已经具备较为成熟的科技成果,而中药企业的综合实力也强到足以将成果转化为生产力时,经营实体的联盟模式就可以通过各方共同入股形成。企业可以以资金入股,高校和科研单位可以以设备、场地或是技术入股,共同组建经营性联盟。此种方式是最为紧密的联盟方式,有助于科技成果的迅速转化,也有利于各方充分发挥自身优势和吸收对方的发展经验。

(三)中药产业国际化前期阶段

中药产业国际化前期阶段是指中药产业通过前两个阶段的发展,已经开始初步走向国际化的阶段。此阶段中药产业在国内市场上以建立产业集聚园区为目标,以产业园区+农户+基地为基础,吸纳龙头中药企业以及外资医药企业入区,成立集生产、物流、出口、研发和文化交流于一体的大型中药产业集群,实现区域化中药产业迅速发展。而针对海外市场,经过前两个阶段,国内众多企业开始海外投资,通过跨国经营进一步拓展海外市场和业务范围。

1.加强对外投资

(1)目标市场的选择:在对发展中国家和地区方面,中医药在东南亚部分国家和地区有着悠久的历史和良好的群众基础。我国中药产业国际化应首先选择这一区域,一方面,可以扩展中药的传统出口市场;另一方面,也可以实现加快中药产业向东南亚地区的产业转移和资源整合利用。南美洲是全球另一个经济发展迅速的地区。近年来该区域国家经济发展较快，投资机会不断增加，投资环境不断改善，加之这些国家和地区人口众多，对医疗卫生的需求较高，而西医药已无法满足当地的市场需求。而非洲作为世界人口第二大洲，是一个正在崛起的草药市场。非洲由于炎热的气候、粗陋的卫生环境和落后的诊疗技术，急需如中医药这种"简、便、廉、验"的医疗手段进入。

中药产业选择发达国家和地区不仅是为了获取其较大的市场空间和良好的投资环境，而且是为了追求中药产业自身发展所需的科学技术、经营理念和资金等资源。不同国家文化存在差异，发达国家和地区的潜在医药消费能力及需求是中药产业寻求发达国家和地区进行海外投资的重要依据。日本、韩国这些国家具有地缘上的优势，几千年来吸收并发展了中医药的文化和理念，这一部分区域应列为中药产业国际化进程中海外投资的另一个战略重点区域。这些国家和地区的有利条件：第一，文化和医疗习惯与中国类似，其本土医药来源于中医药，因而对中医药的接受程度最高，吸收能力最强；第二，其经济目前总体处于上升阶段，国内民族经济的迅速发展吸引众多海外投资者的眼光；第三，作为与中国一起在亚洲崛起的新兴经济体，国内经济水平与中国较为类似，中医药在这部分地区具备广阔的潜在市场。

（2）进入方式的选择：主要包括新市场的进入方式选择和原有市场的进入方式选择。

①新市场的进入方式选择：渐进式进入。目前我国中药产业还处在逐步扩展阶段，缺乏对海外市场的足够了解，特别是对南美洲、非洲等新兴国家和地区；其次，同发达国家和地区当地的成熟医药产业相比，中药产业缺乏一定竞争优势，因此，在进入尚未开发的海外新市场时，中药产业可以采取渐进式进入的方式。最主要是可以通过渐进式

进入来有效控制企业实行国际化经营带来的巨大风险,同时积累海外发展的经验与教训。

企业对外投资可选择分阶段、分步骤地进入东道国市场。在刚进入新目标市场的时期,中药企业可选择间接出口方式,将出口产品通过代理商销往目标市场。企业在经过初期阶段后,在初步把握新市场的需求水平和竞争情况以后,可以对新目标市场投资建立自身销售渠道,以此实现由间接出口向直接出口更深层次的国际化方式的转变,此方式可以使得企业独立制订相应的渠道建设和营销策略。之后,企业在新市场上可以进行海外投资,将企业研发、管理、服务等环节转移到目标市场,然后可以据此将部分或整个生产环节转移到新市场。

而关于如何选择投资方式,则要将新市场的经济发展水平考虑在内。若是对发展中国家市场进行投资,则可以通过新建来打开市场;相反,若是选择发达国家则应以合资方式。这是因为发展中国家经济水平相对落后,出于保护国内民族工业的目的,其国内会有太多政策上的限制;其次,跨国并购需要目标市场上具有较为优越的投资环境等,在这些条件方面,发达国家和地区更占优势。最后,跨国并购的选择对象一般都是行业中的大企业和大集团。

②原有市场的进入方式选择:逐步加大直接投资比重。在国际主流医药市场如欧美等地区以及东南亚国家和地区,不少国内领军中药企业如同仁堂和天士力等早已开始了在这些地区的国际化进程。在原有市场上,合资方式是最适合的进入方式。首先,资金缺乏和外汇管制是制约企业进行海外新建企业的主要因素;其次,由于众多国内企业无法获取海外市场的有效信息,可通过与国外市场的企业进行合资,先充分了解当地市场,再逐步加大投资力度;最后,国内众多中药企业均是为了吸收国外大型公司的经营理念和经验而选择合资方式。故以合资

方式开始跨国经营,不仅能利用合作伙伴在本土的优势,同时也可减少国际化经营的风险。

2. 加强国际市场营销

(1) 品牌策略:中药产业的国际化必须进行品牌建设,形成国际市场上的品牌效应,才能提升走出去的企业及产品的知名度和国际竞争力。中药产业品牌建设主要可以通过以下两种方式。

①制造商品牌策略:企业作为中药生产商和制造商,通过创造新品牌或通过并购方式拥有自身品牌。这种品牌策略适用于综合实力和商誉都较好的大型中药企业,特别是开始跨国经营的大集团。此种中药制造商应主张国内推进 GMP 和 GSP 标准,完善产品生产和流通中的质量标准,这是建立医药品牌的基本前提。之后可以通过广告宣传等一系列营销活动,建立消费者的品牌忠诚度。

②分销商品牌策略:生产商没有创造自身品牌,而是使用分销商(批发商、零售商)的品牌。该策略针对综合实力弱、知名度不高的中药企业。在国际市场上通过此种品牌建设方式,不仅可以利用当地分销商的品牌较容易地进入市场,还可以在一定程度上降低企业进行品牌建设的成本,但从企业发展的长远考虑,如果想要真正实现国际化,必须建立自身品牌,提升其在海外市场的地位。

(2) 渠道建设:中药产业的国际营销渠道较为单一,企业应进行海外市场营销渠道的研究,创建多层次营销渠道。国内中药企业可以根据自身综合实力、承担风险水平和出口连续性等特点,选取适宜的营销渠道和营销方式。具体表现如下。

①直接出口给东道国市场。这种方式不必东道国的经销商或代理商的介入,较适合于价值高、价格贵且成分稳定的中药产品。

②根据不同目标市场的特点,首先寻找目标市场中实力较强的代

理商或经销商,进行产品销售的合作,部分中药产品可以进行在局部重
点市场的销售权招标,通过"买断经营"方式进行销售。

③通过海外华人聚集区域中医诊所、药店。此种方式在对当地市
场潜力充分挖掘的基础上,选取市场前景好、利润空间大的产品进入华
人药店和诊所进行销售,通过以医带药的方式促进中药产品的销售;同
时也将当地的连锁零售超市、健康连锁店和各类便利店选取为部分中
药产品的重点销售终端。

④设立办事处或销售公司。通过设立单独的销售公司,可以更深
入地了解东道国市场需求状况,并且可以建设起企业单独的营销网络。

最终结合以上几种渠道建设方式,形成覆盖国际主流医药消费市
场的海外渠道。近年来,企业还可以通过信息技术来发展中药产品电
子商务,建立网络营销渠道;同时,在重点目标市场上建立中药产品的
销售指导中心,提供中药产品关于市场需求、营销渠道等方面信息,健
全行业中介服务体系;当企业对海外市场扩展具备一定的经验与能力
后,通过海外投资,逐步设立分公司、子公司而形成独有的销售渠道。

(四) 中药产业国际化后期阶段

中药产业国际化后期阶段是指中药产业通过前三个阶段的发展,
最终实现国际化的阶段。国内中药产业已经通过建设类似中药产业集
聚园区和推进中药标准化工作而逐步成熟,此时主要以传统中医药文
化理念的传播和国际合作交流的频繁展开为特征,法律法规和知识产
权保护等相关工作也同步进行,中药产业国际化的环境已得到全面改
善,中药产业逐步迈入了国际化发展高级阶段。

1. 实现产业链的延伸 从传统的中药产品中重新发掘新的文化价
值与实用价值,将中药产业链不断延伸。此阶段中药产业面临全面国

际化的目标,传统中药产品有待开发成现代中药衍生产品,即由最初的中成药产品延伸到食品饮料,再延伸到中药保健品、中药化妆品等产品。目前国内不少中药企业在进军国际市场时,都是先通过主打产品积累市场经验,再扩展业务范围,通过中药衍生产品稳定市场。如上游中药材种植业可以由中药材联盟成立中药企业进行下游发展,而中游的中药企业为了保证中药材来源的质量而拓展上游的种植业;再比如产品的延伸,由普通中药产品到保健品、药妆用品和食品饮料等产品的拓展。云南白药公司近年来就推出日化系列,从原本的中药到目前的牙膏和洗发水等领域。由于海外需求的变化和开发等因素,单一的中药产品将难以满足国际化的要求,而产业链的延伸不仅符合产业内部发展要求,同时也是实现国际化的必经过程。

2. 深化国际交流与合作

(1) 合作办学,重文化影响。中药产业国际化后期阶段在产品、企业走出去的基础上应更注重文化影响和传播。目前除了对国内中医药人才的留学和外派以外,最重要的教育模式则是以合作办学为主。传播中医药文化,在海外市场发展中药产业必需目标国家的本土化人才。而对于欧美等主流医药市场上因相关人才缺乏,中医药在当地的推广进度仅靠企业和政府推进,十分缓慢。近年来在全球范围内开展的孔子学院教育模式就是新型合作办学方式。自 2004 年成立以来,孔子学院就一直作为非营利性的公益机构,通过宣扬孔子的"和为贵"的思想,在全球范围内进驻海外高校或相关科研机构,以促进东西方文化的融合。对中医药而言,首先,可以选择目标国家当地孔子学院进行合作,主要通过中医药相关教材的编写或者相关课程安排来进行学院内部学员培训。其次,可联合当地高校或文化部门承办专门性的中医药特色孔子学院,进行中医药专业知识和理念的教育与培训。这种孔子学院办学模式旨在培养更多熟知中医药专业知识且又能够掌握汉语交流的当地人才,这是中医药以孔子学院模式办学的最终目标。最后,国内中药企业可以对海外孔子学院进行冠名支持,通过此方式,逐步引入产品和品牌的概念,在传播中医药理念和文化的同时增强企业和产品的海外知名度。

(2)合作研发,分步推进。中药产业科学研究的国际化是实现国际化向纵向发展的必经之路,可以通过合作开发解决中药在海外接受度的问题。目前,与国外中医药科学研究的合作远远少于生产、营销和教育等方面的合作。对中药研究较多的应该是日韩等国家和地区,但仅以当地几家大型医药财团联合研究为主,且没有国内相关机构参与,其研究目的是吸取中药在机制作用和复方疗效等方面的优点,具有明确的发展当地医药产业的指向性。我国国内中药产业科学研究尽管近年来明显增多且研发成果不断有所突破,但多数是在封闭的环境下进行,对国际科学界的开放程度较低,难以与国际科学界就中药研发方面形成互动和共享机制。现阶段,要实现我国在中医药科学研究中的领军地位,可采取三阶段策略:告知+参与、合作+竞争、公认+主导。

①告知+参与阶段:将国内中医药相关文献进行整理、翻译和出版,同时鼓励国内中医药相关学者积极参加国际主流医药科学界的学术会议,通过这些方式让国外学者了解到中医药科学研究方面的内容、进度和已经取得的成果。

②合作+竞争阶段:国内相关科研机构和专业学者与国外相应科研机构或高校进行合作研究的阶段,在此阶段可以通过政府加大对中医药科研经费的投入,让国内机构或学者放心大胆地参与国际科学界的科学研究,同时应鼓励国内中药企业与国外大型制药公司进行医药开发上的合作。

③公认＋主导阶段：通过前两个阶段国内对中医药的开发研究、大力投入和国际合作研究取得的成果，中医药科学研究的能力、水平、条件和成果被国际医药界公认为处于领先性的地位。

二、"一带一路"背景下我国中药产业国际化发展对策

2013年9月习近平主席提出共建丝绸之路经济带重大倡议。为了更好地服务于"一带一路"战略框架，构建和完善海外中医药发展政策体系成了重中之重。2016年2月，国务院颁布了《中医药发展战略规划纲要（2016—2030年）》，该纲要明确指出，要推进"一带一路"建设，积极推动中医药产业海外创新发展，将中医药国际贸易纳入国家对外贸易发展总体战略，支持中医药机构参与国家"一带一路"建设，扩大中医药产业的对外投资和贸易。2016年12月，国家中医药管理局、国家发展和改革委员会联合发布了《中医药"一带一路"发展规划（2016—2020年）》。根据规划，到2020年，中国将与沿线国家合作建设30个中医药海外中心，推出20项中医药国际标准，注册100种中药产品，建设50家中医药对外交流合作示范基地。迄今为止，我国与外国政府和地区组织签署了86个专门的中医药合作协议，搭建了稳固的交流平台。同时，已经启动了国际合作专项，建设好"一带一路"中医药海外中心；对内，正在并已经建设了一批国内示范基地。

必须承认的是，在面对"一带一路"带来的机遇和广阔市场前景的同时，我国中药产业的国际化发展依旧存在问题和挑战，如均衡发展、标准、立法和国际化团队的问题。即立法程度不同，符合中医药特点的现代中医药研究方法学和国际标准规范尚待建立，中医药面临越来越多的法律障碍和贸易壁垒，进入国际医药主流市场进展缓慢，面向国际的中医药复合型人才队伍缺乏。

面对目前我国中药产业国际化发展的机遇和挑战，当前的主要任务是要做好政策沟通、资源互通、贸易畅通、科技联通、民心相通的"五通"工作。在政策沟通方面，要完善政府间合作机制，与沿线国家合作，营造良好的政策环境；实现资源互通方面，则要依托中医药优势为沿线民众提供医疗保健服务，与沿线国家共建共享中医药资源；在贸易畅通方面，通过扩张中医药服务贸易和货物贸易、大力发展中医药健康服务业来做到贸易畅通；在科技联通方面，支持与沿线国家开展高水平科研合作，研究制定中医药国家标准；最后，还要开展中医药公共外交，传播中医药文化，做到民心相通。总之，为使中医药更好地服务于"一带一路"战略，并最终提升中药产业整体的国际贸易水平，笔者提出几点建议。

（一）注重与"一带一路"制度构建和中华传统文化传播的结合

中药产业国际化应注重与"一带一路"制度构建和中华传统文化传播的结合，形成文化、产品和制度合力。一方面，中药国际化作为个别事项进行谈判可能不具有优势或障碍重重，但纳入服务贸易或者货物贸易的一揽子协议之中，借助其他服务贸易或货物贸易的优势则相对容易获得优势谈判地位，这有利于解决中药产业国际化的制度障碍。另一方面，要凸显中药产业国际化与中华传统文化的紧密关系，不断加强战略层面的"一带一路"中医药文化推广、国际沟通与协作，提高中医药在海外的认知度和美誉度。如定期或不定期举办中医药博览会，对于"一带一路"沿线丰富的中医药古籍进行整理出版，同时发挥好海外中医执业队伍的宣传推广作用。还应继续办好中国—东盟传统医药高峰论坛等国际性中医药会议，继续与国外政府和机构合作举办以中医为特色的孔子学院。通过在孔子学院开设中医药文化体验课程，改变国外消费者对中医药的印象，使得外国人对中医药文化有正确认识，这对中药产业国际化进程中的观念障碍的清除具有重要意义。

（二）做好顶层设计，支持中医药"一带一路"战略

中药产业国际化有着宽广的前景，但面临良好机遇的同时也受到海外法律、政策、经贸、文化等方面的障碍和挑战，而"一带一路"沿线各国对中医药服务的需求也不尽相同，需要国家从宏观上加强顶层设计，统筹各个层面、角度，满足不同利益群体的诉求。应在"一带一路"整体框架下确立相应的中药产业政策沟通、货物与服务贸易畅通、资源互通、民心相通等合作内容，建立各种双边或多边协商运行和监督机制来保障合作方案的顺利进行。目前要做的包括支持在"一带一路"沿线国家建设一批中医药体验示范中心，以中医针灸等独特的治疗项目让国外病人体验到疗效并体会到中医药的内涵，发挥好中心以点带面、以医带药的辐射引领作用。同时还应设立政府主导的中医药"一带一路"专项基金，为与沿线国家开展合作项目提供投融资支持。

（三）提升中药生产技术，熟悉国际药品市场制度，引导中药企业转型

中药制造的现代化是其国际化的必由之路。当前随着提取分离和成分分析技术的不断发展和进步，从中药众多复杂成分中获得效应组分已不是不可能的事，组分中药也必将成为开发新型中药的趋势。以中医药理论为基础、遵循中药方剂的配伍理论与原则、由有效成分或有效组分配伍而成的现代中药，具有有效物质更明确、作用机制更清楚、临床适应证更确切等特点；并且组分中药能够有效申请专利来保护中药的知识产权，易于融入全球各部法典，有效促进中医药走向世界。在中医药"走出去"的过程中，不断提高科技创新，加快产业现代化建设，

紧跟当今国际市场标准变化趋势,进一步完善我国中药从源头种植的品种归属、农药残留、重金属超标到生产过程中的质量控制、工艺完善等中药生产销售整条流水线各环节的技术要求,引导其学习和借鉴邻国日本和韩国在中药产业国际化方面的经验,同时利用先进科技,如生物、基因、信息和纳米技术等,将其引入中药现代化的实践中。

(四)全面参与国际组织中涉及中医药政策标准的制定

充分发挥世界卫生组织传统医药合作中心的作用,积极争取世界卫生组织、国际标准化组织、世界中医药学会联合会、世界针灸学会联合会等相关国际组织的中医药合作项目,利用好国际组织的平台,加强科研合作,积极参加中医药以及世界传统医药的法规标准制定并掌握主动权。同时,在"一带一路"合作国家和地区中,发挥中医药在新加坡、泰国等国家已经立法的优势,加深东南亚国家与中国的中医药一体化发展;发挥中医药在蒙古、俄罗斯等国社会认可度高的特点,加强中医药标准的互认;帮助阿拉伯地区传统医学发展,使西亚等国也参与到中医药以及传统医药的标准化建设中。

(五)大力发展传统中药的出口,推进中医药服务贸易发展

任何一个产业"走出去"都需要循序渐进,中医药借助"一带一路"的国际化之路也需要分阶段分步骤来进行。可先以企业的明星产品打入沿线国家市场,确立中药的品牌和口碑,以明星产品带动相关产品的出口,然后择机开展对外投资、兼并及合作,还要重视从文化和理念上带动中医药走出去的发展。在此过程中,中药企业需要系统深入研究各国医药相关法规,形成一整套国际社会认可的中药标准,包括药品的安全生产管理、药品成分的作用机制、详细的说明书以及药品包装的卫生合格标准等。同时,中药企业还应组建好符合当地特点的医药营销

网络。中医药服务贸易在中药国际化的基础上,借助"一带一路"发展战略,适应不断变化的国际贸易运行规则,突出中医药产业链打通后服务贸易的优势。

（六）强化中医药知识产权保护

中医药知识产权保护的对象既包含处方和配方的专利,也包括中药材生产、中药制药工程技术、中药炮制技术、中药质量控制与保障技术、中医药基础研究等,是多方面多层次的完整知识产权保护体系,其中对复方和古方的知识产权保护等更要加强研究。同时特别需要注意的是海外知识产权问题,由于知识产权具有相对严格的地域性特征,因而国内中药企业和科研机构要及时向海外当地政府申请知识产权保护。

（七）做好适应中医药产业"一带一路"战略的人才队伍培养

面对世界范围内对中医药产业的关注,中医药产业相关人才匮乏的情况凸显,应重视和沿线各国一起联合培养人才,加大人才交流力度。"走出去"企业还要注意培养高素质的管理人才、生产经营人才和国际贸易人才,培养既懂中医药又懂管理还精通国际贸易的复合型人才。

主要参考文献

[1] 任虎,曹俊金."一带一路"战略视域下的中药国际化研究[J].科技通报,2016,32(12):57-61.

[2] 段资睿.中医药产业国际化发展路径研究——基于"一带一路"战略的视角[J].国际经济合作,2017(4):76-79.

[3] 冯雅婷,陈小平,严暄暄.近年来"一带一路"战略与中医药国际化

发展相关文献述评[J].世界科学技术—中医药现代化,2017,19(6):970-976.

[4] 白吉庆,林青青,黄璐琦."丝路中药"初探[J].中国现代中药,2016,18(6):793-797.

[5] 魏金曼.中药产业国际竞争力及其影响因素分析[D].宁波:宁波大学,2015.

[6] 赵雪.中医药产业国际化路径研究[D].宁波:宁波大学,2015.

[7] 王广平.中药产业国际化进程中的影响因素分析与发展研究[D].广州:暨南大学,2009.

[8] 郝刚,冯占春.我国中药产业国际竞争力的测算与分析[J].中国卫生经济,2011,30(10):60-62.

[9] 陈静.我国中药产业国际化及国际竞争力研究[D].长春:长春工业大学,2011.

[10] 贾慕熙.中国中药产业国际竞争力评估及对策研究[D].南昌:江西财经大学,2017.

（潘小毅）